AF555661

MANUEL DU DOCTORAT EN MÉDECINE

Par le Professeur **Paul LEFERT**

Collection nouvelle de 24 volumes in-18, cartonnés.

Prix de chaque volume : 3 fr.

1er *Examen.*

Aide-mémoire d'anatomie à l'amphithéâtre (dissection et technique microscopiques, arthrologie, myologie, angéiologie, névrologie, découvertes anatomiques). 4e *édition*, 1897. 1 vol. in-18, 304 p. cart........ 3 fr.

Aide-mémoire d'ostéologie, de splanchnologie et d'embryologie. 3e *édition*, 1894. 1 vol. in-18, 276 pages, cart.............................. 3 fr.

2e *Examen.*

Aide-mémoire d'histologie. 1897. 1 vol. in-18, 314 p. avec 64 fig., cart.............................. 3 fr.

Aide-mémoire de physiologie. 4e *édition*, 1896. 1 vol. in-18, cart.............................. 3 fr.

Aide-mémoire de physique médicale et biologique. 1894. 1 vol. in-18, 278 p., cart.............. 3 fr.

Aide-mémoire de chimie médicale. 1893. 1 vol. in-18, 283 p., cart.............................. 3 fr.

3e *Examen.*

Aide-mémoire de pathologie générale et de bactériologie. 1894. 1 vol. in-18, 288 p., cart........... 3 fr.

Aide-mémoire de pathologie interne. 5e *édition*, 1897. 1 vol. in-18, 296 p., cart.................... 3 fr.

Aide-mémoire de pathologie externe générale. 2e *édition*, 1895. 1 vol. in-18, 308 p., cart............ 3 fr.

Aide-mémoire de chirurgie des régions. I. *Tête, Rachis, Cou, Poitrine. Abdomen.* 1893. 1 vol. in-18, 299 p., cart.............................. 3 fr.

II. *Organes génito-urinaires et Membres.* 1893. 1 vol. in-18, 286 p., cart.............................. 3 fr.

Aide-mémoire de médecine opératoire. 1893. 1 vol. in-18, 300 p., cart.............................. 3 fr.

Aide-mémoire d'anatomie topographique. 1894. 1 vol. in-18, 298 p., cart.............................. 3 fr.

Aide-mémoire d'anatomie pathologique, d'histologie pathologique et de technique des autopsies. 1895. 1 vol. in-18, 284 p., cart.............................. 3 fr.

Aide-mémoire d'accouchements. 1894. 1 vol. in-18, 286 p., cart.............................. 3 fr.

MANUEL DU DOCTORAT EN MÉDECINE

4e Examen.

Aide-mémoire de thérapeutique. 1896, 1 vol. in-18, 318 p., cart. . . . . 3 fr.

Aide-mémoire de pharmacologie et de matière médicale. 1894. 1 vol. in-18, 288 p., cart. . . . . 3 fr.

Aide-mémoire d'histoire naturelle médicale. 1894, 1 vol. in-18, 288 p., cart. . . . . 3 fr.

Aide-mémoire d'hygiène. 1897. 1 vol. in-18, cart. 3 fr.

Aide-mémoire de médecine légale. 1 v. in-18, cart. 3 fr.

5e Examen.

Aide-mémoire de clinique médicale et de diagnostic. 1892. 1 vol. in-18, 314 p., cart. . . . . 3 fr.

Aide-mémoire de clinique chirurgicale, *diagnostic, thérapeutique chirurgicale et petite chirurgie.* 1893. 1 vol. in-18, 312 p., cart. . . . . 3 fr.

Externat des hôpitaux.

Aide-mémoire de médecine hospitalière, *anatomie, pathologie, petite chirurgie.* 1894. 1 vol. in-18, cart. 3 fr.

Examen de médecin auxiliaire.

Aide-mémoire de l'examen de médecin auxiliaire, programme, commentaire des lois, décrets et règlements, questionnaire. 1896. 1 vol. in-18, 250 p., cart... 3 fr.

Le *Manuel du doctorat en médecine* du professeur Paul LEFERT donne le moyen d'acquérir rapidement des notions suffisantes sur toutes les matières des cinq examens du doctorat en médecine. L'auteur s'est attaché à passer en revue dans chaque aide-mémoire tout ce qui est afférent à chaque sujet traité, sans rien omettre, de manière que le candidat ne soit embarrassé par aucune question; à mettre en relief les points importants, de sorte que le lecteur puisse immédiatement trouver ce qu'il importe d'apprendre ou de revoir; à rapprter les théories et les faits récemment entrés dans le domaine de la science, aussi bien que ceux qui lui sont depuis longtemps acquis; enfin à citer les noms des professeurs des diverses facultés de médecine en regard de la découverte qu'ils ont faite ou de l'idée qui leur est personnelle.

Ce *manuel*, destiné aux étudiants, profitera également aux praticiens, en leur permettant d'étudier rapidement une question quelconque.

MANUEL DU MÉDECIN MILITAIRE

Par le Dr COUSTAN, médecin-major de 1re classe des hôpitaux militaires, lauréat de l'Institut, de l'Académie de médecine et du Conseil supérieur de santé des armées. 1897. 3 vol. in-18 de 300 p., chaque volume cart.. 3 fr.

I. **Aide-mémoire de médecine militaire.** Maladies et épidémies des armées. 1 vol. in-18, cartonné... 3 fr.

II. **Aide-mémoire de chirurgie militaire.** Maladies externes et traumatismes professionnels. 1 vol in-18 cartonné. . . . . 3 fr.

III. **Aide-mémoire de chirurgie de guerre.** 1 vol. in-18 cartonné. . . . . 3 fr.

ENVOI FRANCO CONTRE UN MANDAT SUR LA POSTE.

MANUEL DU MÉDECIN PRATICIEN

Par le Professeur **Paul LEFERT**

Collection nouvelle de 14 vol. in-18 à 3 fr. le vol. cart.

La pratique journalière de la médecine dans les hôpitaux de Paris (*Maladies microbiennes et parasitaires. Intoxications, Affections constitutionnelles*). 1895. 1 vol. in-18, 288 p., cart. . . . . 3 fr.

Principaux auteurs cités : BROUARDEL, CHANTEMESSE, CHARRIN, CHAUFFARD, DEBOVE, DIEULAFOY, GALLIARD, GILBERT, GRANCHER, HALLOPEAU, HANOT, HAYEM, HUCHARD, HUTINEL, JACCOUD, LANCEREAUX, LANDOUZY, LAVERAN, MARFAN, NETTER, POTAIN, RENDU, RICHARDIÈRE, ROBIN, WIDAL, etc.

Principaux sujets traités : *Charbon, Choléra, Coqueluche, Diabète, Diphtérie, Erysipèle, Fièvres éruptives, intermittentes, typhoïde, Gangrène, Goutte, Grippe, Malaria, Morphinisme, Morve, Obésité, Paludisme, Pustule maligne, Rachitisme, Rage, Rhumatisme, Rougeole, Scarlatine, Scrofule, Tétanos, Tuberculose, Typhus, Variole*, etc.

La pratique journalière de la chirurgie dans les hôpitaux de Paris. 1894. 1 vol. in-18, 324 p., cart. . . . 3 fr.

Principaux auteurs : P. BERGER, BOUILLY, Lucas CHAMPIONNIÈRE, DUPLAY, Félix GUYON, KIRMISSON, L. LABBÉ, LANNELONGUE, LE DENTU, MONOD, PANAS, PÉAN, PEYROT, POZZI, QUENU, P. RECLUS, RICARD, SCHWARTZ, P. SEGOND, TERRIER, TILLAUX, TUFFIER.

Principaux sujets : *Anthrax, Antisepsie, Appendicite, Cholécystotomie, Cystite, Empyème, Fractures, Gastrotomie, Hernies, Laparotomie, Luxations, Néphrectomie, Occlusion intestinale, Ostéomyélite, Péritonite, Reins flottants, Tétanos, Trépanation, Tuberculose chirurgicale, Tumeurs, Urétrotomie, Varices*, etc

---

La pratique des maladies de l'estomac et de l'appareil digestif. 1894. 1 vol. in-18, 288 p., cart. . . . . 3 fr.

Principaux auteurs : BOUCHARD, BROUARDEL, BUCQUOY, CHANTEMESSE, CHAUFFARD, DEBOVE, DIEULAFOY, GALLIARD, GILBERT, HANOT, HAYEM, HUCHARD, HUTINEL, JACCOUD, LANCEREAUX, LANDOUZY, LE GENDRE, MATHIEU, MILLARD, NETTER, POTAIN, RENDU, ROBIN, TILLAUX, TROISIER.

Principaux sujets : *Cancer, Chimisme stomacal, Cirrhose, Coliques hépatiques, Diarrhée, Dilatation, Dyspepsie, Entérite, Entérocolite, Gastralgie, Gavage, Hyperchlorhydrie, Kystes du foie, Lavage, Lithiase biliaire, Massage stomacal, Névroses, Obésité, Pérityphlite, Régime alimentaire, Stomatites, Typhlite, Ulcère.*

MANUEL DU MÉDECIN PRATICIEN

La pratique obstétricale dans les hôpitaux de Paris, 1896. 1 vol. in-18, 288 p., cart. .... 3 fr.

Principaux sujets : *Accouchement provoqué, Albuminurie de la grossesse, Allaitement, Anesthésie obstétricale, Antisepsie obstétricale, Avortement, Bassins rétrécis, Céphalotripsie, Délivrance, Dystocie, Eclampsie, Hémorragies utérines, Infection puerpérale, Injections, Ischio-pubiotomie, Ligature du cordon, Maladies de la grossesse. Palper abdominal, Présentations, Septicémie puerpérale, Symphyséotomie, Tamponnement, Toucher, Version*, etc.

La pratique gynécologique dans les hôpitaux de Paris. 1896. 1 vol. in-18, 288 p., cart. .... 3 fr.

Principaux sujets : *Antisepsie gynécologique, Cancer du sein et de l'utérus, Castration, Curettage, Déviations, Electricité en gynécologie, Endométrite, Fibromes utérins, Fistules, Hystérectomie, Injections, Kystes de l'ovaire, Laparotomie, Massage de l'utérus, Métrites, Névralgies pelviennes, Ovaro-salpingites, Périnéorraphie, Prolapsus, Pyo-salpinx, Rétrodéviations, Salpingites, Subinvolution utérine, Suppurations pelviennes, Tamponnement, Tuberculose de la trompe et de l'ovaire, Tumeurs, Vaginite*, etc.

Principaux auteurs cités dans **La pratique gynécologique et obstétricale** : AUVARD, BAR, BERGER, BOISSARD, BONNAIRE, BOUILLY, BUDIN, LUCAS CHAMPIONNIÈRE, CHAMPETIER DE RIBES, CHARPENTIER, CHAPUT, CHÉRON, DELBET, DEMELIN, DOLÉRIS, DUPLAY, GUÉNIOT, HARTMANN, LE DENTU, LEPAGE, MAYGRIER, PINARD, PÉAN, POLAILLON, PORAK, POZZI, QUENU, RIBEMONT-DESSAIGNES, RICHELOT, SCHWARTZ, SEGOND, TARNIER, TERRIER, TILLAUX, etc.

La pratique des maladies des voies urinaires dans les hôpitaux de Paris. 1895. 1 vol. in-18. 288 p., cart. 3 fr.

Principaux auteurs : ALBARRAN, BAZY, BOUILLY, DUCASTEL, DUPLAY, GUYON, JULLIEN, LECORCHÉ, LE DENTU, MAURIAC, MONOD, PÉAN, POZZI, QUENU, RECLUS, RICARD, RICHELOT, SCHWARTZ, SEGOND, TERRIER, TILLAUX, TUFFIER.

Principaux sujets : *Abcès urineux, Albuminurie, Calculs, Coliques néphrétiques, Cystites, Empoisonnement urineux, Fistules, Gravelle, Incontinence, Injections et Instillations, Insuffisance urinaire, Kystes du rein, Lithotritie, Néphrectomie, Néphrite, Néphrorraphie, Phimosis, Prostatite, Pyélonéphrite, Rein flottant, Rétention d'urine, Rétrécissements, Taille, Tuberculose urinaire, Tumeurs, Urémie, Urétrite, Urétrotomie, Varicocèle.*

---

*

MANUEL DU MÉDECIN PRATICIEN

La pratique des maladies des poumons et de l'appareil respiratoire. 1894. 1 vol. in-18, 283 p., cart.... 3 fr.

Principaux auteurs : BARTH, CHAUFFARD, DEBOVE, DIEULAFOY, FAISANS, FERNET, GILBERT, GRANCHER, HANOT, HÉRARD, HUCHARD, HUTINEL, JACCOUD, LANDOUZY, LE GENDRE, MARFAN, NETTER, POTAIN, RENDU, J. SIMON, WIDAL, etc.

Principaux sujets : *Amygdalite, Angines, Asthme, Bronchite, Coqueluche, Coryza, Diphtérie, Dyspnée, Emphysème, Influenza, Laryngite, Phtisie, Pleurésie, Pneumonie, Pneumothorax, Thoracentèse, Toux, Tuberculose*, etc.

La pratique des maladies du cœur et de l'appareil circulatoire. 1895. 1 vol. in-18, 281 p., cart .... 3 fr.

Principaux auteurs : BARIÉ, BUCQUOY, CHAUFFARD, DIEULAFOY, GILBERT, GRANCHER, HANOT, HAYEM, HUCHARD, HUTINEL, JACCOUD, LANCEREAUX, LAVERAN, MATHIEU, PETIT, POTAIN, RENDU, ROBIN, SEVESTRE, J. SIMON, THOINOT, etc.

Principaux sujets : *Anémie, Anévrismes, Angine de poitrine, Aortite, Artério-sclérose, Asystolie, Battements de cœur, Cardiopathies, Chlorose, Cyanose, Embolies, Endocardite, Hémoptysie, Hémorragies, Hémorroïdes, Hydropisie, Hypertrophie, Insuffisances cardiaques, Myocardite, Palpitations, Péricardite, Phlébite, Rétrécissement, Sclérose, Symphyse, Syncope, Tachycardie, Transfusion, Varices*, etc.

La pratique des maladies du système nerveux dans les hôpitaux de Paris. 1894. 1 vol. in-18, 285 p., cart. 3 fr.

Principaux auteurs : BABINSKI, G. BALLET, BOURNEVILLE, CHRISTIAN, DÉJERINE, FALRET, FERÉ, GILLES DE LA TOURETTE, JOFFROY, LUYS, MAGNAN, MARIE, RAYMOND, A. et J. VOISIN.

Principaux sujets : *Abasie, Ataxie locomotrice, Chorée, Contractures, Délire, Eclampsie, Epilepsie, Hypnotisme, Hystérie, Hystéro-traumatisme, Insomnie, Migraine ophtalmique, Myélite, Neurasthénie, Pachyméningite, Paralysie agitante, Polynévrite, Sclérose, Suggestion, Syringomyélie, Tabes, Tétanie, Tics, Transfusion nerveuse, Vertige*, etc.

La pratique des maladies des enfants dans les hôpitaux de Paris. 1893. 1 vol. in-18, 285 p., cart........ 3 fr.

Principaux auteurs : BROCA, COMBY, DESCROIZILLES, GRANCHER, HUTINEL, KIRMISSON, LANNELONGUE, MILLARD, MOIZARD, DE SAINT-GERMAIN, SEVESTRE, SIMON, VARIOT, etc.

Principaux sujets : *Angines, Bronchite, Broncho-pneumonie, Chorée, Convulsions, Coqueluche, Coxalgie, Croissance, Diphtérie, Fièvre typhoïde, Incontinence d'urine, Mal de Pott, Méningite, Ophtalmie purulente, Paralysie, Pleurésie, Pneumonie, Rachitisme, Rougeole, Scarlatine, Scrofule, Stomatites, Vers intestinaux.*

MANUEL DU MÉDECIN PRATICIEN

La pratique dermatologique et syphiligraphique dans les hôpitaux. 1895. 1 vol. in-18, 288 p., cart.... 3 fr.

Principaux auteurs : BALZER, BESNIER, BROCQ, DUCASTEL, FEULARD, FOURNIER, GAUCHER, HALLOPEAU, JULLIEN, MAURIAC, MERKLEN, RENAULT, TENNESON, THIBIERGE, etc.

Principaux sujets : *Acné, Blennorrhagie, Chancre, Dermatites, Eczéma, Erysipèle, Favus, Folliculite, Gale, Herpès, Lèpre, Lichen, Lupus, Mycosis fongoïde, Pelade, Phagédénisme, Scarlatine, Sclérodermie, Sycosis, Syphilides, Syphilis, Syphilomes, Teigne tondante, Tuberculoses cutanées, Urticaire, Variole*, etc.

La pratique des maladies des yeux dans les hôpitaux de Paris. 1895. 1 vol. in-18, 324 pages, cartonné. 3 fr

Principaux auteurs : ABADIE, BROCA, BRUN, CHEVALLEREAU, DUPLAY, GALEZOWSKI, JAVAL, KIRMISSON, LANDOLT, LANNELONGUE, NÉLATON, PANAS, RECLUS, RENDU, SAINT-GERMAIN, TERRIER, TILLAUX, TROUSSEAU, VALUDE, WECKER, etc.

Principaux sujets : *Astigmatisme, Blépharite, Cataracte, Choroïde, Conjonctivite, Décollement, Ectropion, Entropion, Enucléation, Glaucome, Hypermétropie, Iridectomie, Iritis, Kératite, Myopie, Névrites optiques, Ophtalmies, Ophtalmoscopie, Presbytie, Ptosis, Réfraction, Rétinite, Strabisme, Tumeurs oculaires, Zona ophtalmique*, etc.

La pratique des maladies du larynx, du nez et des oreilles. 1896. 1 vol. in-18, 288 p., cart......... 3 fr.

Principaux auteurs : BARTH, BROCA, CASTEX, DIEULAFOY, GELLÉ, GÉRARD-MARCHANT, GOUGUENHEIM, LERMOYEZ, LUBET-BARBON, PÉRIER, POYET, QUENU, SCHWARTZ, TILLAUX, VARIOT.

Principaux sujets : *Abcès mastoïdiens, Adénoïdites, Asthme des foins, Bourdonnements d'oreilles, Cancer, Cathétérisme, Coryza, Epistaxis, Laryngites, Laryngotomie, Otites, Otorrhée, Ozène, Polypes, Rhinite, Rhinosclérome, Rhinoscopie, Suppurations mastoïdiennes, Trachéotomie, Tubage, Tuberculose laryngée, Vertige de Menière.*

La pratique des maladies de la bouche et des dents dans les hôpitaux. 1896. 1 vol. in-8, 288 p., cart.. 3 fr.

Principaux auteurs : BERGER, BROCA, CHAPUT, DELBET, HARTMANN, KIRMISSON, LANNELONGUE, LE DENTU, LERMOYEZ, MAGITOT, QUENU, RECLUS, SCHWARTZ, TILLAUX, etc.

Principaux sujets : *Amygdalites, Anesthésie, Antisepsie, Bec-de-lièvre, Cancer de la langue, Carie dentaire, Dents de sagesse, Extraction des dents, Fractures des dents, Gingivite, Greffe dentaire, Grenouillette, Kystes, Muguet, Nécrose phosphorée, Obturation des dents, Ostéopériostite alvéo-dentaire, Palatoplastie, Périodontite, Réimplantation des dents, Stomatites, Uranoplastie.*

MANUEL DU CHIRURGIEN DENTISTE

Par Ch. GODON

CHIRURGIEN DENTISTE DE LA FACULTÉ DE MÉDECINE DE PARIS
PROFESSEUR A L'ÉCOLE DENTAIRE DE PARIS

Avec la collaboration de

MM. les Drs L. FREY, M. ROY, E. SAUVEZ et P. MARTINIER

1896. 5 vol in-18 de 300 p. cartonnés. 15 *fr.*

Anatomie et physiologie de la bouche et des dents, par le Dr E. SAUVEZ, professeur suppléant d'anatomie à l'Ecole dentaire de Paris, dentiste des hôpitaux. 1896. 1 vol. in-18 de 314 pages, avec 78 fig., cart..... 3 fr.

Pathologie des dents et de la bouche, par le Dr L. FREY, ancien interne des hôpitaux de Paris, professeur suppléant à l'Ecole dentaire de Paris. 1896, 1 vol. in-18 de 279 pages avec 32 figures, cartonné............ 3 fr.

Thérapeutique de la bouche et des dents, hygiène buccale et anesthésie dentaire, par le Dr ROY, dentiste des hôpitaux de Paris, professeur à l'École dentaire de Paris. 1897, 1 vol. in-18 de 286 pages, cartonné. 3 fr.

Clinique dentaire, Dentisterie opératoire, par M. GODON. 1897, 1 vol. in-18 de 300 p., cart............... 3 fr.

Prothèse dentaire, Orthodontie, par M. P. MARTINIER. 1897, 1 vol. in-18 de 300 p., cart................. 3 fr.

La loi du 30 novembre 1892, en créant un diplôme officiel de chirurgien dentiste, oblige ceux qui veulent à l'avenir exercer la profession de chirurgien dentiste, à des études spéciales et à des examens déterminés. M. Godon a pensé répondre à un besoin des élèves autant qu'à un désir des professeurs en réunissant, sous une forme facilement assimilable, toutes les matières qui font officiellement partie de l'enseignement de l'étudiant dentiste et sont exigibles aux examens.

Il a voulu que cet ouvrage pût encore être utile aux praticiens qui retrouveront sous une forme claire et précise les matières qu'il ont apprises au cours de leurs études, en même temps que les travaux intéressants qui, jusqu'en ces derniers temps, ont paru dans les revues scientifiques ou professionnelles et qui constituent un progrès dans la science ou dans la pratique de la « dentisterie ».

Pour rendre ce travail plus complet et plus profitable, il y avait avantage à le diviser en plusieurs volumes et à confier chacun d'eux à un collaborateur ayant acquis par des travaux antérieurs une compétence spéciale. On a suivi, pour la division des matières, le programme des examens tel qu'il a été indiqué dans le décret du 25 juillet 1893, et tel qu'il est appliqué à la Faculté de médecine de Paris.

ENVOI FRANCO CONTRE UN MANDAT SUR LA POSTE

MANUEL DE L'ÉTUDIANT EN PHARMACIE

Par **Ludovic JAMMES**

PHARMACIEN DE PREMIÈRE CLASSE

1891-1893. *Collection complète en 10 volumes de 300 pages illustrés de figures et cartonnés..... 30 fr.*

1er *Examen.*

Aide-mémoire d'analyse chimique et de toxicologie. 1 vol. in-18 de 581 pages, avec 47 figures, cart. 3 fr.

Aide-mémoire de physique. 1 volume in-18 de 300 pages avec 113 figures, cartonné..................... 3 fr.

Aide-mémoire de chimie. 1 volume in-18 de 279 pages, avec 35 figures, cartonné.... .... 3 fr.

2e *Examen.*

Aide-mémoire de botanique pharmaceutique. 1 volume in-18 de 288 pages, avec 172 figures, cartonné.. 3 fr.

Aide-mémoire de micrographie et de zoologie. 1 vol. in-18 de 288 pages, avec 122 figures, cartonné. 3 fr.

Aide-mémoire d'hydrologie, de minéralogie et de géologie. 1 volume in-18 de 279 pages, avec 128 figures cartonné.. 3 fr.

3e *Examen.*

Aide-mémoire de matière médicale. 1 vol. in-18 de 292 pages, avec 141 figures, cartonné........... 3 fr.

Aide-mémoire de pharmacie chimique. 1 volume in-18 de 280 pages, avec 30 figures, cartonné......... 3 fr.

Aide-mémoire de pharmacie galénique. 1 volume in-18 de 296 pages, avec figures, cartonné........... 3 fr.

Aide-mémoire d'essais et de dosages des médicaments, des produits alimentaires, physiologiques, pathologiques, agricoles et industriels. 1 vol. in-18 de 317 pages, avec figures, cartonné.......................... 3 fr.

Le **Manuel de l'étudiant en pharmacie** de M. Jammes est une collection d'élégants petits volumes, exposant en un tableau clair, précis et en même temps complet, les différentes matières des examens.

MANUEL DE L'ÉTUDIANT EN PHARMACIE

Cette collection est appelée à rendre les plus grands services aux étudiants en pharmacie, qui y trouveront condensé tout ce qu'il leur est indispensable de connaître pour suivre leurs cours avec fruit et passer leurs examens avec succès.

Ces Aide-mémoire seront également utiles aux pharmaciens qui n'ont pas le temps de lire de gros volumes, et qui tiennent néanmoins à ne pas oublier ce qu'ils ont appris sur les bancs de l'école et à se tenir au courant des progrès incessants de la science.

En chimie, l'auteur a adopté les deux notations chimiques, afin de permettre à l'élève de suivre à volonté n'importe quel ouvrage.

Ces Aide-mémoire sont le reflet de l'enseignement des professeurs de nos Écoles de pharmacie et le résumé des ouvrages classiques sur la matière : Andouard, Bourgoin, Prunier, Ferrand, en pharmacie ; — Guibourt et Planchon, Cauvet, Duchartre, Guignard, Van Tieghem, Hérail, en botanique ; — Sicard, Perrier, R. Blanchard, en zoologie ; — Jungfleisch, Riche, Engel, Grimaux, Moissan, Ville, Cazeneuve, Villiers, en chimie ; — Imbert, Gariel, Buignet, en physique, etc.

Aide-mémoire de l'examen de validation de stage (Opérations pharmaceutiques, pharmacie galénique et chimique, botanique, reconnaissance des plantes fraîches, des substances médicinales et des médicaments composés), par Léon Feltz, pharmacien de 1re classe. 1896, 1 vol. in-18 de 308 pages avec fig. cart.... 3 fr.

Nouveaux éléments de Pharmacie

Par A. ANDOUARD

Professeur à l'École de médecine et de pharmacie de Nantes.

1897. 1 vol. gr. in-8 de 1047 p. avec 342 fig., cart... **20 fr.**

CINQUIÈME ÉDITION, REVUE ET AUGMENTÉE

La 5e *édition* des *Éléments de pharmacie* de M. Andouard a été entièrement refondue et constitue un ouvrage nouveau. Les sciences médicales ont fait depuis quelques années, grâce aux travaux de Pasteur, une évolution dont la portée sur la thérapeutique a été considérable. La lutte contre les microbes a introduit dans l'arsenal pharmaceutique nombre de produits nouveaux. D'autre part, la tendance des praticiens se porte de plus en plus sur l'emploi des principes immédiats dont l'action physiologique peut être rigoureusement définie.

C'est ainsi que le chapitre des Bases organiques a dû être considérablement augmenté, les médicaments de ce groupe devenant chaque jour plus nombreux. Dans le chapitre des sels, les Aldéhydes et les Acétones ont été l'objet de nombreuses additions.

Enfin la sérothérapie a ouvert une voie nouvelle à la thérapeutique et enrichi la pharmacologie de produits nouveaux, dont la préparation est indiquée dans cette nouvelle édition.

ENVOI FRANCO CONTRE UN MANDAT SUR LA POSTE.

NOM DÉPOSÉ

Formulaire des médicaments nouveaux

par H. Bocquillon-Limousin, pharmacien de 1re classe, lauréat de l'Ecole de pharmacie de Paris. Introduction par le Dr Huchard, médecin des hôpitaux, 8e *édition*, 1 vol. in-28 de 306 pages, cart .... 3 fr.

Formulaire des alcaloïdes et des glucosides

par H. Bocquillon-Limousin. Introduction par G. Hayem, professeur à la Faculté de médecine de Paris. 1 vol. in-18 de 318 pages, avec figures, cart........... 3 fr.

Formulaire de l'antisepsie et de la désinfection

par H. Bocquillon-Limousin, 2e *édition*. 1 vol. in-18 de 338 pages, avec figures, cart.............. 3 fr.

Formulaire des médications nouvelles

par le Dr H. Gillet, ancien interne des hôpitaux de Paris, chef du service des maladies des enfants à la Polyclinique de Paris. 1 vol. in-18 de 280 pages, avec figures, cart.................................... 3 fr.

Formulaire des régimes alimentaires

par le Dr H. Gillet. 1 vol. in-18 de 300 p., cart. 3 fr.

Formulaire d'hygiène infantile

par le Dr H. Gillet, 1898. 2 vol. in-18 de 300 pag., cart. Chaque volume.................................. 3 fr.

I. *Hygiène de l'enfant à la maison.*
II. *Hygiène de l'enfant à l'école, à la crèche et à l'hôpital.*

Formulaire des spécialités pharmaceutiques

composition, indications thérapeutiques, mode d'emploi et dosage, par le Dr Gautier, ancien interne des hôpitaux, et F. Renault, pharmacien de 1re classe, lauréat de l'Ecole de pharmacie. 1 vol. in-18 de 298 p., cartonné.............................. 3 fr.

Formulaire des Eaux minérales

de la balnéothérapie et de l'hydrothérapie, par le Dr de la Harpe, professeur de l'Université de Lausanne, introduction par le Dr Dujardin-Beaumetz, de l'Académie de médecine, 3e *édit.*, 1 vol. in-18 de 300 p., cart. 3 fr.

Formulaire des Stations d'hiver

des stations d'été et de climatothérapie, par le Dr de la Harpe, 1 vol. in-8 de 300 pages, cartonné....... 3 fr.

Formulaire Dentaire

par le Dr N. Thomson, chirurgien-dentiste de la Faculté de Médecine de Paris, 1 vol. in-8 de 288 p., cart. 3 fr.

Formulaire du Massage

par le Dr Norstrom, 1 vol. in-18 de 268 p., cart. 3 fr.

Formulaire des Vétérinaires praticiens

comprenant environ 1,500 formules et rédigé d'après les nouvelles méthodes thérapeutiques, par Paul Cagny, vétérinaire, membre de la Société centrale de Médecine vétérinaire, du Collège Royal vétérinaire de Londres, 1 vol. in-18 de 332 pages, cart................ 3 fr.

Formulaire de l'Union médicale

douze cents formules favorites des médecins français et étrangers, par le Dr Gallois, 4e *édition*, 1 vol. in-32 de 662 pages, cart............................ 3 fr.

Formulaire officinal et magistral international

comprenant environ 4,000 formules tirées de pharmacopées légales de la France et de l'Etranger ou empruntées à la pratique des thérapeutistes et des pharmacologistes, suivi d'un mémorial thérapeutique, 4e *édition*, en concordance avec la dernière édition du Codex medicamentarius et du Formulaire des hôpitaux militaires, par le professeur J. Jeannel. 1 vol. in-18 de 1,044 pages, cart............................ 6 fr.

FORMULAIRE

DES

MÉDICAMENTS NOUVEAUX

DU MÊME AUTEUR

Formulaire de l'Antisepsie et de la Désinfection. 2e édition, avec une introduction par le Dr VERCHÈRE. 1896, 1 vol. in-18, XL-316 p. avec 14 fig., cart.. 3 fr.

Formulaire des Alcaloïdes et des Glucosides, avec une introduction par le professeur G. HAYEM. 1894, 1 vol. in-18, 306 p., cart................ 3 fr.

Formulaire des Vétérinaires praticiens, comprenant environ 1500 formules et rédigé d'après les nouvelles méthodes thérapeutiques, par PAUL CAGNY, membre de la Société centrale de médecine vétérinaire. 1897. 1 vol. in-18, 332 p., cart.............................. 3 fr.

Formulaire des médications nouvelles, par le Dr H. GILLET. 1896, 1 vol. in-18, 300 p., cart............. 3 fr.

Formulaire des régimes alimentaires à l'état de santé et à l'état de maladie, par le Dr GILLET. 1897, 1 vol. in-18, 300 p., avec fig., cart..................... 3 fr.

Formulaire des spécialités pharmaceutiques, à l'usage des médecins, par le Dr M. GAUTIER et F. RENAULT. 1895, 1 vol. in-18, 300 p., cart.......................... 3 fr.

Traité élémentaire de thérapeutique, par le Dr A. MANQUAT, professeur agrégé à l'Ecole du Val-de-Grâce. 3e édition, 1897, 2 vol. in-8................. 22 fr.

Les Nouveaux Médicaments, par le Dr E. LABBÉE. 1 vol. in-8... 2 fr.

Nouveaux éléments de matière médicale et de thérapeutique, par les professeurs NOTHNAGEL et ROSSBACH. 2e édition, 1 vol. in-8 de XXXII-860 pages....... 16 fr.

La Pratique de l'antisepsie dans les maladies contagieuses, par le Dr CH. BURLUREAUX. 1 v. in-16, 300 p., c. 5 fr.

Précis de thérapeutique, de matière médicale et de pharmacie vétérinaires, par P. CAGNY. 1892, 1 vol. in-18 jésus avec fig., cart...................... 8 fr.

Nouveaux éléments de pharmacie, par A. ANDOUARD, professeur à l'Ecole de médecine de Nantes, 5e *édition*, 1898, 1 vol. in-8 de 1000 pages avec 161 figures, cart. 20 fr.

Aide-Mémoire de Pharmacie, à l'Officine et au Laboratoire, par EUS. FERRAND. *Cinquième édition*, 1891, 1 vol. in-18 jésus avec 188 fig., cart................. 8 fr.

Aide-Mémoire de Thérapeutique, par le professeur Paul LEFERT. 1895, 1 vol. in-18, cart.................. 3 fr.

Aide-Mémoire de Pharmacologie et de Matière médicale, par Paul LEFERT. 1894, 1 vol. in-18, cart.. 3 fr.

9207-97. — CORBEIL. Imprimerie ÉD. CRÉTÉ.

FORMULAIRE

DES

MÉDICAMENTS NOUVEAUX

PAR

H. BOCQUILLON-LIMOUSIN

PHARMACIEN DE 1re CLASSE
LAURÉAT, MÉDAILLE D'OR DE L'ÉCOLE DE PHARMACIE
MEMBRE DES SOCIÉTÉS DE PHARMACIE
ET DE THÉRAPEUTIQUE

Avec une introduction

PAR

Henri HUCHARD

MEMBRE DE L'ACADÉMIE DE MÉDECINE
MÉDECIN DE L'HOPITAL NECKER

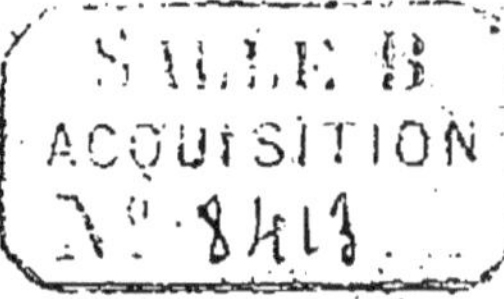

9e édition, revue, corrigée et augmentée.

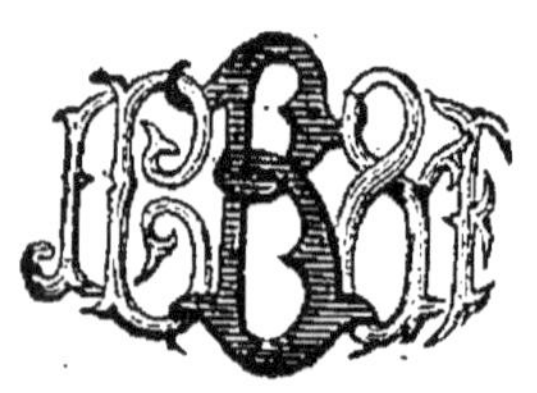

PARIS
LIBRAIRIE J.-B. BAILLIÈRE ET FILS
19, rue Hautefeuille, près du boulevard Saint-Germain

1898

AVANT-PROPOS

DE LA NEUVIÈME ÉDITION

En faisant réimprimer pour la neuvième fois le *Formulaire des médicaments nouveaux*, je ne me suis pas contenté d'une revision sommaire : j'ai fait de nombreuses et importantes additions à mesure que les nouveautés se produisaient.

Je citerai en particulier : *Acide cacodylique*, *Cardol*, *Chélidonine*, *Chinaphtol*, *Chrysoïdine*, *Cryophine*, *Eucaïne*, *Holocaïne*, *Hydrogyroseptol*, *Ichtyalbine*, *Mydrol*, *Orthoforme*, *Péronine*, *Phénylpilocarpine*, *Acide picronitrique*, *Pyramidon*, *Spinol*, *Tannalbine*, *Tannosal*, *Triphénine*, et un grand nombre de plantes coloniales et exotiques, récemment introduites en thérapeutique.

Dans le *Formulaire des médications nouvelles*, que le Dr H. Gillet vient de faire paraître et qui est le complément nécessaire du *Formulaire des médicaments nouveaux*, on trouvera des détails complets sur l'*Antisepsie générale* et *locale*, les *Badigeonnages antifébriles*, les *Bains froids*, le *Drap mouillé*, les *Enveloppements froids*, les *Injections d'extraits organiques* (Sequardine, Suc thyroïdien, Suc capsulaire, etc.), les *Injections sous-cutanées de sels mercuriels*, la *Sérothérapie* (Sérum antidiphtérique, Sérum antistreptococcique, Sérum anticancéreux, Sérum antituberculeux, Sérum antisyphilitique, etc.), le *Stypage*, la *Vaccination antirabique*, etc.

Je suis reconnaissant à tous ceux qui ont bien voulu me signaler des erreurs ou des omissions; j'ai essayé d'y remédier; je serai heureux si les Médecins et les Pharmaciens veulent bien me continuer leurs bienveillants encouragements; mon livre n'en sera que meilleur et par suite plus utile.

H. B.-L.

1er novembre 1897.

INTRODUCTION

« Comment juger impartialement un FORMU- « LAIRE DES MÉDICAMENTS NOUVEAUX, quand j'es- « saie, — après avoir eu naguère quelque chose « à me reprocher à ce sujet, — de réagir contre « la fièvre des nouveautés pharmaceutiques? En « ce moment, la meilleure manière de faire du « nouveau, c'est de parler encore des médica- « ments anciens, dont nous connaissons à peine « l'action physiologique et les applications thé- « rapeutiques. Croyez-moi, adressez-vous à un « médecin moins prévenu et certainement plus « autorisé pour porter un jugement impartial « sur votre œuvre. »

C'est en ces termes que je répondis à M. Henri Bocquillon, l'un de nos collègues à la Société de Thérapeutique, venant me demander, — honneur bien immérité! — de présenter son livre au public médical.

« N'importe, — me répondit-il, — j'ai con- « fiance dans votre esprit de justice. Lisez, et « jugez. »

J'ai lu, j'ai vu... et j'ai été vaincu. Il me semble, après l'avoir lu attentivement, que ce *Formulaire*, écrit sans prétention, avec concision et clarté, vient combler heureusement une lacune : il réunit et étudie, avec toutes les indications pratiques qu'elles comportent, les acquisitions modernes de la thérapeutique. Sur le sol mouvant de cette science, nous avons moins besoin de presser que d'assurer nos pas; et, faire connaître tous les médicaments nouveaux — — beaucoup d'appelés et peu d'élus! — c'est encore mettre le médecin en garde contre cette sorte d'hystérie thérapeutique qui tend à nous envahir et qu'on ne saurait trop combattre.

A propos de tous ces médicaments (et ils sont au nombre de 455), l'auteur a exposé, aussi complètement que possible, tout ce que l'on doit savoir : la synonymie, la description, la composition, l'action physiologique, les propriétés thérapeutiques, le mode d'emploi, les doses.

M. Henri Bocquillon a droit à toutes nos félicitations et à nos remerciements.

A ce petit livre qui résume en moins de 300 pages la matière médicale de ces dernières années, on peut prédire un grand et légitime succès; il est non seulement utile, mais indispensable, à la fois aux chercheurs, aux praticiens et aux élèves.

Henri HUCHARD.

FORMULAIRE

DES

MÉDICAMENTS NOUVEAUX

Absinthine. — Desc. — Principe amer de l'absinthe, découvert par M. Duquesnel, se présente sous forme de cristaux prismatiques, incolores, d'une saveur extrêmement amère. Très soluble dans l'alcool et le chloroforme, moins soluble dans l'éther, à peu près insoluble dans l'eau.

Prop. thér. — Essayée, sans succès confirmé, comme remède antifébrile. Elle augmente l'appétit ou le rétablit lorsqu'il a disparu ; elle combat la constipation d'une façon marquée. Employée contre la chloro-anémie, dans la convalescence des maladies graves ayant altéré les fonctions digestives ; contre l'état d'anorexie sans lésions organiques du tube digestif. Elle est surtout indiquée lorsque, avec l'anorexie, il existe une constipation plus ou moins opiniâtre.

Stimulante et antidiarrhéique.

Mode d'emploi. — En globules contenant chacun 5 centigrammes de principe actif.

Dose. — 10 centigrammes, dix minutes avant le repas, deux fois par jour.

Actol. — Syn. — Lactate d'argent.

Desc. — Poudre blanche très soluble dans l'eau 1 : 15.

Prop. bact. — L'actol, d'après les expériences du Dr Credé, a une action bactéricide très intense sur les staphylococcus, les streptococcus et la bactérie charbonneuse; d'après les recherches de M. Bayer, une solution à 1/1000 tue ces microbes en 5 minutes et dans le sérum sanguin, il neutralise ces microbes à la dose de cent millième.

Prop. thér. — L'actol en injection sous-cutanée provoque une sensation légère de cuisson, que l'on peut prévenir en injectant préalablement une solution de cocaïne. A part cet inconvénient, l'actol ne produit aucun effet secondaire fâcheux. Ce qu'il importe surtout de remarquer, c'est que, contrairement aux effets du sublimé, l'actol ne donne pas de composés insolubles avec les sécrétions de la plaie, ni le suc des tissus. Mais ce qui rend plus difficile l'emploi de l'actol, c'est qu'il se prend en masse, ce qui empêche de le prescrire pour insufflations; de plus, il est photophobe et irrite un peu les muqueuses nasales et laryngées, d'où éternuement et toux.

Mode d'emploi. Doses. — On pourrait essayer l'actol en injections sous-cutanées pour le traitement des affections locales ou générales. La dose du début ne sera pas inférieure à 0,01 d'actol par dose et par jour. L'actol peut aussi être employé en gargarismes et pour les lavages. On prescrira 1 gramme d'actol pour 50 grammes d'eau, à conserver dans un flacon de verre brun. Les gargarismes et les solutions pour lavages seront préparés en versant une cuillerée à soupe de cette solution dans un verre d'eau.

Agathine. — Syn. — Salicylalphaméthylphénylhydrazine. M. Roos, chimiste de Francfort, a désigné sous le nom d'*Agathine* un produit qu'il a découvert en condensant l'aldéhyde salicylique avec le méthylphénylhydrazolone.

Desc. — L'agathine se présente sous forme de paillettes blanches donnant sur le vert pâle, inodores et insipides, insolubles dans l'eau, facilement solubles dans l'alcool et l'éther et fondant à 74° C.

Prop. phys. — Le Dr Rosembaum s'est assuré, par des expériences sur des animaux, que cette substance est non toxique à des doses qui rendraient dangereux les corps dont elle dérive.

Prop. thér. — Le Dr Rosembaum l'a essayée d'abord dans le traitement des névralgies. Les doses de 0gr,12 et de 0gr,25 ayant donné des résultats négatifs, il eut recours à l'agathine à la dose de 0gr,5 répétée trois fois par jour, et réussit à guérir en quatre jours une sciatique déjà soumise à d'autres traitements.

Un cas de sciatique très opiniâtre, rebelle à tout traitement, céda à l'agathine; pas de récidive trois mois après la suspension du médicament.

Un autre cas de sciatique, traité dès le début par l'agathine, fut guéri après l'administration de 20 cachets à 0gr,50.

Dans les affections rhumatismales (rhumatisme articulaire aigu), la guérison est survenue après 3-4 jours de traitement et après l'administration de 4-6 grammes d'agathine.

Le Dr Laqueur a obtenu la guérison d'une névralgie sus-orbitaire très intense après l'administration de 12 cachets d'agathine à 0gr,5, dont 3 par jour. Même succès dans un cas de névralgie de la branche supérieure droite du trijumeau, suite de l'influenza.

Le D[r] Lœwenthal s'est trouvé bien de l'emploi de l'agathine dans plusieurs cas de névralgie et de rhumatisme rebelles au salicylate de soude.

Airol. $C^6 H^6 Bi Io O^6$. — SYN. — Oxyiodogallate de bismuth.

PRÉP. — M. Ludy a préparé ce produit avec le gallate basique de bismuth en substituant de l'iode au groupe OH.

DESC. — C'est une poudre vert grisâtre, légère, inodore, insipide, inaltérable à la lumière; sous l'action de l'air humide, elle se transforme peu à peu en une poudre rouge moins riche en iode; c'est une combinaison pluribasique d'oxyiodogallate de bismuth.

L'airol est insoluble dans les dissolvants ordinaires; sous l'action de l'eau bouillante, il se décompose rapidement en donnant le produit rouge signalé plus haut. Avec l'eau et la glycérine, il forme une émulsion qui conserve sa couleur pendant un certain temps. Mélangé à de la vaseline et à de la lanoline anhydre, il donne des pommades assez stables.

PROP. THÉR. — C'est un antiseptique employé comme succédané de l'iodoforme. Il a été essayé avec succès par le Dr Howald à l'Hôpital cantonal de Berthoud en Suisse, dans des cas d'ulcères de la jambe.

MODE D'EMPLOI. — On l'emploie en badigeonnages en le mélangeant à la glycérine, ou en poudre servant à saupoudrer les plaies.

Alangine. — DESC. — Alcaloïde extrait de l'*Alangium Lamarckii* Thwaite (Cornacées). On le trouve dans la racine et aussi dans l'écorce de la tige.

PROP. PHYS. — *L'alangine* est amère et n'a pas encore été obtenue à l'état cristallisé. D'après Schuchardt, elle est soluble dans l'alcool, l'éther, le chloroforme et l'éther acétique, et insoluble dans l'eau.

Elle donne des sels cristallisés avec les acides minéraux, les acides acétique, tartrique et oxalique. L'évaporation spontanée de la solution alcoolique donne un résidu jaunâtre, sorte de vernis dans lequel on ne distingue aucune structure cristalline. Les alcalis la précipitent en flocons blancs de ses solutions acides, et on obtient les réactions caractéristiques avec les réactifs des alcaloïdes.

L'acide sulfurique, seul ou additionné de chromate de potasse, ne donne aucune réaction colorée. Le réactif de Frœhde donne à froid une coloration indigo; par l'action d'une légère chaleur et après refroidissement, il se forme une coloration bleu brillant. L'acide azotique donne une solution rouge brun; l'action de la chaleur modérée produit des vapeurs nitreuses et une solution peu colorée. Un sel de platine de cet alcaloïde, desséché à 100 degrés, renfermait 20,703 pour 100 de platine.

Prop. thér. — L'écorce est employée, d'après Mohideen Scheriff, comme vomitif à la dose de 3 grammes, et remplace l'ipécacuanha contre la dysenterie. A petites doses, elle agit comme fébrifuge. Les indigènes le considèrent comme un remède contre la rage.

Aletris farinosa L. — Syn. — Stargrass.

Desc. — Plante de la famille des Liliacées, vivace, herbacée, à rhizome non bulbeux, originaire de l'Amérique du Nord.

Part. empl. — Le rhizome.

Desc. — Il renferme un principe amer, insoluble dans l'eau, mais soluble dans l'alcool, et de l'amidon en grande quantité.

Prop. thér. — Employé avec succès en Amérique

dans l'hydropisie et les rhumatismes chroniques. Tonique, amer à petites doses, émeto-cathartique à doses élevées. Tonique de l'appareil utérin.

Mode d'emploi. — Teinture. — Poudre. — Alcaloïde. — Extrait fluide.

Doses. — Teinture, 8 grammes. — Poudre, $0^{gr},60$ comme tonique amer. — L'alcaloïde, l'*alétrine*, à la dose de 3 centigrammes. — Extrait fluide, de 3 à 10 gouttes. — Décoction (30 grammes pour 1000 grammes d'eau), à la dose de 30 grammes.

Allamanda cathartica L. — Desc. — Plante de la famille des Apocynacées, qui croît à la Guyane et au Brésil.

Comp. — Renferme un suc laiteux.

Part. empl. — L'écorce de la tige et le suc.

Prop. thér. — Suc cathartique à petites doses et vénéneux. Desportes conseille l'extrait d'écorce comme hydragogue. Le suc était employé par Allamand pour combattre la constipation due à l'intoxication saturnine. L'infusion des feuilles est un très bon cathartique.

Mode d'emploi. Doses. — Extrait aqueux, à la dose de 6 à 12 centigrammes. — Suc, à la dose de 8 à 10 gouttes. — Infusion de feuilles (10 grammes pour 1000 grammes d'eau).

Aloe pictum L. — Desc. — Plante de la famille des Liliacées, qui croît en Europe.

Part. empl. — On se sert du suc exprimé des feuilles.

Prop. phys. — Ce suc présente une teinte légèrement verdâtre, il est d'un goût amer sucré ; insoluble dans l'eau, il ne donne avec elle que des suspensions, il laisse après lui sur la langue une sensation de cuisson faible.

Prop. thér. — Est très employé en Allemagne

pour le traitement des affections pulmonaires en général et de la phtisie en particulier, et en Russie.

Ayant observé plusieurs cas d'amélioration notable de la tuberculose pulmonaire consécutive à l'emploi du suc d'aloès, le Dr Rodinoff considère cette drogue comme digne d'attirer l'attention des thérapeutes et des pharmacologues.

L'amélioration est très appréciable et est surtout accusée dans le cas de tuberculose pulmonaire au début : la digestion s'amende, les forces augmentent, le poids du corps s'accroît; comme conséquence, on note l'amendement du processus pulmonaire : disparition de l'hémoptysie, de la fièvre hectique et des sueurs nocturnes; diminution de la toux.

Mode d'emploi. Doses. — On prend, à l'état frais, la dose de V-VIII gouttes dans l'eau, 3-4 fois par jour avant les repas.

Alphol. — Syn. — Éther salicylique du naphtol α.

Prép. — On l'obtient en chauffant entre 120° et 130° un mélange de salicylate de soude, d'α-naphtolate de soude et d'oxychlorure de phosphore. Il se forme de l'alphol, du phosphate de soude et du chlorure de sodium.

On enlève le chlorure de sodium et le phosphate de soude en traitant par l'eau, et on purifie le produit par cristallisation dans l'alcool.

Prop. thér. — Au point de vue thérapeutique, l'alphol se rapproche du salol. Sous l'action du suc pancréatique et du suc intestinal, il est dédoublé en acide salicylique et en naphtol-α. Il aurait donné de bons résultats dans les cystites gonorrhéiques et le rhumatisme articulaire aigu ; on l'emploie également comme antiseptique et antinévralgique, comme la plupart des sels de naphtol.

Mode d'emploi. Dose. — La dose peut être portée

de $0^{gr},50$ à 1 gramme et même 2 grammes, administrée en cachets ou paquets.

Alumnol. — Syn. — Sulfonaphtolate d'aluminium.

Aluminate de disulfonate de β-naphtol.

Prép. — On l'obtient en saturant une solution d'acide naphtol sulfoné β avec de l'hydrate d'alumine, ou encore en mélangeant une solution de sulfate d'alumine avec une solution de β-naphtolate sulfoné de baryum. On filtre à chaud et par évaporation on obtient l'alumnol.

Desc. — Se présente sous forme d'une poudre blanc grisâtre, de saveur d'abord sucrée, puis styptique, comme celle de l'alun ordinaire. Sa réaction est acide. Il est très soluble dans l'eau, moins soluble dans l'alcool et l'éther, présente une particularité intéressante par la manière dont il se comporte envers l'albumine. Il précipite d'abord cette substance, puis se dissout de nouveau par l'addition d'un excès d'albumine. Cette propriété facilite la pénétration de l'alumnol dans les tissus.

Réaction. — Les solutions aqueuses d'alumnol sont fluorescentes; cette fluorescence s'accroît par l'addition d'un alcali, principalement de l'ammoniaque. Ces solutions ne précipitent ni par l'ammoniaque, ni par les acides; elles précipitent avec les carbonates alcalins; elles ne précipitent pas avec le tannin, la résorcine, le sulfate de zinc, le sublimé et l'acide borique.

L'alumnol donne, avec le perchlorure de fer, une coloration bleu violet, analogue, comme sensibilité, à celle de l'acide salicylique, avec cette différence que celle-ci est franchement violette, tandis que celle de l'alumnol est franchement bleue.

Prop. thér. — D'après M. le docteur Wolffberg

(de Breslau), les instillations dans l'œil d'une solution d'alumnol à 4 p. 100 arrêteraient pour quelques minutes le larmoiement même le plus fort, ce qui faciliterait beaucoup l'examen ophtalmologique. Ce même confrère se sert aussi de la même solution, avec avantage, dans l'ophtalmie blennorrhagique.

On a employé un vernis contenant de 10 à 50 p. 100 d'alumnol contre certaines dermatoses chroniques avec infiltration et épaississement de la peau.

Des injections de solutions d'alumnol à 1 ou 2 p. 100 ont donné de bons résultats à M. le docteur Chotzen dans le traitement de la blennorrhagie chez l'homme. Mais M. le docteur J. Eraud, chef de clinique de syphiligraphie à la Faculté de Lyon, qui a aussi employé des solutions d'alumnol à 1 ou 2,5 p. 100 en injections dans l'urèthre, a trouvé que les effets de ce médicament ne sont ni supérieurs ni inférieurs à ceux de toute autre substance déjà préconisée contre la blennorrhagie.

En *chirurgie*, il s'est montré efficace dans le traitement des cavités purulentes (irrigations avec une solution à 0,5-2 p. 100) et contre les fistules et les abcès (cautérisation avec une solution à 10-20 p. 100). Les ulcères chroniques et torpides, surtout ceux de jambes, commencent à se couvrir de granulations, traités qu'ils sont par une solution d'alumnol à 3-6 p. 100.

Mode d'emploi. — On a employé en lavage les solutions faibles d'alumnol (de 0,5 à 2 p. 100) et les solutions plus concentrées (10 à 20 p. 100);

Des pommades qui contiennent de 3 à 6 p. 100 d'alumnol;

Des injections vaginales avec une solution d'alumnol à 1/2 ou 1 p. 100;

Des crayons intra-utérins avec 2 à 20 p. 100 d'alumnol.

Amygdalate d'antipyrine. $C^{19}H^{20}Az^2O^4$. — SYN. — Phénylglycolate d'antipyrine. Tussol. Cyanhydrate d'antipyrine.

DESC. — Poudre blanche, facilement soluble dans l'eau.

PROP. THÉR. — Le Dr Rehn l'a employé et préconisé contre la coqueluche.

MODE D'EMPLOI. DOSES. — On ne peut l'administrer ni dans le lait ni dans les alcalins.

Il se donne à la dose de 0gr,05 à 0gr,10, trois fois par jour, pour les enfants au-dessous d'un an ; de 0gr,10, trois fois par jour, de 1 à 2 ans ; de 0gr,25 à 0gr,40, trois à quatre fois par jour, de 2 à 4 ans, et ensuite 0gr,50, quatre ou plusieurs fois par jour.

La formule suivante donne de bons résultats :

Amygdalate d'antipyrine	2,50
Eau distillée	80,00
Sirop d'écorces d'oranges	20,00

Une à deux cuillerées par jour.

Amygdophénine. — SYN. — Éthylamygdophénine.

PRÉP. — L'amygdophénine est un dérivé du paramidophénol, dans lequel un atome d'hydrogène est remplacé par le radical de l'acide amygdalique, et un autre atome du même gaz par du carbonate d'éthyle ou de méthyle.

DESC. — Corps cristallin, grisâtre, difficilement soluble dans l'eau.

PROP. THÉR. — D'après M. le docteur R. Stüve, l'amygdophénine, à la dose de 1 gramme répétée plusieurs fois par jour, serait un médicament doué de propriétés antipyrétiques, analgésiques et anti-rhumatismales incontestables. L'amygdophénine a toujours été bien supportée jusqu'à la dose de 5 grammes par vingt-quatre heures; seule la dose journalière de 6 grammes a provoqué parfois un peu de vertige ainsi que des bruissements d'oreilles. Il a donné de bons résultats dans le rhumatisme articulaire aigu.

Mode d'emploi. Doses. — On l'administre sous forme de cachets ou de pastilles comprimées de 0,50 à la dose de 1 à 10 par jour.

Amyloforme. — Desc. — Combinaison chimique du formaldéhyde avec l'amidon.

Prop. thér. — Dans le traitement des plaies, il agit à la manière de l'iodoforme et arrête les sécrétions. Il est inodore, inoffensif, non caustique, jouissant de propriétés désodorisantes, utile dans les écoulements purulents.

L'amyloforme coûte beaucoup moins cher que l'iodoforme.

Andira inermis H. B. — Syn. — *Geoffræa inermis* Sw. Angelin.

Desc. — Arbre de la famille des Légumineuses, tribu des Dalbergiées, qui croît aux Antilles, à la Guyane et au Sénégal.

Prop. thér. — Cette écorce jouit de propriétés anthelminthiques bien avérées, elle est aussi légèrement narcotique. A dose élevée, elle provoque des évacuations violentes, de la fièvre et du délire, que l'on combat par l'huile de ricin ou le jus de citron. Elle est aussi efficace contre l'obésité.

Mode d'emploi. Doses. — Décoction (30 grammes pour 1 litre d'eau), 4 cuillerées à soupe, 2 cuillerées pour les enfants. On augmente la dose jusqu'à production de nausée. — Poudre d'écorce, de $1^{gr},20$ à $1^{gr},80$ comme vermifuge et de $1^{gr},80$ à $2^{gr},40$ comme purgatif. — Teinture à 1/5 varie comme dose et comme effet à produire de 1 gramme à $3^{gr},50$. — Extrait fluide, de 1 à 2 grammes.

Andrographis paniculata Wall. — Syn. — *Justicia paniculata* Burm. Kariyat.

Desc. — Plante herbacée annuelle, de la famille des Acanthacées. Elle croît dans l'Inde, à Ceylan, en Cochinchine et dans l'Archipel Indien.

Comp. — Elle contient un principe amer.

Part. empl. — La tige et les racines adhérentes.

Prop. thér. — Tonique, amer et stomachique, analogue au quassia : elle est préconisée dans la débilité générale, la convalescence qui suit les fièvres, et dans la période avancée de la dysenterie ; employée comme stimulant, dans la dyspepsie.

Mode d'emploi. Doses. — Infusion composée :

Kariyat concassé	15	grammes.
Écorces d'oranges et coriandre	ãã 4	—
Eau bouillante	300	—

De 45 à 60 grammes, 2 à 3 fois par jour.

Teinture composée :

Racine de kariyat	180	grammes.
Myrrhe	30	—
Alcool à 80°	1	litre.

De 4 à 16 grammes.

Anona muricata L. — Syn. — Corossolier. Cachiman épineux. Sappadille.

Desc. — Arbre ou arbrisseau de la famille des Anonacées, qui croît aux Antilles, Réunion, Sénégal.

Prop. thér. — Les fruits, quand ils sont mûrs, sont

antiscorbutiques; quand ils sont verts, séchés et réduits en poudre, ils sont employés pour combattre la dysenterie. Les fleurs sont pectorales; les feuilles antispasmodiques; les graines émétiques. La racine en décoction est un antidote dans les empoisonnements par les stupéfiants. Enfin le fruit entier détruit la vermine, chasse les mouches et les moustiques.

Antinosine. — Prép. — Sel sodique de tétra-iodophénolphtaléine.

Desc. — Poudre bleue qui se dissout facilement dans l'eau.

Propr. phys. — L'antinosine n'est ni irritante, ni toxique.

Les expériences de Binz et de Zuntz ont prouvé que l'injection de petites quantités était suivie de leur élimination par les urines sans que celles-ci continssent de traces d'iode.

De plus, l'antinosine possède la même propriété que l'iodoforme d'arrêter et de prévenir la diapédèse des leucocytes au niveau des tissus contus ou enflammés, sans cependant pour cela troubler en aucune manière la circulation; ainsi l'antinosine diminue les sécrétions.

L'antinosine est un antiseptique plus puissant que l'iodoforme et tous les autres composés iodés employés jusqu'à présent.

Des expériences faites avec ce médicament concurremment avec l'iodoforme et autres composés iodés sur des cultures des cocci pyogènes et des bacilles du charbon et de la diphtérie en milieu de sérum coagulé ou liquide et d'agar-agar, il résulte que l'antinosine est l'antiseptique le plus puissant et le seul qui arrête tout développement.

Prop. thér. — L'antinosine donne les mêmes résultats que le nosophène dans les cas où il est préférable d'employer une préparation liquide et dans les plaies caverneuses. L'absence d'odeur et de propriétés toxiques ou irritantes est spécialement appréciée dans les affections du nez, de l'oreille, de la bouche et de la gorge.

Dans la cystite et le catarrhe vésical, employés par le prof. Posner et le Dr Frank, les lavages d'antinosine ont amené une prompte amélioration, constatable tant par l'éclaircissement des urines que par la disparition des douleurs. Dans le chancre syphilitique et le chancre mou, le Dr Lieven a aussi employé l'antinosine avec succès.

On l'emploie de la façon suivante dans la gonorrhée chez l'homme, dans le commencement de l'état aigu, environ une semaine après le début de la sécrétion, on traite le malade seulement avec un régime approprié, on ne commence les injections qu'après la disparition de l'inflammation. On introduit la canule de la seringue, qui doit être suffisamment longue et faite en caoutchouc sans bord tranchant, jusque dans la prostate, et on injecte 5 centimètres de liquide par une pression très douce en retirant progressivement la seringue. On peut ainsi amener le liquide complètement dans l'urèthre. Au commencement, on la laisse seulement une 1/2 à 1 minute, plus tard jusqu'à 5 minutes.

On se sert pendant la première semaine d'une solution de 1 p. 100 d'antinosine dans l'eau distillée, ensuite de 2 1/2 p. 100 pour 1-2 injections par jour. Jusqu'ici il ne faut pas plus de deux semaines pour les injections. Dans un cas où la sécrétion matinale persista après un traitement de quinze jours, elle fut arrêtée par l'introduction par trois fois d'un bâtonnet gélatineux d'antinosine. Il s'agissait d'un cas de gonorrhée chronique, qui arriva seulement plusieurs semaines après l'infection en traitement d'hôpital.

On a également employé l'antinosine dans la gonorrhée chez la femme. On fait dans ce cas des lavages avec de l'eau stérilisée et on introduit ensuite des tampons imbibés de solution à 2 p. 100 d'antinosine dans de la glycérine. La solution, même celle dans l'eau, doit autant que possible, être préparée fraîchement.

Apocynum cannabinum L. — Syn. — Chanvre du Canada.

Desc. — Plante de la famille des Apocynacées, qui croît dans l'Amérique du Nord, depuis la Caroline jusqu'à la baie d'Hudson.

Part. empl. — La racine.

Comp. — MM. Schmiedeberg et Lavater en ont retiré deux substances rentrant dans la catégorie des médicaments cardiaques, et qu'ils désignent sous le nom d'*apocynine* et d'*apocynéine*.

Prop. physiol. — Des expériences faites sur des animaux avec l'extrait alcoolique et le résidu obtenu après évaporation de l'alcool (ce résidu fut dilué dans l'eau), il résulte que la racine d'*Apocynum cannabinum* est un poison cardiaque énergique qui, administré à petites doses, ralentit les battements cardiaques tout en les rendant plus énergiques.

La racine d'*Apocynum cannabinum* a été recommandée comme cardiaque par G. Murray.

L'apocynine, à petite dose, produit l'arrêt du cœur en systole, chez les grenouilles.

L'apocynéine est comparable à la digitaline, tant au point de vue de ses propriétés chimiques qu'au point de vue de son action physiologique.

Prop. thér. — La racine est employée, aux États-Unis, sous forme de décoction, comme diurétique et diaphorétique, contre l'hydropisie. A haute dose, elle agit comme émélo-cathartique. Elle est vermifuge. Employée contre la dyspepsie, la scrofule, le rhumatisme. La plante fraîche contient un suc laiteux qui enflamme les muqueuses. La plante entière sert à empoisonner des cours d'eau.

Prop. thér. — Dans des observations faites sur lui-même par Glinsky et des sujets malades, G. Murray s'est assuré que la racine d'*Apocynum* est un bon tonique du cœur : les battements se ralentissent, le pouls devient plus plein, la matité cardiaque diminue d'étendue, la diurèse est augmentée. Pas de phénomènes secondaires fâcheux, à part les battements des vaisseaux sanguins de la tête.

Mode d'emploi. Doses. — M. Murray préconise les préparations suivantes : 1° l'infusion (4 gr. : 240 gr. eau), à la dose de 3-4 cuillerées à bouche par jour ; 2° l'infusion alcoolique (1 : 10), à la dose de 0gr,60 : 300 gr., trois à quatre fois par jour ; 3° l'extrait, à la dose de 10 gouttes, 1/2 cuillerée à thé, trois par jour.

Modes d'emploi. Doses. — Extrait fluide, de 5 à 40 gouttes. — Poudre, 3 à 6 centigrammes. — Teinture à 1/5, 4 grammes. — Décoction, 10 grammes pour 250 grammes d'eau.

Apolysine. $C^{30}H^{36}O^{7}+3H^{2}O$. — Syn. — α. Citrophène. Monophénéthydine.

Prép. — On désigne ainsi une combinaison d'acide citrique et de phénétidine qui a beaucoup d'analogie avec le citrophène ; elle est tout à fait comparable à la phénacétine ; la seule différence entre ces deux corps, c'est que dans la phénacétine, un groupe acétyle est substitué à un hydrogène du groupe amide de la paraphénétidine ; dans l'apolysine cet hydrogène est remplacé par un radical acide citrique.

Desc. — Poudre blanche jaunâtre, cristalline, peu odorante, à saveur acide, soluble dans l'eau froide dans la proportion de 1 : 50, plus soluble dans l'eau chaude, l'alcool et la glycérine; elle entre en fusion vers 72°.

Sous l'action de la chaleur, l'acide nitrique la dissout en prenant une coloration orange clair; calcinée sur une lame de platine, elle ne laisse pas de résidu.

Essai. — Sa solution aqueuse ne doit se troubler ni par le nitrate d'argent, ni par l'hydrogène sulfuré ou le sulfhydrate d'ammoniaque.

Prop. thér. — Elle jouit de propriétés antithermiques et analgésiques.

Les Drs Nencki et Javorski l'ont employée avec succès dans plusieurs cas de pneumonie, de scarlatine, de fièvre typhoïde, d'influenza, de fièvre puerpérale, de pyhémie, d'érysipèle, de migraine, de sciatiques, d'angines folliculaires.

Mode d'emploi. Doses :

Apolysine }	ãã 4,0
Sucre blanc }	
Poudre de Jalap comp.	2,0

M. S. A. Divisez en 10 doses. Un paquet toutes les deux heures.

On donnera aussi ce remède sous forme de suppositoires, par la voie rectale :

Apolysine	0,5
Beurre de cacao	1,0

M. pour un suppositoire.

Administrer un de ces suppositoires toutes les 2 à 3 heures.

Argemone mexicana L. — Syn. — Pavot épineux. Chardon bénit des Antilles. Chicalote.

Desc. — Plante de la famille des Papavéracées, qui croît aux Antilles et au Sénégal.

Part. empl. — Les graines, la plante entière, et l'huile fixe.

Comp. — La tige et les feuilles contiennent de la morphine en proportion telle qu'on pourrait songer à en extraire la morphine industriellement (Charbonnier, Ortega, Dragendorf). Les graines contiennent une huile fixe de densité 0,924.

Prop. thér. — L'huile est usitée dans beaucoup de pays, comme purgatif, à la place de l'huile de ricin, à la dose de 10 à 20 gouttes. On emploie comme vomitif, au lieu de l'ipéca, et ne provoquant pas comme ce dernier de collapsus et de syncopes, soit l'huile à la dose de 20 à 35 gouttes, soit les graines à la dose de 8 à 10 grammes.

L'huile est encore employée à l'extérieur contre les insolations.

La tige et la racine, ainsi que leurs extraits, sont employés comme sédatifs et hypnotiques, comme l'opium et son extrait.

Mode d'emploi. Doses. — Huile, 10 à 20 gouttes, purgatif; 20 à 35 gouttes, vomitif. Extrait de plante, 0,01 à 0,10. Baume d'argémone, préparé avec des feuilles fraîches comme le baume tranquille.

Argonine. — Syn. — Caséinate d'argent.

Prép. — L'albumine peut former avec l'argent et les alcalis des composés solubles; la question était de savoir si l'on peut obtenir des combinaisons d'albumine avec l'argent et les alcalis, mais ne contenant pas d'alcalis libres.

Il était à prévoir qu'une pareille combinaison ne serait pas caustique, mais qu'elle posséderait cependant des propriétés bactéricides.

La caséine est la matière albuminoïde la plus

apte à former cette combinaison ; elle a le caractère d'un acide pouvant former des sels avec les différentes bases.

On obtient un sel soluble en traitant le caséinate de soude par le nitrate d'argent et en précipitant le mélange par l'alcool.

Le précipité obtenu se présente, après dessiccation, comme une poudre blanche, fine et qui est l'argonine.

Desc. — Cette substance est facilement soluble dans l'eau chaude, difficilement dans l'eau froide. Il faut opérer la solution avec précaution ; on mélange d'abord dans un verre l'argonine avec une petite quantité d'eau froide, pour bien imprégner d'eau toutes les particules de poudre, puis on place le verre au bain-marie à 90° et l'on obtient un liquide opalescent à peine coloré. L'agitation accélère la dissolution, qui se fait en quelques minutes ; ensuite on fait passer le liquide sur du verre pilé ; de cette façon on obtient des solutions à 10 p. 100 ou même à un titre plus élevé.

Comme tous les composés argentiques, l'argonine doit être conservée à l'abri de la lumière, dans des flacons noirs.

Elle a une réaction neutre, ce qui indique qu'elle ne contient pas d'alcalis à l'état de liberté ; les acides la décomposent.

L'argonine est soluble dans l'albumine ; on obtient une solution à 10 p. 100 en mélangeant la poudre avec du sérum et en chauffant légèrement le mélange.

Prop. thér. — Les recherches expérimentales ont montré que l'argonine possède des propriétés désinfectantes marquées, moins cependant que l'argentamine et le nitrate d'argent ; ces propriétés disparaissent dans les liquides contenant de l'albumine ; cependant l'argonine les perd moins que les deux autres composés argentiques. L'argonine ne doit pas son action à un composé albuminoïde insoluble, mais elle agit uniquement par le métal qu'elle contient.

En somme, l'argonine est une combinaison d'argent qui possède les mêmes propriétés bactéricides que le nitrate d'argent, mais s'en distingue en ce qu'elle n'est pas caustique.

Aristolochia cymbifera Mart. — Syn. — Icipo. Milhombre.

Desc. — Plante de la famille des Aristolochiées, qui croît à la Guyane, Antilles et Brésil.

Part. empl. — Racines, feuilles.

Comp. — Elle contient oléo-résine, tannin, gomme, amidon, principe amer analogue au gentisin.

Prop. phys. — Les docteurs Butte et Quinquaud ont étudié l'action physiologique; cette plante possède une action remarquable sur les nerfs, qui perdent leur pouvoir sensitif, la sensibilité disparaît; le pouvoir excito-moteur n'est pas influencé, le système nerveux du grand sympathique est impressionné (vomissements, diarrhée).

Prop. thér. — Préconisé par les docteurs Butte et Quinquaud contre les douleurs parfois intolérables des maladies cutanées. Ils emploient des lotions tièdes dans le prurit et l'eczéma sec; le lendemain les douleurs sont calmées.

De plus, la racine est antihystérique, emménagogue, excitante, employée contre l'hydropisie, la dyspepsie, la paralysie, les maux d'estomac, les ulcères, les affections paralytiques des extrémités.

On l'emploie encore contre l'impuissance génésique et les fièvres muqueuses.

Mode d'emploi. Doses. — Poudre de racine de $0^{gr},75$ à 1 gramme, quatre à cinq fois par jour. Décoction à 30 grammes pour 1000 d'eau, à la dose de 250 à 500 grammes par dose.

Asaprol $(C^{10}H^6OHSO^3)^2CaO + 3H^2O$. — Syn. — Abrastol.

Desc. — Corps blanc, neutre, soluble dans l'eau et l'alcool.

Prép. — On combine la chaux avec le dérivé monosulfoné α du naphtol β.

Prop. phys. — Non toxique, s'élimine rapidement par les urines, dont le volume est augmenté.

Prop. bact. — Il retarde les cultures du bacille de la fièvre typhoïde, du choléra et du champignon de l'herpès tonsurant, à la dose de 10 centigrammes pour 5 centimètres cubes de bouillon. Il retarde les cultures de bactérie du charbon et du *Streptococcus aureus* à la dose de 65 centigrammes; il retarde les cultures du *Bacillus pyocyaneus* à la dose de 30 centigrammes.

Prop. thér. — Le Dr Bang l'emploie comme antithermique dans la fièvre typhoïde et surtout dans le rhumatisme articulaire aigu.

Dose. — A l'intérieur, à la dose de 1 à 4 grammes.

Asteracantha longifolia Nees. — Syn. — *Hygrophila spinosa* And.

Desc. — Plante de la famille des Acanthacées. Elle croît dans l'Inde.

Prop. thér. — La racine est un diurétique puissant, employé avec succès dans l'hydropisie, la gravelle et l'anasarque.

Les graines sont diurétiques, aphrodisiaques et contiennent beaucoup de mucilage.

Mode d'emploi. Doses. — Infusion concentrée (1 pour 7), à la dose de 1gr,80 à 5gr,40. — Décoction,

60 grammes pour 600 grammes d'eau, à la dose d'une 1/2 tasse à thé.

Auhalonium Lewinii. — Syn. — Mescol Buttons, Pellote.

Desc. — L'auhalonium Lewinii, de la famille des Cactacées, est originaire de la vallée de Rio-Grande (Mexique). Les feuilles épaisses et charnues de cette plante sont connues dans le commerce sous la dénomination de *Mescol Buttons*.

Comp. — Lewin en a retiré l'*Auhalonine*, corps qui renferme 3 alcaloïdes, dont le principal est la *pellotine* $C^{13}H^{19}AzO^{3}$.

Prop. phys. — Leur saveur est amère, nauséeuse.

MM. Prentin et Francis Morgan ont étudié l'action physiologique de cette drogue, fort employée chez les Indiens pour provoquer des hallucinations visuelles au cours de cérémonies religieuses. Il semble résulter de ces recherches que l'*Auhalonium Lewinii* se rapproche beaucoup du chanvre indien et de la cocaïne, dont il diffère toutefois par le coloris plus éclatant des hallucinations visuelles et par l'absence de toute action hypnagogue.

Prop. thér. — Après des expériences préalables sur des animaux, Hefter s'est assuré sur lui-même et sur ses amis de l'action narcotique incontestable de la pellotine.

Jolly a, dans 40 cas environ, essayé la pellotine (et surtout son chlorhydrate, que l'on peut facilement prescrire en injections sous-cutanées) : lui aussi se prononce en faveur de l'action hypnotique du chlorhydrate de pellotine.

Donné à la dose de 2 centigrammes, le chlorhydrate de pellotine n'exerce presque aucune action et le sommeil ne survient qu'après les doses de 4, 5 et

6 centigrammes (par la bouche ou en injections sous-cutanées) ; le sommeil ainsi provoqué diffère d'intensité et de durée suivant les cas. On n'a échoué que dans quelques cas. Mais, en revanche, le sommeil est survenu même chez des sujets atteints de douleurs intenses. En même temps que le sommeil, la pellotine provoque aussi (quoique non d'une manière constante) le ralentissement appréciable du pouls.

6 centigrammes pris par la bouche (en injections sous-cutanées, la dose maxima semble avoir été de 4 centigrammes), de par leur action hypnotique, sont équivalents à 1 gramme de trional et à 1gr,5 ou 2 grammes de chloral hydraté.

Comme phénomènes secondaires fâcheux, on a noté, chez quelques malades, une sensation de chaleur, du vertige et un bruit désagréable dans la tête; parfois on était même obligé pour cela de suspendre le médicament, les malades s'étant refusés à continuer son administration.

Tout en ne se croyant pas en droit d'affirmer l'innocuité constante et absolue de la pellotine, Jolly, s'appuyant sur l'absence, dans ses observations, de tout phénomène secondaire grave, recommande d'essayer la pellotine qui peut être utile comme remplaçant, de temps en temps, les autres narcotiques.

Azadirachta indica Juss., **Melia Azadirachta** L. — Syn. — Lilas des Indes. Patenôtre. Faux Sycomore.

Desc. — Plante de la famille des Méliacées, qui croît dans l'Inde, la Cochinchine, à la Réunion.

Prop. thér. — Graines émétiques; écorce antiputride, amère, anthelminthique, stimulante; huile de graines antirhumatismale. On en fait usage dans les fièvres pernicieuses, les fièvres intermittentes, la débilité et les longues convalescences.

Mode d'emploi. Doses. — Teinture, comme tonique, de 2 à 8 grammes par jour; comme antipériodique, 4 grammes, toutes les deux heures avant les accès. — Décoction, comme antipériodique, de 15 à 30 grammes, toutes les deux heures avant la menace d'accès; comme tonique, 50 centigrammes, trois fois par jour.

Baptisia tinctoria R. Br. — Syn. —*Sophora tinctoria* L. Indigo sauvage.

Desc. — Plante de la famille des Légumineuses, qui croît aux États-Unis.

Comp. — Contient trois principes : la *baptisine*, glucoside amer; la *baptine*, glucoside purgatif; la *baptitoxine*, alcaloïde très toxique, agissant à la façon du curare.

Prop. thér. — A doses élevées, elle est éméto-cathartique; à doses modérées, elle est laxative. On l'emploie dans la scarlatine, la fièvre typhoïde, la gangrène et l'angine putride. Le Dr Stevens l'a employée avec succès contre la dysenterie.

La baptisine est un remède américain, obtenu en précipitant par l'eau la teinture de *Baptisia tinctoria*. Elle est usitée comme antiseptique, altérant, tonique, laxatif, émétique, suivant la dose, dans les affections du foie, l'érysipèle; elle peut déterminer l'avortement.

Mode d'emploi. Doses. — Décoction, 30 gr. pour 600 gr. d'eau. — Baptisine, 2 centigrammes comme tonique; 10 centigrammes comme laxatif; 20 centigrammes comme émétique. — Extrait fluide, de 1gr,50 à 3gr,50. — Teinture à 1/5, de 3gr,60 à 14gr,50.

Benzacétine. — Syn. — Acide acétamidométhylsalicylique.

Desc. — Composé blanc cristallin, fusible à 205°, peu soluble dans l'eau, soluble dans l'alcool; il forme des sels fixes avec les bases.

Prop. thér. — La benzacétine agit efficacement dans les névralgies et son action a lieu une demi-heure après l'ingestion.

Le Dr Krux y a eu recours avec succès dans les cas de névralgies de l'ovaire les plus invétérés.

Le Dr Buff l'a employée, sous forme de tablettes renfermant le produit pur, pour combattre l'insomnie chez les femmes nerveuses, au lieu des narcotiques.

Une dose de 50 centigrammes à 1 gramme a suffi pour calmer les douleurs dues à la périovarite ou à la pelvipéritonite commençante.

Le Dr Schneider a vu des accès douloureux de névralgie du trijumeau cesser chez un homme de cinquante ans, à la suite de l'administration quotidienne de 3 grammes.

Le Dr Hempsel a traité avec succès une névralgie sous-orbitaire, et le Dr Schultze, une névralgie du trijumeau et plusieurs cas de céphalalgie.

Le Dr Finklenburg a conjuré des accès de migraines rebelles au moyen de la benzacétine lithinée, à la dose de 1 gramme dans l'intervalle de deux heures. Son utilité a été également reconnue à la dose de 1 gramme dans l'insomnie et l'excitation neurasthénique. Le Dr Schultze l'a employée chez quatre malades atteints de tabes dorsal ; dans la moitié des cas, les douleurs se sont améliorées.

Mode d'emploi. Doses. — Cachets de 0gr,50 à la dose de 1 à 2 par jour.

Benzanilide. C^6H^5CO,AzH,C^6H^5.

Desc. — Poudre blanche, cristalline, insoluble

dans l'eau, soluble dans l'alcool (58 parties d'alcool à 20° et 7 parties d'alcool bouillant), difficilement soluble dans l'éther.

Prép. — Résulte de l'action du chlorure de benzoïle sur l'aniline, ou de celle de l'acide benzoïque sur l'aniline, en proportions équivalentes et à ébullition.

Prop. thér. — Le Dr Kahn en a obtenu de bons résultats, comme antipyrétique, dans la thérapeutique infantile (pneumonie, méningite, phtisie, bronchites). D'après les expériences faites dans la série des anilides, la benzanilide, l'acétanilide, la salicylanilide sont seules actives, et la benzanilide s'est montrée supérieure par l'absence d'effets consécutifs désavantageux.

Doses. — On l'administre aux enfants à la dose de 10 à 60 centigrammes.

Benzeugénol. $C^{18}H^{6},C^{14}HO^{4},C^{2}O^{4}O^{2}$.

Syn. — Éther benzoïque de l'eugénol.

Desc. — Cristaux incolores, inodores, amers, peu solubles dans l'eau, très solubles dans l'alcool chaud, le chloroforme, l'éther et l'acétone ; se colore en rouge pourpre avec l'acide sulfurique. Fond à 70°,5.

Prép. — On met en contact pendant 2 heures de l'eugénol et du chlorure de benzoïle à molécules égales, on chauffe légèrement, on reprend la masse par de l'alcool bouillant, on filtre et le benzeugénol pur se dépose par refroidissement.

Prop. thér. — L'eugénol, qui constitue la presque totalité de l'essence de girofles, jouit de propriétés antiseptiques analogues à celles des phénols et du gaïacol et on a proposé de le substituer à ce dernier dans le traitement de la tuberculose en injectant une solution de 10 p. 100 d'eugénol dans de l'huile d'olive stérilisée.

Quand on veut prescrire de l'eugénol par voie buccale, on a été obligé, à cause de son goût désagréable, de faire le composé benzeugénol que l'on donne aux mêmes doses que l'eugénol et le gaïacol.

Benzoïl-tropéine. — Syn. — Tropsine. Tropacocaïne.

Prép. — M. le Dr Giesel a retiré de la coca à petites feuilles de Java une nouvelle base, et Liebermann a montré que c'est le *benzoïl-φ-tropéine*, qui n'a aucune relation avec le groupe de la cocaïne, mais se rapproche, au point de vue clinique, de l'atropine.

Desc. — Pour les expériences, on a employé le chlorhydrate, l'alcaloïde étant insoluble dans l'eau ; on lui donne par abréviation le nom de *tropsine*.

Prop. phys. — Les expériences sur les grenouilles ont fait voir les différences suivantes entre la tropsine et la cocaïne : Son pouvoir toxique est moitié moindre que celui de la cocaïne. Elle produit une anesthésie locale beaucoup plus rapide. La susceptibilité individuelle varie dans d'étroites limites. L'animal revient plus promptement à lui qu'avec la cocaïne. Il n'y a pas de symptômes d'irritation.

Les expériences sur les lapins ont donné les résultats suivants : Susceptibilité individuelle légère à l'action toxique. Les centres nerveux sont souvent affectés différemment. Toxicité moitié moindre. L'action cardiaque déprimante est moins marquée, et le cœur peut reprendre ses battements sous l'influence de l'électricité.

Le professeur Schweigger, de Berlin, dans la chirurgie oculaire, a obtenu les résultats suivants :

Une solution à 3 p. 100 produit une anesthésie complète de la cornée plus rapidement que la cocaïne. On peut pratiquer sans douleur l'iridectomie deux minutes après l'instillation de deux gouttes de solution dans l'œil.

Cette anesthésie se prolonge pendant trois à six minutes après chaque instillation, mais une nouvelle instillation ne la prolonge pas davantage. Pas de mydriase, ou légère. Jamais d'ischémie, mais parfois une légère hypérémie passagère, et une légère cuisson, quand on emploie la solution saline normale comme dissolvant. Aucun symptôme inquiétant.

Pour enlever de l'œil les corps étrangers, la tropsine, en raison de son action plus rapide, paraît préférable à la cocaïne.

Le docteur Silex a obtenu des résultats analogues et a pu faire, sans douleur, la ténotomie une demi-minute après l'instillation d'une solution de benzoïltropéine à 3 p. 100.

Bismal $4C^{15}H^{12}O^{10}+3Bi, (OH)^3$. — Syn. — Méthylènedigallate de bismuth.

Prép. — On le prépare en faisant réagir l'acide méthylènedigallique sur l'oxyde de bismuth récemment précipité (E. Merck).

Comp. — Ce composé se présente sous forme d'une poudre gris bleuâtre, soluble dans les alcalis avec une coloration rouge jaunâtre.

Prop. thér. — Le Dr von Œfele considère le bismal comme un astringent puissant. Il en préconise l'emploi surtout dans les diarrhées chroniques, par exemple dans celles qui se produisent chez les tuberculeux.

Mode d'emploi. Doses. — Cachets, pilules, à la dose de 0,01 à 0,30 répétée de 3 à 5 fois par jour.

Bismuth (Sulfite de). $Bi^2(SO^3)^3$. — Prép. — Il y a deux procédés de préparation du sulfite de bismuth :

On fait agir l'anhydride sulfureux sur le carbonate de bismuth fraîchement précipité, ou on décompose l'azotate de bismuth neutre par le sulfite de soude.

La première méthode est moins bonne; la décomposition du carbonate de bismuth ne s'opère que très lentement, et l'élimination de l'excès d'acide sulfureux ne se fait pas sans difficultés. On donne donc la préférence à la seconde méthode.

Prop. phys. — D'après les essais de M. Pollacci, sur un chien de moyenne taille, 12 grammes peuvent être administrés en neuf jours sans suites fâcheuses. Le sulfite de bismuth peut aussi être employé comme anthelminthique.

Prop. thér. — L'emploi thérapeutique du sulfite de bismuth est basé sur la production d'hydrogène sulfuré résultant de la mise en liberté de l'acide sulfureux. Il agit comme antiseptique, antifermentescible et antiputride. Il est donc indiqué contre les fermentations anormales dans les affections de l'intestin.

Mode d'emploi. Doses. — Cachets de 0,50 ou potion contenant 0,50 par cuillerée à bouche.

Bisulfite de chaux. — Prép. — On obtient ce corps en faisant bouillir un lait de chaux avec du soufre. On peut encore l'obtenir en faisant passer un courant d'acide sulfureux dans un lait de chaux, il est facile à préparer et à manier, d'un prix modique.

Desc. — Sel incolore, déliquescent, stable.

Prop. thér. — D'après le Dr Berg, le bisulfite de chaux constitue le meilleur antiseptique, non toxique pour l'homme et cependant très toxique pour les microbes pathogènes ; par son odeur, il est facile à reconnaître. Étendu de 4 à 8 fois son volume, il sert comme gargarisme dans les affections catarrhales des muqueuses ; des solutions, au titre ci-dessus, ont agi avantageusement dans le traitement de la vaginite, de l'endométrite, de l'eczéma, des brûlures et des abcès. La solution étendue de bisulfite de chaux a montré une grande efficacité en pulvérisations dans l'arrière-bouche dans les cas de diphtérie. Cette préparation, concentrée ou étendue, ne doit pas être mise en contact avec les métaux.

Bleu de méthylène. — PROP. THÉR. — Préconisé par Erlich et Lippmann, comme analgésique; administré par MM. Combemale et François avec succès dans les névralgies simples; avec des succès moindres dans les névrites et les douleurs de l'ataxie. Il a souvent donné de bons résultats dans les rhumatismes articulaires aigus et dans un cas de douleurs ostéocopes et d'hydarthrose traumatique. Deux heures après l'injection de ce composé, la douleur disparaissait et ne survenait que six à huit heures après. Aucun phénomène gênant ne fut signalé.

C'est un analgésique qui se fixe sur le cylindre-axe, en modifiant l'exagération morbide des fonctions sensitives du nerf.

Le bleu de méthylène étant une matière excellente pour colorer les plasmodies pathogènes de l'impaludisme (hématozoaires de Laveran), aussi bien sur les préparations desséchées que dans le sang frais, MM. Guttmann et Ehrlich ont eu l'idée d'employer cette substance comme médicament contre l'impaludisme même. Ils ont donc donné le bleu de méthylène à quelques malades atteints de fièvre intermittente à la dose de 50 centigrammes, par fraction de 10 centigrammes, toutes les trois heures, répétée pendant huit ou dix jours. Or, dès les premiers jours du traitement, la rate diminuait de volume et la guérison, après cinq ou six jours, pouvait déjà être considérée comme complète. Pendant la campagne de Madagascar le Dr Durbec, directeur de l'hôpital maritime de Tamatave a employé avec succès les pilules au bleu de méthylène. Les paludéens ont vu leurs douleurs faciales calmées par 4 à 6 pilules.

Le Dr Netchaiew l'emploie contre la néphrite aiguë et le mal de Bright. Il fait prendre au malade trois cachets par jour, renfermant chacun 3 centigrammes de bleu de méthylène. Sous l'influence de cette médication, on constate dès le jour suivant la coloration bleue de l'urine et une augmentation de la quantité des urines. Pendant les jours suivants, la quantité d'urine, qui était de 850 à 900 centimètres cubes, arriva jusqu'à 3 600 centimètres cubes. Il vit en même temps s'amender d'abord, puis disparaître l'albuminurie, les cylindres hyalins, l'ascite, l'œdème, les phénomènes du côté du cœur et des poumons. La guérison complète fut obtenue dans ces trois cas au bout de neuf, douze et dix-sept jours de traitement.

Les Drs Boinet et Layet ont employé avec succès le bleu de méthylène à la dose de 0gr,50 pendant 8 jours dans la blennorrhagie, l'écoulement cesse dès le huitième jour.

Le bleu de méthylène agissant d'une façon remarquable dans le traitement des phénomènes douloureux, son emploi était tout indiqué dans le traitement de l'angine de poitrine (G. Lemoine).

Les travaux de M. Combemale sur le traitement de la sciatique par le bleu de méthylène ont fait voir que les névralgies rebelles, même liées à de la névrite, sont presque toujours améliorées et souvent guéries par l'usage prolongé de ce médicament. Dans des cas de névrite sciatique avec atrophie du membre malade et perte des réflexes, les douleurs disparurent peu à peu et les mouvements reprirent leur intégrité. Le bleu de méthylène n'est pas seulement un calmant, mais encore un excitant des fonctions du système nerveux.

Si l'innocuité de cet agent nervin est absolue lorsqu'il est pur, on ne saurait en dire autant de beaucoup d'échantillons de bleu de méthylène que l'on trouve dans le commerce. Il arrive en effet trop souvent que ce produit contient des substances étrangères, entre autres de l'arsenic, du zinc et des produits organiques dérivés de la houille, encore mal connus, qui, non seulement, en altèrent les propriétés thérapeutiques, mais peuvent même le rendre dangereux. M. Doumer a découvert un procédé de purification qui lui permet d'éliminer toutes ces substances étrangères et de préparer un bleu de méthylène chimiquement pur.

Mode d'emploi. Doses. — La dose qu'il convient d'employer pour obtenir les effets de sédation et de guérison de la douleur est de 20 à 40 centigrammes, de 4 à 6 pilules préparées par M. Doumer, par jour, en une ou plusieurs prises, avant les repas ou dans leur intervalle.

Boerhaavia diffusa L. — Syn. — Ipéca.

Desc. — Plante de la famille des Nyctaginacées, qui croît à la Guyane et aux Antilles.

Prop. thér. — Laxative et stomachique, employée dans la jaunisse, l'ascite, la rétention d'urine, les inflammations internes, la goutte et les rhumatismes, l'anasarque et l'insuffisance rénale. Administrée comme expectorante dans l'asthme. Elle est aussi émétique.

Mode d'emploi. — Infusion, à la dose d'une cuillerée à café.

Bonduc. — Syn. — *Cæsalpinia Bonduccella* Flem. *Guilandina Bonduccella* L.

Desc.—Plante de la famille des Légumineuses-Cæsalpiniées, qui croît aux Antilles, Réunion, Sénégal, Inde.

Part. empl. — Les semences.

Comp. — Contient une résine, que l'on appelle *bonducine* et qui est le principe actif.

Prop. thér. — Ce médicament, mélangé à l'huile de ricin, est employé en applications contre l'hydrocèle. Il serait tonique et antipériodique; il agirait souvent aussi vite que la quinine.

Mode d'emploi. Doses. — On administre les semences, à la dose de 50 à 75 centigrammes, 2 fois par jour. — Teinture 1/5, 30 gouttes. — Poudre composée de bonduc et poivre noir, de 1 à 2 grammes, 3 fois par jour. — Bonducine, de 10 à 20 centigrammes.

Borate de chaux. — Desc. — Corps blanc, inodore, de saveur peu prononcée.

Prép. — On le prépare par le mélange de solutions de borate de soude et de chlorure de calcium et lavage du précipité gélatineux formé, jusqu'à cessation de trouble, par le nitrate d'argent.

Prop. thér. — Le Dr Alvaro Alberto de Rio le recommande en applications sur les brûlures, contre l'eczéma humide, les sueurs fétides, etc. A l'intérieur, il constituerait un excellent antidiarrhéique, surtout chez les enfants, à la dose de 30 à 40 centigrammes, à l'âge de quelques mois, et à des doses supérieures selon l'âge. Son efficacité contre la diarrhée semble résulter d'une double action antiseptique et anésosmotique due à l'acide borique et à la chaux qui se séparent dans l'intestin, le borate de chaux, comme les autres borates, étant un sel peu stable.

Mode d'emploi. Doses. — Cachets médicamenteux de 0,20 à la dose de 1 à 4 par jour.

Boricine. — Desc. — Poudre blanche donnant à

froid des solutions neutres, parfaites et stables, soluble à parties égales dans la glycérine, ne précipite pas les alcaloïdes et n'a aucune action sur les métaux.

PRÉP. — On l'obtient par la combinaison du biborate de soude et de l'acide borique par parties égales.

PROP. THÉRAP. — Antiseptique des muqueuses, ni caustique, ni toxique, ni irritante, rend des services dans tous les cas où il y a inflammation des muqueuses et formation de pus qu'elle modifie et dont elle empêche le développement dès la première application, soit en poudre, soit en solution. Peut dans certains cas remplacer l'iodoforme. C'est aussi un hémostatique.

Employée en chirurgie générale et pour les voies urinaires à l'hôpital Tenon ; pour les maladies syphilitiques, dans les hôpitaux Saint-Louis et Ricord, etc.

MODE D'EMPLOI. DOSES. — Injections, irrigations, lavages et gargarismes. D'une à cinq cuillerées à soupe par litre d'eau.

Boro-borax. — PRÉP. — On prépare la solution en chauffant parties égales de borax et acide borique.

Borax	10	grammes.
Acide borique	10	—
Eau distillée	100	—

DESC. — En évaporant le liquide on obtient des cristaux de réaction neutre; soluble dans l'eau froide à 16 p. 100, à la température du corps à 30 p. 100 et à l'ébullition 70 p. 100.

PROP. THÉR. — Au point de vue chirurgical, cette préparation présente beaucoup d'avantages à cause de sa solubilité. Les solutions saturées à froid peuvent être employées avantageusement dans les maladies d'oreilles.

Boussingaultia baselloides. H. B. K. — DESC. — Plante de la famille des Chénopodées-Baselliacées, qui croît aux Antilles.

PART. EMPL. — Les racines.

PROP. THÉR. — Styptique énergique, dans les cas d'hémorrhagie utérine après l'accouchement.

MODE D'EMPLOI. DOSES. — Décoction, 90 grammes de racines pour 500 grammes d'eau; une petite tasse, trois fois par jour, dans les cas graves; une fois seulement, le soir, dans les cas ordinaires.

Bromamide. $C^6H^4AzBr^4$. — DESC. — Petites aiguilles incolores, inodores et insapides, insolubles dans l'eau, solubles dans l'alcool bouillant, l'éther, le chloroforme et les huiles. Il fond à 117° et se volatilise à 155° sans altération.

Le bromamide contient 75 p. 100 de son poids de brome.

PRÉP. — On l'obtient en faisant agir l'ammoniaque sur le bromure d'éthylène bromé.

PROP. THÉR. — Ce produit, préparé pour la première fois par MM. Fischedike et Kœchling, de New-York, a été proposé comme antithermique et analgésique. M. Auguste Cailli a pu l'administrer à des lapins à la dose de 2 grammes, sans provoquer d'accidents; ce médicament semble agir d'une façon toute particulière comme analgésique, dans les douleurs névralgiques, ainsi que dans les coliques menstruelles; enfin chez les fébricitants, il abaisse la température, sans accompagnement de sueurs, comme on en observe après l'absorption de la plupart des antithermiques.

DOSES. — 75 centigrammes à 1gr,25 chez les adultes, 6 à 20 centigrammes chez les enfants.

Bromélhylformine. $C^8H^{17}Az^2Br$. — Syn. — Bromaline. Hexaéthylènetétramine-bromélhylate.

Prép. — M. Trillat a obtenu ce corps en faisant réagir le bromure d'éthyle sur une solution alcoolique étendue de formine. La formine a été obtenue par M. Trillat en traitant le formol par l'ammoniaque.

Desc. — Paillettes cristallines incolores, très solubles dans l'eau. La solution traitée par le carbonate de soude régénère le formol et donne du bromure de sodium. Elle n'a aucun goût désagréable.

Prop. thér. — Le Dr Bardet a essayé ce produit, il l'a administré à la dose de 2 à 4 grammes à des enfants ou à des femmes comme sédatif nerveux ; il a été très bien supporté, il a amené l'effet des bromures métalliques, sans provoquer aucun effet secondaire, et a été accepté sans difficulté par les malades qui éprouvent une certaine répugnance pour les bromures métalliques.

M. le Dr Féré, médecin à Bicêtre, a expérimenté ce produit pendant plus de trois mois, chez les épileptiques de son service.

Des observations de M. Féré, il résulte que, chez les épileptiques avérés, influencés par le bromure de potassium, on a pu remplacer le sel métallique par le sel organique, sans que les accès devinssent aussi fréquents que lorsqu'on cesse l'action du bromure ; il a une action sédative beaucoup plus faible, il est vrai, mais il faut tenir compte de la faiblesse de la dose. Les malades qui prenaient des doses de 8 et 10 grammes de bromure ont reçu des doses identiques de brométhylformine, or la dose aurait dû être de 12 et 15 grammes pour être équivalente ; c'est donc comme si l'on avait ramené les doses de bromure potassique à 5 et 6 grammes.

D'après le Dr Bardet, chez des épileptiques, sujets particulièrement sensibles à cette médication, la brométhylformine a agi comme un succédané du bromure, mais avec une activité moindre; malgré les doses assez élevées, il n'y a pas eu d'éruption bromique, et l'éruption a disparu là où elle existait.

MODE D'EMPLOI. DOSES. — Solution aqueuse. Cachets à la dose de 8 à 10 grammes.

Bromoforme. C^2HBr^3.

DESC. — Liquide, incolore. Il se dissout difficilement dans l'eau froide, facilement dans l'eau chaude, l'alcool et l'éther.

PRÉP. — On l'obtient en traitant l'alcool par le bromure de chaux, en faisant agir le brome sur les citrates ou malates alcalins.

PROP. PHYS. — Il produit la narcose, mais à un degré moindre que le chloroforme, sans provoquer de vomissements. La période d'excitation est moins accusée et l'anesthésie est plus durable.

Le bromoforme est un agent anesthésique et hypnotique. En prolongeant l'inhalation, on peut maintenir, aussi longtemps qu'on le veut, les animaux endormis, sans crainte de voir survenir des troubles de la respiration ou de la circulation (Dr Hénocque).

Trois opérations furent faites sur des malades anesthésiés par le bromoforme : il ne survint aucun accident fâcheux, ni pendant, ni après la narcose.

Les enfants bromoformés mangent en se réveillant, et s'endorment peu après, sans éprouver de malaise.

PROP. BACT. — Il est très antiseptique. Une solution à 1 p. 100 tue les bactéries.

PROP. THÉR. — Ce médicament exerce une action irritante sur les muqueuses conjonctives et laryngo-pharyngiennes. M. Stepp l'a employé dans soixante-dix cas de coqueluche, et au point de vue prophylactique, aurait obtenu de bons résultats.

Mode d'emploi. Doses. — De 10 à 30 centigrammes, chez les enfants; de 1 gramme à 1gr,50, chez les adultes.

M. Stepp recommande la dose quotidienne, suivant l'âge, de 5 à 20 gouttes, sous la forme suivante :

Bromoforme	10 gouttes.
Alcool	3 à 5 grammes.
Eau	100 —
Sirop	10 —

Une à deux cuillerées par heure.

La solution bromoformée est prise avec plaisir par les enfants, malgré sa forte odeur de brome.

Pour arriver à des résultats durables, il faut l'administrer régulièrement à des doses en rapport avec l'âge du malade et la gravité du cas.

Bromol. — Syn. — Tribromophénol.

Desc. — Poudre de couleur jaune citron, de saveur astringente, d'odeur spéciale et non désagréable.

Insoluble dans l'eau. Soluble dans l'alcool, l'éther, le chloroforme, la glycérine, les huiles fixes et essentielles.

Prép. — On l'obtient en saturant de brome l'acide phénique.

Prop. phys. — Peu toxique; donné sans inconvénient à la dose de 0,80 à un chien; antiseptique assez énergique.

Prop. thér. — Préconisé par le Dr Rademaker, de Louisville, à cause de ses propriétés antiseptiques, dans le traitement de la diphtérie et le pansement des plaies et ulcères.

Administré en usage interne dans le choléra infantile, la fièvre typhoïde et les abcès du poumon, à la dose de 5 à 15 milligrammes.

MODE D'EMPLOI. DOSES. — Pommade :

Bromol	4 grammes.
Vaseline	30 —

Mixture :

Bromol	5 grammes.
Huile d'olive	150 —

Cachets médicamenteux de 0gr,01 à la dose de 1 à 2 fois par jour.

Bromure d'éthylène. $C^4H^4Br^2$. — DESC. — Liquide incolore, d'odeur agréable, de saveur sucrée, bout à 21°, se congèle à 0°.

PRÉP. — On l'obtient en faisant passer un courant de gaz éthylène pur dans du brome et en ayant soin de refroidir le flacon dans lequel s'opère la réaction.

PROP. THÉR. — M. le Dr Donath recommande cette préparation bromurée dans l'épilepsie pour éviter les inconvénients inhérents au bromure de potassium et qui se manifestent surtout quand on l'administre à dose très élevée. Les résultats obtenus sont satisfaisants, et ce médicament est appelé à rendre des services signalés toutes les fois que le bromure de potassium sera contre-indiqué.

MODE D'EMPLOI. DOSES. — Par suite de l'insolubilité du bromure d'éthylène dans l'eau, M. Donath l'a donné en émulsion huileuse à 5 p. 100 :

Bromure d'éthylène..	5 grammes.
Huile d'olive	q. s. p. f. une émulsion à 5 0/0.

A donner (aux adultes), 2-3 fois par jour, 30 gouttes environ dans 1/3 de verre d'eau sucrée; chaque troisième jour on élève la dose jusqu'à atteindre 40, 50, 70 gouttes par dose. Les enfants de dix, douze ans commencent par des doses de 10, 20 gouttes répétées 2 fois en 24 heures. Ces doses correspondent à $0^{gr},1$-$0^{gr},3$ de bromure d'éthylène (2-3 fois par jour). La dilution avec l'eau sucrée ou avec du lait est indispensable, le bromure d'éthylène en émulsion huileuse à 5 p. 100 irritant fortement la muqueuse stomacale. On peut se servir aussi de la préparation suivante :

Bromure d'éthylène	ãã 5 grammes.
Alcool	

A prendre, 2-3 fois par jour, 5, 10, 15 gouttes dans 1/3 d'eau sucrée. Agitez énergiquement la solution avant d'en faire usage.

Aux sujets très irritables on peut prescrire des capsules gélatinées dont chacune contient :

Bromure d'éthylène..................	III gouttes.
Huile d'amandes douces	VI —

A prendre, 2 ou 3 fois par jour, 2 à 4 capsules.

Bromure d'hémol. — Prép. — Le Dr Kobert a obtenu une combinaison du brome et de l'hémol qui contient 2,7 p. 100 de brome.

Prop. phys. — Il est rapidement éliminé.

Prop. thér. — Le Dr Holst a constaté la supériorité du bromure d'hémol sur les bromures métalliques dans les cas d'insomnie et contre l'hystérie et la neurasthénie et il n'a jamais obtenu d'effets secondaires fâcheux. Mais il a observé que le bromure d'hémol était inefficace dans l'épilepsie et les névralgies.

Le Dr Kobert a remarqué que le bromure d'hémol était employé chaque fois qu'il fallait obtenir un effet rapide, tandis qu'au contraire, il était inefficace chaque fois que le brome doit agir lentement et graduellement.

Mode d'emploi. Doses. — Pilules et cachets de 0,10 à la dose de 1 à 30 par jour.

Butyl-Chloral. — Syn. — Croton-Chloral. — Formule C^4HCl^3O. Corps découvert par Kramer et Pinner.

Prép. — On l'obtient en faisant passer un courant de chlore dans l'aldéhyde, maintenu au début dans un mélange réfrigérant. L'action, d'abord très vive, devient ensuite moins intense et, vers la fin de l'opération, il faut élever la température à 100°. Il se dégage incessamment d'abondantes vapeurs d'acide chlorhydrique. L'opération terminée, le liquide est soumis à la distillation fractionnée; on recueille le produit qui distille entre 163° et 165°, qui n'est autre que le butyl-chloral.

La condition indispensable pour arriver à un bon résultat, c'est de faire agir le chlore en excès, jusqu'à ce que son action soit épuisée.

Prop. phys. — Administré à l'intérieur, le butyl-chloral produit rapidement le sommeil, comme son congénère, mais il a ce grand avantage, d'après M. O. Liebreich, de ne jamais produire le ralentissement du pouls et de la respiration.

Le même auteur lui accorde encore une innocuité parfaite pour l'estomac et les autres organes.

Prop. thér. — M. O. Liebreich le considère comme un des médicaments les plus efficaces pour combattre les névralgies faciales, la douleur cessant bien souvent avant l'invasion du sommeil. Les douleurs névralgiques dépendant de la cinquième paire sont supprimées par ce médicament.

En France, il a été étudié et expérimenté par MM. Worms, Weill et Bouchut. Les deux premiers ont constaté l'exactitude des faits avancés par M. O. Liebreich en ce qui concerne son action et le Dr Bouchut conclut ainsi : « Pour les personnes qui ne voudront que dormir, le butyl-chloral pourra être administré ; mais si l'on veut anesthésier, il devra être mis de côté. »

D'après Hare, il est supérieur au chloral dans les insomnies suivies de névralgies des nerfs craniens ; il soulage les névralgies dues à des causes dentaires : il réussit assez bien dans la migraine simple et ophtalmique.

A doses égales, le butyl-chloral est inférieur au chloral et moins actif que lui.

Mode d'emploi. Doses. — Potions. — Pilules. — Lavements. — En injections sous-cutanées, il produit des eschares. — Solution :

Butyl-chloral hydraté	10	grammes.
Alcool	10	—
Glycérine	20	—
Eau distillée	120	—

Une cuillerée de cette solution contient environ un gramme de butyl-chloral. On en administre une ou deux cuillerées par jour, contre les névralgies faciales.

Cacodylique (Acide). — As $(CH^3)^2 O (HO)$.

Syn. — Acide diméthyl-arsénique.

Desc. — Se présente sous forme de prismes rhombiques, inodores, facilement solubles dans l'eau et l'alcool, fusibles à 200° centigr.

Le cacodylate de soude est une poudre blanche amorphe facilement soluble dans l'eau.

Prop. thér. — L'usage de l'acide cacodylique a été préconisé par le Dr Jockleim, comme succédané des préparations arsenicales couramment employées ;

Le Dr Danlos a attiré de nouveau l'attention sur ce fait que l'acide cacodylique est très riche en acide arsénieux, 54 %, qu'il est très soluble et que sa toxicité était relativement peu grande ; il administra le cacodylate de soude dans le psoriasis aux doses de 0gr,25 par jour à l'intérieur et de 0gr,10 par jour en injections sous-cutanées. Dans ces conditions, le médicament fut bien toléré et exerça une action favorable sur la maladie. Dans un cas de pseudoleucémie, le Dr Danlos administra dans l'espace de trois semaines, dix injections de cacodylate de soude de 0gr,15 chacune. Ces injections ne furent pas douloureuses, le malade augmenta rapidement de poids.

Le cacodylate de soude devra être administré préférablement en dissolution dans l'eau distillée.

Mode d'emploi. Dose. — Solution ou cachets de cacodylate de soude à la dose de 0,10 à 0,25 par jour. Injections sous-cutanées 0,10.

Cactus grandiflorus L. — Syn. — *Cereus grandiflorus* D. C.

Desc. — Plante de la famille des Cactacées, qui croît aux Antilles et au Mexique.

Comp. — W. Sultan a isolé le principe actif, la *cactine*.

Employé par les Drs Huchard et O' Méara dans les affections organiques du cœur, le cactus paraît rendre des services, quand la digitale, le strophanthus et les autres médicaments cardiaques n'ont pas réussi. Cette plante est surtout utile dans les palpitations du cœur hypertrophié par suite d'un exercice musculaire prolongé et excessif, ou quand l'hypertrophie n'est plus compensatrice, surtout dans la régurgitation aortique. Dans les régurgitations aortiques non compliquées, on n'emploie pas généralement la digitale, parce qu'elle prolonge la période diastolique ou tend à augmenter la dilatation du ventricule gauche, et par suite gêne le cœur, en augmentant la tension artérielle. Le cactus, en renforçant la systole, tend à diminuer la diastole et vient ainsi en aide au cœur par deux voies, sans avoir d'action, comme la digitale, sur les centres vaso-moteurs.

Le cactus n'est pas aussi utile dans la régurgitation mitrale et dans la dilatation des parois du cœur ; ici la digitale l'emporte de beaucoup, mais si parfois la digitale ne réussit pas, on peut tirer quelque bénéfice de l'emploi du cactus. Le grand avantage du cactus, c'est qu'on n'a jamais observé d'effets d'accumulation ni d'action nuisible à l'estomac.

D'après Pitzer, le cactus réussit fort bien contre l'épuisement sexuel, en relevant l'action du plexus cardiaque des sympathiques et en améliorant la nutrition cardiaque.

Le Dr Williams dit que le cactus agit surtout sur les nerfs accélérateurs du cœur, sur les ganglions sympathiques en abrégeant la diastole et en stimulant les centres nerveux spino-moteurs. Il est indiqué dans l'abus du thé, du tabac, de l'alcool et de la morphine.

Les Drs Harvey et Bird le recommandent dans le rhumatisme chronique et subaigu, surtout lorsque les articulations sont prises, dans le but de prévenir les complications cardiaques ou d'améliorer l'état du cœur.

Pour le Dr Engestd, c'est presque un spécifique de l'angine de poitrine ou tout au moins de certains cas qui sont dus à une défaillance partielle du cœur, car il diminue les douleurs en donnant au cœur les moyens de maintenir la tension artérielle, sans se fatiguer, et en tonifiant les centres vaso-moteurs.

La cactine a été employée contre les palpitations de cœur par O'Méara, Huchard.

D'après M. Myers, la cactine augmenterait l'énergie des contractions musculaires du cœur, ainsi que la tension artérielle ; elle agirait aussi sur le système nerveux et particulièrement sur la substance grise de la moelle, dont elle exagérerait l'excitabilité réflexe. Sous ce rapport, son action se rapprocherait de celle de la strychnine.

D'après ces données physiologiques, la cactine conviendrait pour combattre l'atonie cardiaque d'origine nerveuse, non compliquée de lésions valvulaires. Elle rendrait également de grands services dans les accidents cardiaques liés à l'intoxication nicotinique.

A l'inverse de la digitale, la cactine pourrait être administrée d'une manière continue, sans danger d'accumulation et sans qu'il se produise de troubles gastriques.

Mode d'emploi. Doses. — Teinture 1/5 de cactus, de 10 à 40 gouttes, 3 fois par jour. — Extrait fluide, de 5 à 20 gouttes. — Dose maxima de cactine : 5 milligrammes.

Cadmium (Salicylate de). $(C^6H^4OHCOO)^2Cd$. — Prép. — Ce sel se prépare, soit en faisant agir l'acide salicylique sur l'oxyde de cadmium hydraté ou sur le carbonate, soit en précipitant le salicylate de baryte par le sulfate de cadmium. Cette dernière méthode est moins recommandable, au point de vue de la simplicité de préparation et de la pureté du produit obtenu.

Desc. — Le salicylate de cadmium chimiquement pur est un sel blanc, en splendides cristaux tabulaires, à faces planes, avec arêtes et sommets arrondis ; il a une saveur douceâtre, puis styptique. Il fond au-dessus de 300 degrés ; il se dissout dans 24 parties d'eau à 100 degrés, dans 68 parties à 23 degrés et dans 90 parties à 0 degré ; il est soluble dans l'alcool et l'éther, plus à chaud qu'à froid ; très soluble dans la glycérine chaude, sans précipité après refroidissement ; insoluble dans le chloroforme et la benzine.

Essai. — Il rougit légèrement le tournesol ; il se dissout dans l'acide sulfurique sans donner aucune réaction. Avec l'acide nitrique, il se dissout à froid sans modification et à chaud avec développement de vapeurs rutilantes. L'acide chlorhydrique donne un précipité blanc, abondant, de chlorure de cadmium hydraté. Le perchlorure de fer le colore en violet. Ce sel renferme 29 p. 100 de cadmium métallique.

Prop. thér. — Le Dr Cesaris dit que le salicylate de cadmium, d'après sa composition, possède une action antiseptique plus énergique que celle des autres sels de cadmium. Il donne de bons résultats dans le traitement des ophtalmies purulentes, des engorgements vasculaires de la conjonctive, dans l'épaississement de la cornée, comme astringent dans les écoulements muqueux, contre les syphilides.

Caféine-chloral. — Composé chimique contenant parties égales de caféine et d'hydrate de chloral.

Prép. — Le chloral possède à un haut degré la propriété caractéristique de tous les aldéhydes de se combiner avec quelques substances chimiques jouissant de propriétés faiblement basiques, comme la formamide, l'urée, le cyanogène.

Desc. — Cette combinaison se présente sous forme de paillettes incolores, brillantes, facilement solubles dans l'eau.

Prop. thér. — La caféine-chloral a été employée par Ewald, de Berlin, comme purgatif, surtout comme drastique chez les goutteux et les rhumatisants. Ce mélange s'emploie par la méthode souscutanée. Mais c'est surtout dans le rhumatisme articulaire aigu que ce médicament s'est montré salutaire en calmant la douleur et en réduisant la durée de la maladie. Il faut, dans ce cas, faire de 2 à 3 injections (seringue de Pravaz) par 24 heures.

MODE D'EMPLOI. DOSES. — Voici la formule de Ewald :

Caféine-chloral....................	1 gramme.
Eau distillée......................	5 grammes.

Pour injections hypodermiques.

Une injection d'un gramme donne lieu, d'après l'auteur, à une action purgative très suffisante.

Caju. — SYN. — *Anacardium occidentale* L. Cajuero. Écorce antidiabétique. Acajou à pomme.

DESC. — Plante de la famille des Térébinthacées, qui croît au Brésil, aux Antilles, Sénégal, Guyane, la Réunion, Inde.

COMP. — Le péricarpe des noix contient une huile; c'est le *cardol*, $C^{21}H^{31}O^{2}$.

PROP. THÉR. — On emploie l'écorce dans le diabète insipide, en macération; autant que possible, le malade s'abstiendra de boire.

On emploie la noix en application contre les dermatoses rebelles (eczéma, psoriasis).

Le Dr Cazenave de la Roche la préconise à l'intérieur contre l'impuissance et surtout contre la débilité consécutive aux grandes maladies. Il a remonté beaucoup de malades atteints de l'influenza, en employant la teinture.

Le *cardol*, ou huile de péricarpe, est caustique et vésicant. On le recommande en application externe contre la lèpre et les ulcères graves. On doit le manier avec prudence; mais il n'a pas d'action vésicante sur le tube digestif.

MODE D'EMPLOI. DOSES. — On fait macérer pendant vingt-quatre heures 30 grammes d'écorce dans

250 grammes d'eau. Doses : un petit verre à vin, 3 à 4 fois par jour. Si au bout de trois à quatre jours, il n'y a pas d'amélioration, on ajoute 10 grammes d'écorce à la macération. — Teinture de noix 1/5, à la dose de 2 grammes dans une potion. — Teinture de cardol à 1/10, de 2 à 10 gouttes, comme vermifuge.

Calotropis gigantea R. Br. — Syn. — Mudar. Mercure végétal.

Desc. — Plante de la famille des Asclépiadées, qui croît dans l'Inde, Antilles, Cochinchine, Tahiti.

Prop. thér. — Tonique, altérant diaphorétique, émétique à haute dose.

On l'emploie contre la syphilis, la paralysie, l'épilepsie, les vers, l'herpès, le rhumatisme, la fièvre intermittente, la fièvre hectique, les morsures de serpent, la lèpre, la dysenterie. Le suc laiteux, qui est âcre, sert comme dépilatoire dans la teigne tonsurante ; il est employé aussi pour calmer les douleurs des dents cariées.

Mode d'emploi. Doses. — Poudre de la racine, comme tonique altérant à la dose de 25 à 30 centigrammes, 2 fois par jour en cachets médicamenteux. — Poudre d'écorce, comme émétique, à la dose de 2 à 4 grammes.

Camphorique (Acide). — Formule $C^{20}H^{16}O^{8}$.

Prép. — On chauffe du camphre dans 10 fois son poids d'acide azotique de densité 1,27, dans un réfrigérant à reflux jusqu'à ce qu'il n'y ait plus de vapeurs rutilantes.

On distille l'acide azotique, on sature de carbonate de soude et on précipite par l'acide chlorhydrique.

Prop. thér. — C'est un médicament propre à combattre les sueurs des phtisiques ou les sueurs ordinaires. Les sueurs normales trop abondantes sont supprimées par l'emploi d'une solution alcoolique. Le Dr Leu a obtenu des résultats satisfaisants en faisant prendre aux phtisiques de 2 à 5 grammes d'acide camphorique. L'effet ne se produit souvent que le lendemain, mais son action persiste.

D'après le Dr Combemale, l'acide camphorique réussit contre les sueurs pathologiques, rhumatisme, fièvre typhoïde à forme sudorale, cavernes syphilitiques, dyspepsie. De plus il possède des propriétés antiseptiques ou plutôt destructives des produits solubles microbiens (ptomaïnes, leucomaïnes). L'acide camphorique agirait aussi sur les diarrhées ordinaires et les diarrhées diphtéritiques en calmant les douleurs de l'entérite tuberculeuse.

M. Bohland, s'appuyant sur le fait que l'acide camphorique s'éliminait rapidement par les urines, l'a employé dans le traitement des maladies des voies urinaires, et surtout dans la cystite. Il arrête la fermentation ammoniacale, et modifie heureusement les phénomènes inflammatoires. Il agit surtout dans la cystite chronique consécutive aux lésions de la moelle. Dans ce cas, M. Bohland prescrit des cachets de 1 gramme, au nombre de trois ou quatre par jour, à intervalles réguliers, mais l'acide camphorique n'a aucune efficacité sur les cystites aiguës.

D'après Hartleib, des gargarismes avec une solution à 1 p. 100 d'acide camphorique ont rendu des services dans l'angine et la pharyngite catarrhale.

Mode d'emploi. Doses. — On emploie la solution alcoolique ou les cachets à la dose d'abord de 2 grammes, puis de 4 à 5 grammes en deux fois.

Campho-thymol. — Prép. — On obtient ce corps par fusion de parties égales de camphre et de thymol.

Desc. — Se présente sous forme d'une substance transparente, huileuse, insoluble dans l'eau.

Prop. thér. — Elles sont analogues à celles du menthophénol, mais sont moins actives, moins brutales.

Le campho-thymol pourrait trouver une application en dermatologie, car il n'est pas irritant.

Mode d'emploi. — Il est employé à l'état de solution dans l'éther ou dans le chloroforme.

Cannabis indica Lam. — Desc. — Plante de la famille des Ulmacées, qui croît dans l'Inde et en Perse.

Prop. thér. — On l'emploie, dans l'Inde, contre le tétanos, le delirium tremens, les convulsions des enfants, les maladies nerveuses, l'asthme et la coqueluche. D'après Arronson, l'alcoolé donne de bons résultats comme anesthésique local, surtout pour l'extraction des dents.

On l'a préconisé pour hâter le travail de la parturition, dans le cas d'atonie de l'utérus.

Mode d'emploi. Doses. — Tannate de cannabine, de 7 à 25 centigrammes. — Extrait, de 5 à 10 centigrammes. — Teinture, de 5 à 30 gouttes.

Cantharidate de cocaïne. — Prép. — Mélange imaginé par A. Hennig de cantharidate de soude avec 1 p. 100 de chlorhydrate de cocaïne.

Desc. — Poudre blanche, amorphe, inodore, de saveur âcre et piquante, peu soluble dans l'eau froide, facilement soluble dans l'eau chaude et insoluble dans l'alcool, l'éther et la benzine.

Prop. thér. — Cette préparation est employée en injections hypodermiques contre la tuberculose laryngée et les affections catarrhales chroniques des voies respiratoires supérieures. Elle présente, sur les injections aux cantharidates ordinaires, l'avantage d'être absolument indolore. Hennig emploie deux solutions à 0gr,075 et 0gr,15 pour 50 grammes d'eau chloroformée. On opère deux injections avec la première solution et une avec la seconde (soit 0gr,0001 cantharidine). On peut atteindre la dose de 0gr,0004, parce que des doses plus fortes (jusqu'à 0gr,001) ont été supportées par les reins et l'intestin.

Capsella bursa pastoris Moench. — Syn. — Bourse à pasteur.

Desc. — Plante de la famille des Crucifères, qui croît, en Europe, au bord des chemins et des rivières.

Part. empl. — La plante entière.

Comp. — Contient une huile essentielle sulfurée.

Prop. thér. — M. E. Merck présente ce produit sous forme d'extrait fluide comme un bon hémostatique. Le Dr Oetele emploie l'extrait fluide de plante fraîche dans les hémorrhagies; cette préparation ne produit aucun malaise, elle agit aussi favorablement que l'hydrastis canadensis, dont elle n'a pas le goût désagréable.

Mode d'emploi. Doses. — Extrait fluide américain, à la dose de 10 grammes dans un julep gommeux. Dose maxima en vingt-quatre heures, 30 grammes.

Carapa guianensis Aubl. — Syn. — Noix de Crab. *Carapa touloucouna.*

Desc. — Plante de la famille de Méliacées, qui croît à la Guyane et au Sénégal.

Comp. — On retire des graines une huile concrète, de consistance de beurre, onctueuse au toucher, jaune, de saveur amère.

Prop. thér. — L'huile est très employée par les naturels contre les affections cutanées, les piqûres de moustiques et de mouches. Les fruits sont émétiques. L'écorce est amère, tonique et fébrifuge.

Cardol (1). Syn. — Tribromosalol.

Prép. — Dans une solution de salol on ajoute peu à peu une solution de brome ou mieux encore de l'hypobromite de soude. Il se forme un précipité blanc de cardol.

Desc. — Poudre cristalline, blanche, incolore, insipide, insoluble dans l'eau, difficilement soluble dans l'alcool, l'acide acétique et le chloroforme : son point de fusion est 195°.

Prop. thér. — M. le Dr Rosenberg a expérimenté le tribromure de salol ou *cardol*, auquel il attribue une action à la fois narcotique et hémostatique.

Des essais institués avec le cardol par M. le Dr G. Dassonville ont confirmé les assertions de M. Rosenberg relativement aux propriétés thérapeutiques de cette substance. Il a constaté que le cardol est un bon hypnotique susceptible de procurer un sommeil réparateur même dans les cas où il existe de la douleur.

La dose à employer dès le début pour amener sûrement le sommeil est de 2 grammes ; ensuite on peut l'abaisser à 1 gramme, attendu que l'effet narcotique du cardol est persistant.

M. Dassonville a pu aussi vérifier l'action hémostatique du cardol — auquel M. Rosenberg a eu recours avec succès dans le traitement des ménorrhagies — chez une femme dont les règles venaient de s'établir au moment où le médicament lui fut administré pour combattre une insomnie rebelle. Quelques heures plus tard le flux cataménial s'arrêtait. Chez cette malade la menstruation était toujours régulière et durait plusieurs jours.

Mode d'emploi. Dose. — On l'emploie à la dose de 0gr,50 à 2gr ; par jour on peut en administrer

(1) Ne pas confondre ce produit avec un autre portant le même nom et qui est l'*huile d'anacarde* (Voy. p. 55).

trois ou quatre fois 0gr,50 à 1gr,50, sous forme de paquets ou de cachets.

Carica Papaya L. — Syn. — Papajo. Arbre à melon.

Desc. — Plante de la famille des Bixacées, qui croît aux Antilles. On retire par incision un suc liquide, laiteux et neutre. On le mélange de glycérine, d'eau sucrée et d'essence de menthe, pour la conservation dans le voyage.

Comp. — Elle contient :

1° De la *papaïne*, étudiée par Wurtz;

2° La *carpaïne*, nouvel alcaloïde découvert dans les feuilles de papayer, par M. Greshoff, à Java.

Prop. thér. — La papaïne est un ferment digestif, qui attaque, ramollit et enfin dissout à + 40° la viande, la fibrine, le blanc d'œuf et le gluten.

On l'emploie pour dissoudre les plaques diphtéritiques, les cors, les verrues et en général les duretés de la peau et pour faire disparaître les taches furfuracées du visage.

La papaïne est anodine, quand elle est administrée à l'intérieur, même à fortes doses, dans le cas de maux d'estomac; elle diminue l'acidité de la salive.

La carpaïne est un poison du cœur, qu'il ralentit. La dose mortelle pour un poulet de 500 grammes a été trouvée égale à 20 centigrammes. Une dose de 5 centigrammes injectée à un poulet de 350 grammes n'a pas produit de symptômes toxiques; avec 10 centigrammes, des symptômes d'empoisonnement se montrèrent après 10 minutes pour disparaître après 25.

Les graines sont vermifuges et tænicides; les racines à l'état frais sont rubéfiantes.

Mode d'emploi. Doses. — Solution à 4 p. 100 dans la diphtérie. — Pilules de 6 centigrammes, à prendre 2 ou 3, dans la fièvre et les coliques néphrétiques. — Mixture : papaïne 72 centigrammes, borax 30, eau 7,20 pour badigeonner les verrues, les condylomes.

Cascara amarga. — Syn. — *Picramnia antidesma.* Écorce de Honduras.

Desc. — Plante de la famille des Rutacées.

Comp. — La plante renferme un alcaloïde, la *picramnine*, soluble dans le chloroforme et peu soluble dans l'éther et la benzine, insoluble dans les acides et les alcalis. Les sels sont amorphes et seulement solubles dans l'eau.

Prop. thér. — Le Dr Frohling, de Mexico, emploie le cascara amarga comme altérant contre la tuberculose syphilitique.

L'extrait liquide est donné dans la syphilis secondaire chez l'adulte. Les symptômes disparaissent assez vite, et l'action tonique du médicament est remarquable.

Frohling aurait vu, dans un cas d'iritis spécifique, une amélioration manifeste survenir au bout de trois jours. L'atropine avait été cessée.

Mode d'emploi. Doses. — Extrait fluide, de 40 à 50 gouttes.

Cascara sagrada. — Syn. — *Rhamnus Purshianus* D.C. Écorce sacrée.

Desc. — Plante de la famille des Rhamnacées, qui croît en Californie.

Comp. — M. A. Prescott, de l'Université de Michigan, a trouvé du tannin, de l'acide oxalique, de l'acide malique, de l'amidon, de l'huile fixe et une petite proportion d'huile volatile et, enfin, quatre corps résineux plus ou moins solubles dans l'alcool, l'éther, le chloroforme, le sulfure de carbone, etc.

M. Limousin croit que ces derniers corps sont tous plus ou moins dérivés de l'acide chrysophanique, dont M. Prescott ne signale pas l'existence, mais que M. Limousin a trouvé en proportion notable.

Prop. thér. — D'après M. Limousin, cette écorce

semble appelée à occuper une place importante parmi les médicaments purgatifs.

On l'emploie contre la dyspepsie opiniâtre ou la constipation bilieuse, particulièrement quand les cathartiques ne sont pas supportés ; comme tonique et laxatif, dans les fièvres intermittentes ou rémittentes.

Mode d'emploi. Doses. — Le Dr Landowsky a constaté les effets laxatifs de cette substance à la dose de 0gr,25 de poudre administrée en cachets, et même son action purgative, quand on répète cette dose 3 à 4 fois, à plusieurs heures d'intervalle.

Extrait fluide, de 10 à 60 gouttes. Les médecins américains l'emploient souvent sous cette forme ; mais le médicament ainsi administré est mal toléré par les malades, à cause de son goût nauséeux. — Sirop, préparé avec 5 grammes d'extrait fluide pour 30 grammes.

Caséinate de fer. — Syn. — Nucléo-albuminate de fer.

Prép. — M. Darwdow a préconisé la préparation suivante : le lait écrémé et étendu d'eau est précipité par l'acide acétique en évitant un excès de ce dernier ; la caséine précipitée est lavée à plusieurs reprises à l'eau chaude, puis à l'alcool et finalement privée de corps gras par l'éther. On broie une partie de cette caséine ainsi purifiée avec une partie de carbonate de chaux et 100 parties d'eau chaude. Cette dernière est traitée par un léger excès d'une solution de lactate de fer à 1 p. 100 récemment préparé.

Desc. — Le précipité obtenu est blanc au début, mais il prend une couleur chair après dessiccation. Ce produit est inodore et insipide, insoluble dans l'eau, soluble dans les alcalins ; il renferme 3, 2 p. 100 de fer.

PROP. THÉR. — M. Dawydow a employé cette préparation comme succédané de l'albuminate de fer. Le caséinate de fer est digéré par la pancréatine et la pepsine avec l'acide chlorhydrique.

DOSES. — De $0^{gr},30$ à $0^{gr},50$ de caséinate de fer desséché par jour en deux doses.

Cassia occidentalis L. — SYN. — *Fedegosa.* Café nègre.

DESC. — Légumineuse, qui croît en Cochinchine, dans l'Inde, aux Antilles, au Sénégal.

PART. EMPL. — La graine, vulgarisée par M. Natton, et étudiée par MM. Heckel, Schlagdenhaufen et Clouet.

COMP. — On n'a pas trouvé d'autre principe que le tannin et une matière colorante, l'*achrosine* de Clouet. Formule $C^{11}H^{18}O^{8}$.

PROP. THÉR. — Les graines jouissent au plus haut degré de propriétés fébrifuges et antipériodiques telles, qu'on s'en sert pour remplacer la quinine quand celle-ci a échoué. Elles sont en outre toniques, antianémiques. — La racine est tonique et diurétique. — Les feuilles sont fébrifuges et antipériodiques. — Martineau a préconisé cette plante comme reconstituante et antidysménorrhéique; elle est très utile contre la fièvre et les sueurs des phtisiques.

MODE D'EMPLOI. DOSES. — Infusion de graines, macération, 15 grammes pour 250 grammes d'eau, à prendre en 2 ou 3 fois. — Infusion de café nègre torréfié, comme une infusion de café. — M. Natton a préconisé un vin, un élixir, à la dose de 4 cuillerées à café par jour.

Cathartinique (Acide). — DESC. — Obtenu du séné par Gentz, se présente sous la forme d'une poudre jaune brunâtre peu soluble dans l'eau.

PROP. PHYS. — Ce purgatif agit à la dose de 5 à

15 centigrammes ; les effets se manifestent 8 à 10 heures après l'injection. Chez les sujets sains ayant pris le remède seulement pour étudier son action physiologique, il provoque parfois des selles fréquentes (jusqu'à cinq en une demi-journée) et des coliques légères ; chez les personnes atteintes de constipation chronique, au contraire, les coliques ne s'observent pas dans la généralité des cas. Plus tardive était l'action du médicament, et moins accusées étaient les sensations désagréables éprouvées par les malades.

Prop. thér. — Grâce à cette circonstance, et prenant en considération l'absence de toute saveur désagréable, de même que la certitude et l'énergie de son action, on peut prédire à l'acide cathartinique une place honorable parmi les purgatifs.

Chez les enfants âgés de deux à quatre ans, l'acide cathartinique sera prescrit à la dose de 0 gr. 05 (mélangé avec du sucre) et à la dose de 0 gr. 15 chez les adultes. Le Dr Dehio l'a essayé sur six sujets bien portants et quinze malades, dont un médecin qui, souffrant de constipation chronique habituelle, l'a pris à quatre reprises et toujours avec succès.

Mode d'emploi. Doses. — Le docteur Dehio le formule comme suit :

Acide cathartinique	de 5 à 15 centigr.
Sucre blanc	de 30 à 50 —

Pour un cachet. — En faire six semblables.

A prendre un cachet tous les jours ou un jour sur deux.

Cerbera Thevetia L. — Syn. — Noix de serpent. Bagage à collier. Ahoui des Antilles.

Desc. — Plante de la famille des Apocynacées, qui croît dans l'Inde et aux Antilles.

Part. empl. — La graine.

COMP. — Huile fixe. Glucoside, la *thévétine* $C^{54}H^{84}O^{24}$ (Dr de Vrij).

PROP. THÉR. — Les graines et l'écorce sont émétocathartiques; la thévétine est un poison cardiaque, agissant sur les nerfs pour amener la paralysie. On emploie l'écorce comme antipériodique dans les fièvres intermittentes, sous forme d'extrait aqueux à la dose de 1 centigramme. A forte dose, c'est un toxique stupéfiant énergique.

MODE D'EMPLOI. DOSES. — On peut employer la poudre, la décoction et l'extrait aqueux, en ayant soin de ne pas dépasser pour l'emploi thérapeutique la dose correspondant à 25 centigrammes d'extrait.

Cérium (Oxalate de). — DESC. — Poudre d'un blanc gris, insoluble dans l'alcool et dans l'éther.

PROP. THÉR. — M. Campardon l'a employé contre les vomissements nerveux, et en particulier contre ceux de l'hystérie.

Le Dr Blondeau l'emploie dans les vomissements de la grossesse.

Il est recommandé contre la toux, particulièrement dans le premier stade de la phtisie. On l'administre plusieurs fois par jour sous forme de poudre à la dose de 30 à 60 centigrammes. La toux est calmée et le sommeil amélioré.

DOSES. — De 0gr,05 à 0gr,10 par jour.

Chaulmugra ou **Chaulmoogra.** — SYN. — *Gynocardia odorata* Roxb.

DESC. — Arbre de la famille des Bixacées, qui croît dans l'Inde et à la Réunion.

PRÉP. — L'huile de chaulmoogra est extraite des semences.

PROP. THÉR. — Les indigènes l'emploient contre les maladies de peau, les scrofules et la syphilis.

Dans les pays chauds, à Maurice et à la Réunion, les médecins en font un usage journalier contre la lèpre, surtout dans les formes tuberculeuse et anesthésique. Dans les phases phagédéniques, ce médicament donne une guérison rapide.

Le Dr Marsh l'a employée dans un cas d'eczéma pustuleux, datant de cinq ans, en badigeonnages abondants deux fois par jour, avec un traitement tonique interne; au bout de cinq semaines, l'éruption avait disparu, laissant la peau douce et flexible.

Le Dr Vidal s'en sert pour favoriser la disparition des tubercules.

Le Dr A. Hardy la prescrit avec succès dans les cas de psoriasis invétéré, et le Dr Hilles dans la lèpre véritable. Le Dr Egan a guéri six cas de sciatique chronique avec un liniment d'huile de chaulmoogra en application externe.

Le Dr Murrel en préconise l'emploi contre la phtisie, quand les malades ne peuvent plus supporter l'huile de foie de morue.

Mode d'emploi. Doses. — A l'intérieur, les indigènes prennent l'huile à la dose de 30 à 40 gouttes pour les adultes et 3 gouttes mêlées à du lait pour les enfants. — Capsules, contenant chacune 0gr,15 d'huile : dose de 2 à 4 par jour.

A l'extérieur, badigeonnages avec l'huile pure. — On fait des liniments composés d'huile et d'alcool ou de chloroforme ou de menthol :

Alcool	3
Huile de chaulmoogra	4

Le Dr Vidal prépare la pommade suivante :

Huile de chaulmoogra	2 parties.
Vaseline	5 —
Paraffine	1 partie.

L'*acide gynocardique*, retiré de l'huile de *Gyno-*

cardia odorata, s'administre en pilules ainsi composées :

Acide gynocardique	25	milligrammes.
Extrait de gentiane	75	—
— de houblon	75	—

2 pilules par jour; on peut augmenter la dose jusqu'à 12 par jour.

Chélidonine (Sels de). — Desc. — Le *phosphate* et le *sulfate de chélidonine* se présentent sous forme de cristaux blancs, facilement solubles dans l'eau. Le *tannate* formé est une poudre blanc jaunâtre, presque insoluble dans l'eau; soluble dans l'alcool; contenance en alcaloïde pur 53,5 pour 100.

Prop. thér. — Les sels de chélidonine (E. Merk) ont déjà depuis plusieurs années été expérimentés, au point de vue pharmacologique, par le Dr H. Meyer; ils ont été recommandés en raison de leur action faiblement narcotique, dans les douleurs de l'estomac et de l'intestin. D'après par M. H. Meyer, des essais semblables ont été entrepris par MM. Seved Ribding et Th. Rumpf, chez des malades atteints d'ulcère de l'estomac, de carcinome gastrique et d'entéralgie; on administra à ces malades le sulfate soluble ou le tannate insoluble, à l'intérieur, aux doses de 2 à 5 grammes. Les résultats furent satisfaisants, et même excellents dans certains cas. Un des avantages de la chélidonine sur les opiacés c'est qu'elle ne laisse aucune trace d'étourdissement, de somnolence, de constipation, etc., ni d'autres phénomènes concomitants. C'est surtout dans la pratique infantile que la chélidonine paraîtrait devoir être préférée à l'opium, en raison de son innocuité.

Mode d'emploi. Doses. — Chez les adultes les doses de 0,1-0,2 grammes et plus des sels solubles de chélidonine sont indiquées; le tannate de chélidonine insoluble est donné à la dose de 0,2 par jour.

Chinaphtol. — Prép. — On combine le naphtol β avec la quinine à molécules égales. C'est le β-naphtol et mono-sulfate d'euchinine (E. Merck).

Desc. — C'est une poudre cristalline jaune, amère, insoluble dans l'eau froide, difficilement soluble dans l'eau chaude et l'alcool.

Prop. thér. — Il agit à la fois comme antiseptique de l'intestin et comme un antipyrétique.

M. Riegler l'a expérimenté chez les syphilitiques, où il a produit de bons effets. Il le recommande aussi dans la dysenterie, la tuberculose intestinale et surtout dans le rhumatisme articulaire aigu. Le chinaphtol traverse l'estomac sans être attaqué par le suc gastrique et n'est décomposé en acide β-naphtolique et quinine que dans l'intestin.

Mode d'emploi. Doses. — De 2-3 grammes par jour, en cachets de 50 centigrammes.

Chloral acétophénoxime. — Prép. — On obtient ce produit en mettant en présence molécules égales de chloral et d'acétophénone dissous dans le benzol. L'opération se fait à froid et on laisse évaporer le benzol.

Desc. — Prismes incolores, facilement solubles dans l'alcool et l'éther, assez peu dans l'éther de pétrole et le benzol. Fusible à 81°.

Prop. thér. — Le chloral acétophénoxime a une action analogue à celle de l'hydrate de chloral et de l'acétophénone, il est hypnotique et on l'emploie dans l'épilepsie, l'éclampsie, le tétanos et la chorée.

Mode d'emploi. Doses. — Cachets médicamenteux de 0,25 du produit à la dose de 1 à 4 par jour.

Chloralose. — Syn. — Anhydroglycchloral.

Prép. — M. Hanriot a obtenu le chloralose en faisant agir le chloral anhydre sur le glucose.

Desc. — Cristaux blancs solubles dans l'eau bouillante, insolubles dans l'eau froide, à saveur amère et nauséeuse.

Prop. phys. — M. Ch. Richet a étudié l'action physiologique du chloralose : A la dose de $0^{gr},3$ à $0^{gr},5$ par kilo d'animal, le sommeil se produit au bout d'une demi-heure, et profond au bout d'une heure et demie; l'animal non seulement a conservé l'action de ses réflexes, mais ceux-ci sont exagérés. L'anesthésie est complète, tandis que le moindre choc extérieur détermine un soubresaut général, une sorte de convulsion tétanique. Au delà de $0^{gr},50$ par kilo d'animal la mort survient par arrêt de la respiration.

Prop. thér. — MM. Ch. Richet, Moutard-Martin, Landouzy, P. Maire et Ch. Segard ont employé le chloralose comme somnifère, à la dose de $0^{gr},30$ à $0^{gr},60$. Ce remède a bien réussi dans tous les cas où l'administration du chloral comme hypnotique est indiquée, et comme anesthésique à des doses plus fortes, le maximum étant $1^{gr},50$.

D'après les Drs Héricourt et Ch. Féré, le chloralose est surtout indiqué comme hypnotique dans les affections cardiaques; il a encore le grand avantage d'être très bien toléré par l'estomac.

Mais on ne doit l'administrer qu'avec beaucoup de prudence aux hystériques, car chez ces malades, il provoque parfois l'apparition de troubles variés en apparence très inquiétants : tremblements généralisés, sommeil léthargique, paralysies diverses, dont la durée n'excède d'ailleurs pas vingt-quatre heures, et qui disparaissent sans laisser de traces.

Comme la tare hystérie est souvent méconnue, il est indiqué de ne jamais commencer par des doses supérieures à un décigramme. En tout cas, la dose de $0^{gr},40$ par jour doit être considérée comme une forte dose qu'il ne faut dépasser que dans des circonstances spéciales ; ce n'est guère que chez les grands épileptiques et chez les aliénés qu'on a pu sans inconvénient (Ch. Féré) arriver aux doses de $1^{gr},50$.

Mode d'emploi. Doses. — Se donne sous forme de cachets de $0^{gr},10$, à la dose de 1 à 3 par jour.

Chlorate de soude. — Prép. — On précipite une solution de chlorate de baryte par une solution de sulfate de soude. On filtre, on évapore, et on fait cristalliser.

Desc. — Gros cristaux incolores, très solubles dans l'eau.

Prop. thér. — M. le Dr Brissaud a signalé les heureux résultats obtenus de l'emploi du chlorate de soude dans le traitement du cancer de l'estomac. Ce qui lui a donné l'idée d'essayer ce médicament, c'est qu'on a traité avec succès certains épithéliomas par le chlorate de potasse. D'autre part, il a substitué au chlorate de potasse le chlorate de soude, parce que ce dernier est moins toxique.

Dans certains cas, l'amélioration a été telle qu'on aurait été tenté de croire à une erreur de diagnostic.

Le chlorate de soude ne réussit pas dans le traitement de toutes les tumeurs de l'estomac ; il est surtout efficace dans les formes épithéliomateuses non généralisées ; les formes interstitielles et sarcomateuses résistent à ce mode de traitement.

Le Dr Huchard a confirmé ensuite les bons effets obtenus par ce médicament. La dose de 8 à 10 grammes suffit pour calmer les vomissements et les douleurs et vaincre l'anorexie.

Quelques auteurs prétendent même avoir obtenu une diminution et une disparition de la tumeur stomacale.

Contre-indication. — L'albuminurie.

Mode d'emploi. Doses. — Les Drs Brissaud et Huchard préconisent la formule :

Eau distillée..................	300 grammes.
Chlorate de soude.............	8 à 12 —

à prendre dans la journée à doses espacées. Dose maximum 16 grammes.

Les doses de chlorate de soude que le Dr Brissaud a administrées à ses malades ont été de 8 à 12, 14 et même 16 grammes par jour.

Chrysoïdine. Az — $C^6H^3 (AzH^2)^2$ HCl.

Syn. — Chlorhydrate de diamidoazobenzène.

Desc. — Poudre cristalline brun rougeâtre, soluble dans l'eau à laquelle elle donne une teinte brune.

Prép. — Cette matière colorante dérive de l'azobenzène déjà connue.

Prop. thér. — Le Dr A. Blaschstein a cru trouver en elle un réactif spécifique du vibrion cholérique de M. Koch. La chrysoïdine serait en effet capable, semblablement au sérum bactéricide du choléra, de précipiter les bacilles virgules du choléra asiatique, sous forme de flocons, du milieu où ils sont en suspension, c'est-à-dire de produire, dans un milieu de bacilles virgules, le phénomène appelé « *agglutination* », tandis qu'elle n'a aucune influence sur toutes les bactéries ressemblant au bacille virgule. Le phénomène de l'agglutination a lieu également dans l'organisme animal lorsqu'on injecte à la fois la chrysoïdine et les bacilles virgules. D'après le Dr Blaschstein, la chysoïdine pourrait être employée pour l'antisepsie de la bouche, de l'œsophage et de l'estomac.

La désinfection du canal intestinal ne peut être

obtenue, car le remède, pris en dissolution par la bouche, est déjà absorbé par l'estomac et éliminé par les reins.

Chlorure d'éthyle. — Mode d'emploi. — L'extrême volatilité de ce médicament, qui bout à + 11° C., s'oppose à son administration. Introduit tel que, dans la bouche et l'arrière-bouche, il y produit une sensation étrange de froid.

Pour obvier à ces divers inconvénients, M. B. Bourdallé met en capsules le chlorure d'éthyle, chimiquement pur ; son procédé de capsulation consiste en sphérines, dont chacune contient quatre ou cinq gouttes du médicament, correspondant au poids de 15 à 20 centigrammes ; on les administre contre les douleurs abdominales, les divers spasmes et les vertiges, à la dose de 2 à 4 ou 6 sphérines, dans l'espace de trois à six heures, au moment des crises.

Administré de la sorte, il n'occasionne aucun malaise, agit mieux que l'éther et que le chloroforme, à cause de sa plus rapide évaporation.

Cimicifuga racemosa Ell. — Desc. — Plante de la famille des Renonculacées, tribu des Actées.

Part. empl. — Le rhizome.

Comp. — Il contient de la résine et un alcaloïde, la *cimicifugine*. En Amérique on appelle *cimicifugin* le précipité de la teinture par l'eau.

Prop. thér. — Altérant, diaphorétique et nervin dans le rhumatisme, les spasmes, les maux de tête et l'hypochondrie. On l'emploie comme succédané de la digitale. Il est alexitère. D'après le Dr Knox, il diminue d'au moins moitié la durée de la première et de la seconde période de l'accouchement. Il a un effet sédatif sur la femme en travail, calme l'irritabilité réflexe, la nausée, le prurit et l'insomnie, troubles si fréquents durant les six dernières semaines de la grossesse, et même les fait disparaître tout à fait. Il exerce une action antispasmodique sur la femme en couches. Il diminue ou fait cesser complètement les crampes névralgiques et les douleurs irrégulières de la première période. Il relâche la fibre musculaire de l'utérus et les parties molles du canal par où doit passer le fœtus. Il facilite ainsi le travail et diminue les chances de lacération. Il augmente l'énergie et le rythme des douleurs à la seconde période du travail, et de même que l'ergot, il assure la contraction utérine, après la délivrance.

Le Dr A. Robin l'a employé sous forme de teinture avec succès contre les bourdonnements d'oreilles.

M. le docteur Hewelke, de Varsovie, a obtenu dans 7 cas de polyarthrite rhumatismale aiguë des résultats fort encourageants par l'emploi de la teinture de cimicifuga racemosa, qui est d'un usage fréquent en Amérique dans le rhumatisme, l'épilepsie, la chorée de Sydenham et la dysménorrhée.

M. Hewelke faisait prendre à ses malades, toutes les deux heures, 4 gouttes de cette teinture, soit 40 à 50 gouttes dans les vingt-quatre heures.

Mode d'emploi. Doses. — Teinture à 1/4, de 15 à 60 gouttes. — Extrait fluide, de 10 à 30 gouttes. — Sirop, 0,75 centigr. d'extrait fluide dans du sirop de salsepareille, pendant 4 semaines avant l'accouchement. — Cimicifugin, de 5 à 20 centigrammes, en pilules.

Cinnamyleugénol. — $C^{18}H^{6},C^{18}H^{8}O^{4},C^{2}H^{4}O^{2}$.

Syn. — Éther cinnamique de l'eugénol.

Desc. — Aiguilles brillantes, très peu solubles dans l'eau, solubles dans l'alcool chaud, le chloroforme, l'éther, l'acétone, donnant une coloration rouge pourpre avec l'acide sulfurique, fusibles à 90°.

Prép. — On met en contact pendant deux heures

de l'eugénol et du chlorure de cinnamyle à molécules égales, on chauffe légèrement, on reprend la masse par de l'alcool bouillant, on filtre. Le cinnamyleugénol pur dépose par refroidissement.

Prop. thér. — M. Nannoti a obtenu de bons résultats en traitant certaines affections tuberculeuses et en particulier les abcès froids par l'essence de girofles. Le traitement consistait à injecter une solution à 10 p. 100 de cette essence dans l'huile d'olive après ponction de l'abcès.

L'essence de girofles est composée en majeure partie d'eugénol. Or l'eugénol, par sa constitution, se rapproche du gaïacol, et ce dernier composé est aujourd'hui considéré comme un excellent médicament antituberculeux ; on pouvait donc supposer que l'essence de girofles devait ses propriétés à l'eugénol qu'elle renferme.

Maïs, en raison de certains inconvénients inhérents à l'emploi du gaïacol, on avait cherché à remplacer ce médicament par des dérivés qui, tout en possédant les mêmes propriétés médicamenteuses, ne présentaient pas les mêmes inconvénients. C'est ainsi qu'on a essayé et préconisé le cinnamyleugénol.

Cissus alata L. — Syn. — *Vitis nili*, *Mac boa*. Achit ailé.

Desc. — Plante de la famille des Ampélidacées, qui croît au Brésil et aux Antilles.

Part. emp. — Toute la plante.

Comp. — Contient une résine acide et une essence, pas d'alcaloïde ni de glucoside (Dr Borges da Costa).

Prop. phys. — Son action spéciale sur les extrémités nerveuses est calmante et tonique.

Les personnes qui manipulent les décoctions de cette plante éprouvent une sensation spéciale de rétraction des tissus, de légers picotements, une espèce de perturbation de la sensibilité dans les mains et dans les bras; elle n'est cependant pas irritante, elle ne produit aucune douleur ni aucune rougeur de la peau.

PROP. THÉR. — Les gens du pays l'emploient empiriquement dans des bains, pour certains rhumatismes, et après l'avoir triturée et mélangée avec de l'huile, ils l'emploient pour guérir les ulcères atoniques.

Le Dr Jorge da Cunha, le Dr Antonio Jacintho, l'ont employée dans le traitement du beri-beri, tout d'abord en bains généraux, faits avec des coctions de la plante entière, et plus tard, avec l'application interne de la teinture et externe de la pommade, celle-ci faite avec l'extrait.

MODE D'EMPLOI. DOSES. — M. Silva Aranjo, pharmacien, a préconisé plusieurs préparations.

Usage externe. — Bains (décoction de 2 kilos de plante). Alcoolature à P. E. — Pommade.

Vaseline	5	grammes.
Lanoline	5	—
Extrait résineux de cissus alata	8	—

Baume opodeldoch contenant 40 p. 100 d'extrait résineux de cissus.

Usage interne. — Teinture ou alcoolature de 6 à 18 grammes par jour, en potion ou dans du sucre.

Extrait fluide : de 1 à 4 grammes. Extrait pilulaire : de 5 à 10 centigrammes trois fois par jour, en pilules.

Elixir, qui contient 3 gouttes de teinture par cuillère à thé, et dont la dose est 2 à 6 de ces cuillerées par jour (Jorge da Cunha).

Citrophène $C^{12}H^{14}O^{3}$. — Substance découverte par M. J. Roos, de Francfort.

Prép. — C'est une combinaison de l'acide citrique avec la phénétidine (1 molécule d'acide citrique pour 2 molécules de phénétidine.)

Desc. — Poudre blanche, ressemblant par la forme de ses cristaux et son goût à l'acide citrique. Son point de fusion est à 181°. Elle se dissout en 40 parties d'eau froide et 50 parties d'eau bouillante.

On peut donc la prescrire en solution à l'intérieur ou en injections sous-cutanées, ce qui présente un grand avantage sur la phénacétine qui ne se dissout que dans 1400 parties d'eau, et la lactophénine qui n'est soluble que dans 340 parties d'eau. Les acides et les alcalis décomposent la citrophène en ses parties constituantes.

Prop. thér. — D'après M. Benario, son action est antithermique et analgésique; en même temps, elle est très rafraîchissante par l'acide citrique qu'elle contient.

Il administra la citrophène à doses de 50 centigrammes à 1 gramme à 7 typhiques. L'abaissement de la température de 2 ou 3 degrés s'observait après deux heures, et à une période de l'affection où la température a une tendance à s'élever, aucun phénomène secondaire n'a été observé. La citrophène administrée le soir, les malades dormaient d'un sommeil tranquille, de sorte que cette substance a aussi une action sédative.

La fièvre des tuberculeux est aussi très bien influencée par la citrophène, de même que les gastrites où elle calme la douleur et abaisse la température. Elle rend aussi de bons services dans la migraine et les névralgies, même à doses de 50 centigrammes et plus petites. On peut administrer jusqu'à 6 grammes par jour de citrophène, sans inconvénient aucun.

Mode d'emploi. Doses. — Cachets de 50 centigrammes à la dose de 1 à 2 par jour. Solution 2 p. 100, à la dose de 2 à 4 cuillerées à soupe par jour.

Cocaïne (Phénate de). — Prép. — On dissout dans l'alcool de la cocaïne pure et on ajoute une solution alcoolique d'acide phénique jusqu'à saturation. L'évaporation de l'alcool donne le sel.

Prop. thér. — M. Viau a fait l'application sous-cutanée du phénate de cocaïne dans les avulsions dentaires. M. le Dr d'Œfele a entrepris l'étude de cette préparation dans la thérapeutique générale.

Une poudre à priser, contenant 6-7 gr. de phénate de cocaïne et 94-93 d'antifébrine, appliquée à la dose de 0gr,03-0gr,05, coupe court aux rhumes de cerveau et à la surdité provenant d'un catarrhe de la trompe d'Eustache ou tube auditif. La combinaison d'antifébrine et de phénate de cocaïne, administrée à la dose de 0gr,1 par jour, possède une action extrêmement favorable contre la gastralgie. Dans des cas de gastralgie chronique on administre ladite dose tous les deux jours. Pour l'usage interne il faut enfermer ce médicament dans des capsules gélatineuses, pour éviter ainsi son contact immédiat avec la muqueuse de la bouche.

On peut couper court aux catarrhes de la conjonctive en appliquant 1-2 mgr. de phénate de cocaïne en substance, sur les paupières. On arrive au même résultat en instillant dans l'œil 1 goutte d'une solution alcoolique de 10 p. 100 de phénate de cocaïne.

En badigeonnant avec cette solution la gorge, on atténue la douleur des laryngites.

Combretum Raimbaultii. — Syn. — Plante de la famille des Combrétacées, qui croît au Rio Nunez et à Sierra Leone.

Part. empl. — La feuille.

Comp. — Tannin, phlobaphène (produit d'oxydation du tannin) (Heckel et Schlagdenhaufen).

Prop. thér. — D'après M. Raimbault cette plante est tonique, diurétique, émétique, cholagogue. Elle a donné des résultats remarquables dans la fièvre bilieuse hématurique contre laquelle tous les médicaments avaient échoué.

Mode d'emploi. Doses. — Décoction de feuilles (16 grammes de plante pour 1000 d'eau) à la dose de verrées de 250 grammes toutes les 10 minutes.

Condurango. — Syn. — *Gonolobus Condurango* Triana, *Condur Angu* (liane du Condor).

Desc. — Plante de la famille des Asclépiadées, originaire de l'Équateur.

Comp. — Contient du tannin, une résine et trois glucosides, *condurangines* (Vulpius, Kobert, Tanret, Bocquillon).

Part. empl. — L'écorce, qui est seule active.

Prop. thér. — Amer, aromatique, tonique, employé avec succès dans le traitement des maladies de l'estomac.

Préconisé comme spécifique du cancer et n'ayant pas donné tous les résultats qu'on en attendait, il était tombé en désuétude.

M. le Dr Buisson, à Paris, et le Dr Hoffmann, de Bâle, ont repris l'étude thérapeutique de ce corps. Le Dr Buisson préconise ses propriétés toniques, antiseptiques et hémostatiques dans les ulcères de mauvaise nature. S'il n'amène pas la guérison du cancer, il procure au moins au malade un grand soulagement, en réveillant l'appétit et en faisant cesser les hémorrhagies. Il fait disparaître en deux ou trois jours les hématémèses de l'ulcère rond de l'estomac et donne de bons résultats dans l'anorexie des phtisiques.

MODE D'EMPLOI. DOSES. — Décoction, 15 grammes dans 180 grammes d'eau. — Extrait fluide. — Poudre d'écorce, en topique sur les ulcères. — A l'intérieur, de 1 à 4 grammes. — Vin, 3 cuillerées à bouche par jour. — Teinture 1/5, 2 cuillerées à bouche par jour.

Contrayerva. — SYN. — *Dorstenia brasiliensis* Lamk.

DESC. — Plante de la famille des Morées, qui croît au Brésil et aux Antilles.

PART. EMPL. — Les racines.

PROP. THÉR. — Ce médicament stimule les organes digestifs dans l'atonie; de plus il est diaphorétique et excitant. Alexitère.

MODE D'EMPLOI. DOSES. — Infusion, 4 grammes de racine pour 500 grammes d'eau. — Poudre de racine, 2 grammes par jour; de 4 à 8 grammes, comme diaphorétique.

Convallaria majalis L. — SYN. — Muguet.

DESC. — Plante de la famille des Liliacées-Asparaginées, qui croît en Europe.

PART. EMPL. — Feuilles et racines.

COMP. — Contient 2 glucosides isolés par M. N. Gallois, la *convallarine*, soluble dans l'alcool, insoluble dans l'eau, et la *convallamarine*, soluble dans l'eau et l'alcool, insoluble dans l'éther. Ce glucoside se dédouble par les acides en convallamarétine et glucose.

PROP. THÉR. — Médicament cardiaque, n'ayant ni la tonicité ni l'action calmante de la digitale. Il est, d'après C. Paul, le seul tonique du cœur. Employé contre la dyspnée, les palpitations, les affections du cœur, l'hypertrophie, la péricardite, l'anémie. Il est diurétique.

MODE D'EMPLOI. — Extrait aqueux. — Alcoolature. — Potion. — Sirop. — Teinture.

Doses. — Extrait de fleurs, à la dose de 1 à 2 gr. — Alcoolature, de 1 à 10 gr. — Teinture, à la dose de 5 à 20 gouttes. — Sirop (10 gr. d'extrait pour 500 gr. de sirop de sucre), à la dose de 2 à 3 cuillerées par jour. — Convallamarine, en cachets ou pilules, à la dose de 5 à 10 centigrammes par jour.

Coptis anemonæfolia. — Desc. — Plante de la famille des Renonculacées, qui croît au Japon.

Comp. — Contient de la berbérine, dans la proportion de 8 à 10 p. 100.

Prop. thér. — Tonique amer, dont on se sert dans la débilité, la convalescence, la dyspepsie atonique, les maladies des muqueuses et les fièvres intermittentes légères. Préconisé en infusion contre les aphtes et la stomatite des enfants.

Mode d'emploi. Doses. — Infusion (20 gr. pour 500 gr. d'eau), à la dose de 60 grammes, trois fois par jour. — Poudre de racines, de 0gr,50 à 1gr,50. — Teinture 1/5, de 2 à 8 grammes.

Cotarnine (Chlorhydrate de) $C^{12}H^{13}AzO^{3},HO;HCl$.

Syn. — Stypticine.

Prép. — Chlorhydrate de la cotarnine, base obtenue par le dédoublement de la narcotine.

Desc. — Cristaux jaunes, très facilement solubles dans l'eau. Ce sel serait par sa grande solubilité et sa stabilité le plus propre, parmi les composés de cotarnine, aux expériences physiologiques.

Prop. thér. — Ce produit est préconisé contre les métrorrhagies. Gottschalk injecte 0gr,20 de la solution à 10 p. 100 dans la région glutéale. Dans les très fortes hémorrhagies menstruelles, il fait prendre, 4 à 5 jours avant l'apparition, 0gr,025, cinq fois par jour, puis 0gr,05, quatre à cinq fois par jour, sous forme de capsules.

Coto. — Syn. — *Coto verum, Palicourea densiflora.*

Desc. — Plante de la famille des Rubiacées, qui croît en Bolivie.

Morceaux plats, de 2 à 3 décimètres de longueur et de 8 à 14 millimètres de largeur, d'un brun rouge et d'odeur aromatique et camphrée, de saveur amère.

Comp. — Renferme de la *cotoïne*, de la *paracotoïne* et un alcaloïde volatil.

Prop. thér. — L'écorce est employée contre le rhumatisme, la goutte, les sueurs nocturnes des phtisiques, et surtout les diarrhées rebelles.

La *paracotoïne* jouit des mêmes propriétés, mais est moins énergique (Dr Huchard).

Mode d'emploi. Doses. — Poudre de racine, 25 centigrammes. — Teinture 1/10, de 10 à 60 gouttes. — Cotoïne, de 30 à 40 centigrammes, dans 120 grammes de véhicule additionné de 1 gramme de bicarbonate de soude et de 20 grammes de glycérine. — Paracotoïne, de 10 à 30 centigrammes.

Créosotal. — Syn. — Créosote carbonatée. Carbonate de créosote.

Prép. — Dans une solution de créosote sodée on fait passer un courant d'acide carbonique tant que la solution est alcaline. La créosote carbonatée se sépare de la solution, on la lave avec une solution alcaline, puis on chauffe modérément pour chasser l'humidité (M. J. Brissonet).

Desc. — Liquide visqueux à froid, fluide à chaud, neutre, de couleur ambrée, sans odeur, de saveur douce et huileuse. Densité à $+ 15° = 1,165$. Insoluble dans l'eau, la glycérine et l'alcool faible; soluble dans l'éther, le chloroforme, la benzine et l'alcool à 95°. Cent parties de créosotal contiennent 90 parties de créosote.

Prop. phys. — Le créosotal ne trouble pas les

fonctions digestives; on peut en absorber de hautes doses sans malaise, 10, 15 et 20 grammes par jour.

Il se dédouble dans l'intestin en ses composants, créosote et acide carbonique. Il en résulte une action lente et continue de ce médicament.

La créosote se retrouve dans l'urine une demi-heure après l'ingestion de son carbonate.

PROP. THÉR. — La créosote, considérée comme le médicament le plus actif contre la tuberculose, ne peut être ingérée qu'à petites doses, tellement elle est caustique. Dans le créosotal, la créosote est dissimulée dans une combinaison neutre, ce qui permet d'en donner des doses qu'on ne saurait atteindre avec la créosote. Il en résultera donc un progrès dans le traitement de la tuberculose.

Crésyl. — Antiseptique découvert et préparé par M. Jeyes.

COMP. — Composé complexe, formé de créosote, d'huiles lourdes, d'huiles d'anthracène, il contient 51 p. 100 d'acide crésylique et 20 p. 100 de naphtaline.

Le *Crésyl-Jeyes n°* 2 SOLUBLE, préparé spécialement pour la pratique médicale (pansements antiseptiques, injections, lavages), la stérilisation des instruments et l'usage des pulvérisateurs, est plus efficace à doses égales que tous les autres produits antiseptiques dérivés du goudron de houille. Entièrement soluble dans l'eau, il ne laisse aucun dépôt. Les solutions à l'eau distillée sont transparentes et parfaitement stables. Le Crésyl-Jeyes n° 2, en solutions de 1/2 à 3 p. 100, remplace avec avantage le bichlorure de mercure, dont il ne présente ni les inconvénients ni les dangers.

PROP. THÉR. — Ce produit jouit de propriétés désinfectantes très appréciables. Il n'est pas toxique; il se mèle à l'eau en toute proportion, c'est un excellent cicatrisant.

Usité contre la gangrène, le choléra, la fièvre typhoïde, pour le pansement des plaies et ulcères. Employé avec succès dans la médecine vétérinaire, comme antiseptique et désinfectant.

MODE D'EMPLOI. DOSES. — Lotions à la dose de 5, 10 et 15 p. 100. Pommade et savon à 10 p. 100.

Cristalline. — PRÉP. — La cristalline est un succédané du collodion. Le fulmi-coton est dissous dans l'alcool méthylique. L'évaporation est plus lente et la pellicule obtenue absolument transparente; mais son odeur est pénétrante.

La cristalline dissout facilement les acides pyrogallique et salicylique, la chrysarobine, le sublimé et beaucoup d'autres substances médicamenteuses.

PROP. THÉR. — M. Phillips s'est servi avec avantage de la cristalline comme véhicule pour divers médicaments dans le traitement de la teigne tondante, des verrues, de l'eczéma marginé, du lupus érythémateux, des syphilides, de l'acné et des kératoses.

La transparence de la pellicule de cristalline permet de voir la partie que cette pellicule recouvre et de suivre ainsi les progrès du traitement.

Dans l'acné confluente de la face, M. Phillips a obtenu d'excellents résultats par le traitement suivant: on badigeonne la partie atteinte avec une solution de lysol qu'on laisse agir pendant quelques minutes; puis, on sèche bien la plaie au moyen de papier à filtrer et on la recouvre d'une couche fine de cristalline. L'avantage que présente dans le traitement de l'acné le lysol sur l'acide phénique et autres substances analogues est de ne produire qu'une simple hypérémie de la peau, sans la moindre action caustique. La couche transparente de cristalline reste en place pendant huit jours. Au bout de ce laps de temps, l'amélioration serait déjà considérable, de sorte qu'il suffirait généralement d'une seconde application de lysol et de cristalline pour obtenir un résultat thérapeutique satisfaisant.

MODE D'EMPLOI. — On peut préparer une cristalline élastique :

Cristalline........................	20 grammes.
Huile de ricin........................	5 —
Baume du Canada........................	10 —

Mêlez. — Usage externe.

Un excellent vernis blanc peut être préparé d'après la formule suivante :

Cristalline........................	30 grammes.
Huile de ricin........................	4 —
Oxyde de zinc........................	8 —

Mêlez. — Usage externe.

Cristallose. — SYN. — Ortho-toluol-sulfonate de soude.

PRÉP. — Sel de soude cristallisé de la saccharine chimiquement pure.

DESC. — Par suite de la présence d'une certaine proportion d'eau de cristallisation, son pouvoir sucrant est 400 fois plus fort que celui du sucre, tandis que dans la saccharine le pouvoir sucrant est 500 fois plus développé.

MODE D'EMPLOI. — En tablettes, cachets, solution à la dose de 0gr,05 à 0gr,10.

Cryophine. $CH^3 OCH^2 COAzHC^6 H^4 OC^2 H^5 + H^2O$.

SYN. — Phénétidite de l'acide méthylglycolique. Kryofine.

PRÉP. — C'est, d'après le Dr Bischler, un dérivé de la paraphénétidine. C'est le produit de condensation de la phénétidine et de l'acide méthylglycolique. On l'obtient en chauffant à 120°-130° ces deux corps.

Desc. — Ce corps cristallise de la solution aqueuse en cristaux aciculaires, incolores, inodores. Point de fusion 98°-99°. Soluble dans 52 parties d'eau bouillante, dans 600 parties d'eau froide. En solution concentrée, il a une saveur amère et caustique.

Prop. thér. — Lorsque la cryophine ne produit pas d'effet, on peut être sûr que la phénacétine, la lactophénine et l'antipyrine resteront sans succès. On n'a pas encore remarqué des actions secondaires nuisibles.

Le Dr Eichhorst la recommande comme un fébrifuge et un antinévralgique puissant.

La dose antithermique efficace serait de 0gr,50 pour adultes. A cette même dose, repétée trois fois par jour, la cryophine ferait disparaître rapidement certains symptômes douloureux, notamment ceux de la sciatique et de la polynévrite alcoolique.

Ce médicament serait, en général, très bien toléré ; cependant la cryophine peut, comme les autres antithermiques-analgésiques, provoquer chez les fébricitants des transpirations abondantes et parfois aussi de la cyanose.

Mode d'emploi. Doses. — On l'emploie en cachets à la dose de 0,50 centigrammes.

Cuivre (Phosphate de). — Prop. thér. — Luton considère que la guérison de la tuberculose peut être obtenue au moyen de phosphate de cuivre à l'état naissant et solubilisable dans un milieu alcalin. Dans cette combinaison, le cuivre jouerait un rôle spécifique et le phosphore celui d'un agent dynamisant, et il ajoute que l'indication d'un tonique spécial s'impose à la suite de la médication spécifique pour confirmer la guérison et prévenir les rechutes.

Mode d'emploi. Doses. — Pilules d'acéto-phosphate de cuivre :

Acétate neutre de cuivre.............	1 centigramme.
Phosphate de soude cristallisé.........	5 centigrammes.
Poudre de réglisse et de glycérine.....	q. s. pour 1 pilule.

M. Liégeois les recommande dans la chlorose.

Potion à l'acéto-phosphate de cuivre :

Acétate neutre de cuivre.............	5 centigrammes.
Phosphate de soude cristallisé......	59 —
Potion gommeuse..................	125 grammes.

par cuillerée à bouche ; nombre à déterminer.

Mixture de phosphate de cuivre, pour injections hypodermiques :

Phosphate de cuivre récemment précipité.	1 centigramme.
Glycérine pure et eau distillée..........	5 grammes.

Mêler au moment de l'emploi. Luton recommande une dose initiale de 1 décigramme de sel cuprique.

Cuprohæmol. — Desc. — Poudre d'un brun chocolat foncé, qui, d'après M. Klemptner, est très proche, au point de vue de ses propriétés chimiques, du zincohæmol (Merck).

L'hæmol cuivreux contient ce métal sous une forme non caustique, combiné organiquement, et doit par suite être mieux toléré que toutes les préparations cuivreuses des différentes pharmacopées.

Prop. thér. — L'influence tonique du cuivre sur les plantes était connue depuis longtemps et laissait deviner une action analogue sur l'organisme animal.

Les Drs Aulde et Schulz ont attiré l'attention sur l'efficacité du cuivre dans le choléra, la dysenterie et les diarrhées infantiles. Le Dr Luton le préconise, comme spécifique de la tuberculose. Le Dr Nase recommande l'emploi du cuivre dans l'anémie et le Dr Moulin l'indique dans la scrofule. Le Dr A.-F. Price a considéré le cuivre comme ayant une action antisyphilitique. Dans toutes ces maladies, l'usage de l'hæmol cuivreux se recommandera par son action non irritante, avantage qu'il a sur toutes les autres préparations cupriques. Son usage n'amène aucune action perturbatrice dans l'organisme.

MODE D'EMPLOI. DOSES. — La dose du cuprohæmol est de 0gr,1 à 0gr,5 3 fois par jour. On peut formuler :

Cuprohæmol.............................. 0,3

Dans une capsule amylacée. — En prendre une 3 fois par jour.

Ou bien encore :

Cuprohæmol.............................. 10,0

Mucilage q. s. pour faire 100 pilules. — Deux pilules 3 à 4 fois par jour.

Curare. — SYN. — *Strychnos toxifera* Schomb., *Strychnos triplinervia*, *Strychnos Castelnéana*.

DESC. — Arbre de la famille des Solanacées-Loganiées, qui croît dans l'Amérique du Sud.

PRÉP. — Le curare est l'extrait préparé avec les feuilles. Le principe actif est la *curarine* $C^{10}H^{15}Az$, alcaloïde sans oxygène, dont l'action est 20 fois plus forte que celle du curare.

PROP. THÉR. — Employé dans le traitement du tétanos, de l'épilepsie, de la chorée et de la rage.

DOSE. — 5 centigrammes pour 1 gramme d'eau, en injections hypodermiques.

Damiana. — SYN. — *Turnera aphrodisiaca, Turnera ulmifolia* L., *Turnera opifera*.

DESC. — Plante de la famille des Turnéracées, qui

croît au Brésil, à la Jamaïque, au Mexique et en Californie.

Prop. thér. — Employée comme aphrodisiaque et diurétique; à la Jamaïque, elle passe pour tonique et expectorante, et au Brésil, pour astringente.

La damiana est un tonique général et non un aphrodisiaque proprement dit et son action est durable.

L'infusion est employée contre la dyspepsie, l'indigestion, les paralysies, les affections de la moelle épinière, des reins et de la vessie, l'albuminurie néphrétique, le diabète.

C'est un tonique nerveux dans l'amaurose, et un tonique du système génito-urinaire.

Stimulant, anti-catarrhal, indiqué dans les convalescences lentes.

Mode d'emploi. Doses. — Comme tonique, en décoction, à la dose de 30 grammes par litre. — En infusion (10 p. 1000), à la dose de 60 à 125 grammes chaque fois. — Teinture à 1/5, de 3 à 10 grammes. — Extrait fluide, de 2 à 4 grammes, 3 fois par jour. — Extrait mou, de 15 à 40 centigrammes.

Danais fragrans Gaert. — Syn. — Liane à bœuf.

Desc. — Liane de la famille des Rubiacées, que l'on trouve à la Réunion et à Madagascar.

Part. empl. — La racine et l'écorce du bois.

Comp. — Contient un glucoside, la *danaïdine*, $C^{14}H^{14}O^{5}$ (Schlagdenhaufen).

Prop. thér. — On emploie le suc frais, pour cicatriser les plaies. La racine est tonique, fébrifuge. Le bois est usité contre les dartres.

Doses. — Décoction de la racine (10 p. 1000), à la dose de 60 grammes à la fois.

Dextroforme. — Prép. — Combinaison de dextrine et

de formaldéhyde, qui a sur l'amyloforme l'avantage d'une complète solubilité dans l'eau et la glycérine;

Desc. — Poudre blanche, presque inodore et insipide, insoluble dans l'alcool absolu, l'éther et le chloroforme. Sous l'action de la chaleur, il se colore graduellement en jaune et en brun; vers 200° il commence à fondre; près 240° il se décompose en donnant de l'acide formique, de l'acide acétique, etc. A la calcination il laisse 0,27 p. 100 de cendres.

Prop. thér. — Antiseptique surtout préconisé dans le traitement de la gonorrhée.

Mode d'emploi. Doses. — Solution à 5 °/₀ que l'on prend en injections 2 fois par jour à la dose de 15 à 30 centimètres cubes.

Diacétanilide. — Prép. — Ce composé a été obtenu par MM. Bistrzycki et Ulffers en chauffant entre 200° et 250° de l'acétanilide avec de l'acide acétique glacial. Le produit de la réaction est traité par la ligroïne qui dissout la diacétanilide sans entraîner sensiblement la monoacétanilide non transformée.

Par refroidissement de la solution de ligroïne, la diacétanilide se dépose sous forme de lamelles cristallines.

Prop. thér. — Ce nouveau produit a été essayé en thérapeutique par Hildebrandt.

Prop. phys. — Il présente les mêmes propriétés physiologiques que la monoacétanilide (antifébrine) dont il ne diffère que par l'intensité et la durée de son action.

Diaphtol. — Syn. — Quinaseptol, acide orthoquinalinmétasulfonique.

Desc. — Substance nouvelle appelée par Merck *quinaseptol*, et que M. Guinard (Société des sciences médicales de Lyon) propose d'appeler *diaphtol* par analogie avec l'oxyquinaseptol qui est appelé *diaphtérine*.

Prop. phys. — Le pouvoir bactéricide du diaphtol n'est pas très grand, mais, dissous dans des solutions alcalines, le diaphtol transformé en diaphtolate est plus actif. La solution de diaphtolate de soude est jaune clair. Après un contact de 35 à 50 minutes, elle tue les microbes. Les essais ont porté sur le bacillus pyogenes fœtidus, le staphylococcus pyogenes. En solution à 0gr,05 pour 100, le diaphtol atténue une culture de bacillus anthracis et la stérilise à la dose de 0gr,10 pour 100. Il est peu toxique. Il passe facilement dans les urines qui alors ne subissent que très difficilement la fermentation ammoniacale. Elles finissent par se putréfier, mais ne dégagent pas d'odeur ammoniacale.

L'équivalent de toxicité est de 3gr,10 par kilogramme de lapin. Il a été établi par injection intraveineuse de diaphtolate de soude à 2 pour 100. Le foie du lapin injecté s'est conservé à l'étuve à 33 degrés pendant 4 à 5 jours sans se décomposer, et le cadavre lui-même de l'animal, qui n'a pas été mis à l'étuve, s'est conservé encore beaucoup plus longtemps. Le diaphtol est facilement supporté par les muqueuses gastrique et intestinale.

Prop. thér. — M. Guinard croit que le diaphtol est peut-être appelé à jouer un certain rôle en thérapeutique pour l'antisepsie interne, l'antisepsie génito-urinaire en particulier, puisqu'il est peu toxique, jouit de propriétés antifermentatives assez grandes et s'élimine en masse et sans décomposition par les urines.

Diiodoforme. — Syn. — Éthylène périodé. C^2I^4.

Prép. — Le diiodoforme se prépare en traitant l'acétylène périodé C^2I^2 par l'iode en excès; il prend naissance également dans l'action de la potasse aqueuse et de l'iode sur le carbure de baryum, en suspension dans la benzine ou le chloroforme (Maquenne et Taine).

DESC. — Complètement insoluble dans l'eau et fort peu soluble dans l'alcool ou l'éther; ses meilleurs dissolvants sont : le chloroforme, le sulfure de carbone, la benzine, et surtout le toluène chaud, d'où il cristallise en belles aiguilles prismatiques jaunes, absolument différentes des lamelles hexagonales que fournit l'iodoforme.

A l'état pur, il fond nettement à 192 degrés et émet alors des vapeurs assez abondantes; par une chauffe brusque, il se dédouble en ses éléments : carbone qui se dépose et iode qui se sublime.

PROP. ANTIS. — Le diiodoforme est un nouvel antiseptique à base d'iode, qui paraît destiné à servir de succédané à l'iodoforme dans un grand nombre de ses applications médicales, et dont l'intérêt réside surtout dans l'absence à peu près complète d'odeur.

Il résulte de là que, parmi tous les antiseptiques connus, le diiodoforme est celui qui renferme la plus grande quantité d'iode, après l'iodoforme ordinaire; c'est évidemment à cette richesse tout exceptionnelle qu'il doit son efficacité en thérapeutique.

PROP. THÉRAP. — Le diiodoforme peut être employé au même titre que l'iodoforme dans le traitement des chancres simples (Hallopeau et Bodier); comme l'iodoforme, il en amène généralement la guérison au bout de dix-huit à vingt jours. Il est généralement bien supporté et ne détermine ni douleur ni irritation locale. Il a sur l'iodoforme le grand avantage de ne dégager aucune odeur, à la condition d'être conservé dans des flacons bien bouchés, à l'abri de la lumière. Son action peut échouer, comme celle de l'iodoforme, quand il s'agit d'un chancre phagédénique. Les applications doivent être renouvelées plusieurs fois par jour; il est utile de maintenir sur les parties ulcérées du coton hydrophile imprégné du produit. Il a donné de bons résultats dans un cas d'abcès lymphangitique de la verge; on est donc en droit de l'essayer dans des suppurations et, d'une manière générale, dans le traitement des plaies justiciables du traitement iodoformé.

M. le Dr E. Regnauld l'a employé avec succès en saupoudrant les plaies avec le diiodoforme. D'après ses observations, ce corps est très antiseptique, il ne provoque aucune douleur, n'irrite pas les tissus et ne donne pas lieu à la formation de croûtes pouvant retarder la réunion par première intention.

M. Mayet recommande une pommade à base de diiodoforme, pour le traitement des plaies, furoncles, anthrax et brûlures; cette pommade exerce une excellente action antiseptique et anesthésique :

Elle est indiquée comme remède anesthésique local dans les hystéralgies, surtout d'ordre purement nerveux, ou bien dans celles qui sont produites par l'antéversion et la rétroversion utérine, de plus dans la métrite du col.

Diiodoforme	2,5
Chlorhydrate de cocaïne	0,5
Huile d'olive	2,0
Vaseline stérilisée	50,0

M. f. une pommade. — Usage externe.

Diiodosalicylique (Acide). — $C^{14}H^{8}IO^{2}O^{6}$.

Desc. — Poudre cristalline, soluble dans l'alcool et l'éther.

Prép. — On dissout 1 p. d'acide salicylique dans 24 p. d'eau bouillante et on ajoute 1 p. d'iode et 1/3 d'acide iodique, le liquide se trouble, dépose un liquide oléagineux qui se prend en cristaux, qu'on lave à l'eau.

PROP. THÉR. — Analgésique, antiseptique, antithermique comme l'acide salicylique.

Le sel de soude est employé contre le rhumatisme articulaire à la dose de 0gr,2 de 1 à 4 fois par jour. Employé en médecine vétérinaire contre les épizooties et contre les maux de sabot et de bouche de cheval.

MODE D'EMPLOI. DOSES. — Paquets et cachets à la dose de 0gr,2. Dose maximum 4 grammes.

Diphtérine. — SYN. — Oxyquinaseptol.

DESC. — Poudre jaune très soluble dans l'eau.

PRÉP. — On combine une molécule d'oxyquinoléine avec de l'acide sulfophénique ou aseptol ; on obtient le sulfate d'oxyquinoléine, auquel on combine une deuxième molécule d'oxyquinoléine.

PROP. BACT. — Antiseptique très énergique, peu toxique, supérieur à l'acide phénique.

PROP. THÉR. — On l'emploie en chirurgie sous forme de solution à 1 p. 100, mais il ne peut servir à aseptiser les instruments de chirurgie qui sont noircis.

Le Dr Kronach a obtenu les meilleurs résultats contre le bacille de la diphtérie, le bacillus pyocyanus, le bacille du choléra et les staphylocoques.

MODE D'EMPLOI. DOSES. — A l'intérieur, en solution ou cachets de 0,25 à 2 grammes; injections sous-cutanées à 0,25. — Pour usage externe, solution de 1 à 10 p. 100.

Dithiocarbonate de potasse ($K^2CO\ S^2$). — SYN. — Potassium dithiocarbonaté.

PRÉP. — Sel obtenu par l'action du sulfure de carbone sur une solution de potasse à l'ébullition.

DESC. — Il se présente sous forme de masse cristalline déliquescente, rouge orange, très soluble dans l'eau, légèrement soluble dans l'alcool (E. Merck).

PROP. THÉR. — Les Drs Thommasoli et Vicini ont expérimenté ce sel avec de brillants résultats dans les eczémas avec croûtes pustulo-crustacées (en pommade à 10 p. 100); dans le psoriaris (pommade à 20 p. 100), dans le lupus, les plaies scrofuleuses et la teigne tondante.

Les solutions à 5 p. 100 ont toujours donné de bons résultats; à 10 p. 100, elles ont quelquefois provoqué une légère sensation de brûlure et une sécrétion abondante dans les glandes sébacées, surtout dans les cas de séborrhée; à 20 p. 100, elles ont fréquemment déterminé, particulièrement chez les enfants, une sécrétion excessive des pustules et des suppurations glandulaires.

MODE D'EMPLOI. DOSES. — Solution :

Dithiocarbonate de potasse....	5 ou 10 grammes.
Eau distillée..................	100 —

F. S. A.

Pommade :

Dithiocarbonate de potasse.....	1 ou 2 grammes.
Lanoline.......................	8 —
Vaseline.......................	2 —

Mêlez (E. Merck).

Diurétine. — SYN. — Salicylate de théobromine et de soude.

DESC. — Poudre blanche, soluble dans l'eau.

PROP. THÉR. — Il a, de même que la caféine, une action diurétique, mais il a sur la caféine de nombreux avantages, que vantent von Schrœder, de Strasbourg, et Gram, de Copenhague : 1° la théobromine produit des effets diurétiques par son action directe sur les reins, comme le Dr von Schrœder l'a constaté par rapport à la caféine et la théobromine;

2° la théobromine se distingue de la caféine, par ce qu'elle n'exerce pas une action stimulante centrale, c'est-à-dire qu'à l'encontre de la caféine elle ne cause pas d'insomnie, d'agitation, etc., qui sont nuisibles à l'action sur les reins et qui sont la cause de l'action incertaine de la caféine ; 3° la théobromine est, pour ainsi dire, une espèce de caféine, à laquelle manque l'action stimulante centrale, alors qu'elle produit en plein l'action sur les reins ; la théobromine a provoqué de bonnes diurèses, même dans les cas où la digitale et le strophanthus étaient sans effet ; 4° il ne convient pas d'employer la théobromine non combinée. Comme elle ne se dissout que dans environ 1600 parties d'eau, à une température moyenne, son absorption est trop difficile et provoque facilement des vomissements.

Doses. — Environ 6 grammes par jour, à prendre par fractions de 1 gramme.

Doundaké. — Syn. — *Sarcocephalus esculentus* Afz.

Desc. — Plante de la famille des Rubiacées, qui croît au Sénégal.

Comp. — Contient une résine et un alcaloïde, la *doundakine* $C^{28}H^{19}AzO^{18}$ (Schlagdenhaufen).

Prop. phys. — MM. Bochefontaine, Féris et Marcus ont fait connaître l'action physiologique de cette écorce et de son alcaloïde.

Prop. thér. — Astringent, tonique et fébrifuge, capable de remplacer le quinquina et son alcaloïde, le sulfate de quinine. Recommandé dans l'anorexie, les troubles gastro-intestinaux, l'anémie, les cachexies, la scrofule, la paralysie et les maladies nerveuses.

Modes d'emploi. Doses. — Vin (30 grammes d'écorce pulv. pour 1 litre de vin). — Extrait hydro-alcoolique, de 15 à 20 centigrammes. — Poudre d'écorce, de 2 à 4 grammes. — Extrait aqueux, de 20 à 50 centigrammes. — Doundakine, de 20 à 25 centigrammes.

Duboisia myoporoïdes R. Br. — Desc. — Arbuste de la famille des Solanacées, qui croît en Australie et Nouvelle-Calédonie.

Comp. — Contient un alcaloïde, la *duboisine*.

Part. empl. — Les feuilles.

Prop. thér. — Employé avec succès dans les maladies des yeux. Le Dr Dujardin-Beaumetz l'a substitué à l'atropine, dans le traitement de certaines ophtalmies et contre le goitre exophtalmique.

L'extrait a été donné contre les sueurs nocturnes dans la phtisie, sans produire de mauvais effets sur l'appétit. Il procure un soulagement complet dans les cas graves de ténesme vésical, provenant de l'inflammation de la vessie.

M. Ostermayer pense que le sulfate de duboisine peut remplacer avec avantage l'hyoscine, surtout chez les malades atteints d'affections cardiaques ou vasculaires, chez lesquels l'administration de l'hyoscine n'est pas exempte de danger.

Le sulfate de duboisine, employé en injections hypodermiques, est un calmant et un hypnotique puissant dans les affections mentales, accompagnées d'excitation et d'insomnie.

Dans la majorité des cas, une injection hypodermique de sulfate de duboisine, à la dose de 1 à 3 milligrammes, produit après dix à quinze minutes un effet calmant très manifeste, suivi généralement, au bout de vingt à trente minutes, d'une action hypnotique non moins considérable. Dans les simples insomnies, non compliquées d'excitation, 1 milligramme à 1 milligr. 1/2 de sulfate de duboisine suffisent pour obtenir l'effet hypnotique désiré; mais dans les cas d'excitation intense, les doses de l'alcaloïde doivent être portées jusqu'à 2 ou 3 milligrammes.

MODE D'EMPLOI. DOSES. — Duboisine, en collyre, à la dose de 5 centigrammes, eau 10 grammes. — Extrait 0gr,50 pour 1 gramme d'eau, en injection hypodermique.

Sulfate neutre de duboisine........	0gr,01
Eau de laurier-cerise..............	20 grammes.

Recommandé par le Dr Dujardin-Beaumetz à la dose d'une seringue par jour.

Dulcine. — SYN. — Paraphénétol carbamide, Sucrol, Phénétolurée.

PRÉP. — Corps obtenu par l'action du cyanure de potassium sur le chlorhydrate de paraphénétidine; on l'obtient également en faisant agir 1 molécule d'oxychlorure de carbone sur 2 molécules de paraphénétidine, en solution dans la benzine ou dans le toluène.

Il se fait ainsi le corps $C^6H^4O^2C^5H$. Az H CO Cl qui, traité par le gaz ammoniacal, donne la paraphénétolcarbamide :

$$C^6H^4OC^2H^5.\ Az\,H.\ CO.\ AzH.$$

DESC. — Poudre cristalline, brillante, d'une valeur édulcorante deux cents fois plus énergique que celle du sucre. Point de fusion 160°.

SOLUBILITÉ. — Elle est peu soluble dans l'eau froide, facilement soluble dans l'eau chaude, l'alcool, l'éther et le benzol.

1 litre alcool à 95°........	dissout	40	grammes.
1 litre alcool à 30°	—	13	—
1 litre alcool à 25°........	—	9	—
1 litre d'eau distillée à 18°..	—	1gr,85	

PROP. PHYS. — Le Dr Kossel a constaté que la dulcine est dépourvue de toute propriété nocive. Administrée aux lapins et aux chiens, à la dose de deux grammes par jour, elle ne trouble pas les fonctions digestives et ne produit aucun désordre dans l'économie; et cette dose, qui correspond à 400 grammes de sucre, peut être continuée plusieurs mois sans inconvénients. Ewald a essayé la dulcine chez l'homme et en a obtenu des résultats satisfaisants.

PROP. THÉR. — Son pouvoir sucrant est presque le même que celui de la saccharine et la saveur est plus agréable; il est aussi plus développé que celui du sucre de canne; mais elle ne peut remplacer ce dernier, car ce n'est pas un aliment et elle ne peut communiquer aux liquides ni la densité ni la viscosité.

La dulcine possède un goût sucré pur, sans saveur désagréable accessoire; elle n'altère pas les mets auxquels on l'ajoute. On peut l'utiliser pour sucrer les liquides denses et les aliments solides. Le Dr Pachkis la recommande pour le lait, le café, le thé, les compotes et les mets farineux. La dulcine, pas plus que le sucre, ne fait disparaître la saveur amère des sels de quinine, mais elle exalte l'arome des produits aromatiques. Par rapport à ses applications à la pharmacie, le Dr Pachkis s'exprime ainsi : La dulcine se comporte de la même manière vis-à-vis des médicaments: ceux qui ont un goût amer accentué, comme une solution de sulfate de quinine, conservent leur amertume. La saveur amère de la morphine est plus atténuée par la dulcine que par le sucre.

En résumé, la dulcine est un condiment d'un goût agréable et d'une saveur sucrée intense. D'après le Dr Pachkis, ce composé ne produit aucun trouble dans l'organisme humain et animal et, chimiquement, c'est une substance très stable.

Eau oxygénée. — DESC. — Corps liquide, de consistance de la glycérine, sans odeur; densité = 1,452. Soluble dans l'eau et l'alcool et un peu dans l'éther.

Mais au contact de beaucoup de corps chimiques, elle se décompose (bioxyde de manganèse, fibrine); elle détone avec l'oxyde d'argent.

PRÉP. — On fait agir le bioxyde de baryum pulvérisé par petites portions sur de l'acide chlorhydrique ou de l'acide fluorhydrique dilué. On purifie par addition d'acide sulfurique, puis de sulfate d'argent ou en distillant dans le vide.

PROP. THÉR. — Antiseptique très puissant et même le plus puissant connu. Employée pour des pansements chirurgicaux pure et surtout étendue. Son usage prolongé altère la peau, aussi convient-elle mieux à faire des lavages que des pansements fixes.

Coupée dans la proportion de une cuillerée à bouche pour 1 litre d'eau distillée récemment bouillie, elle est usitée comme antiseptique du tube digestif dans la fièvre typhoïde ou le choléra; on peut s'en servir dans cette proportion comme antiseptique des voies urinaires et en gynécologie.

Entada gigalobium DC. — SYN. — Liane à bœuf, Châtaignier de mer, Calibeau.

DESC. — Plante de la famille des Légumineuses-Mimosées, qui croît à la Martinique et à Madagascar.

PART. EMPL. — La graine.

COMP. — M. A. Petit, en épuisant les graines par l'alcool, a obtenu un principe cristallisé qui serait un glucoside. Elle contient en outre de la saponine, huile fixe, amidon, albumine, glucose, résine, gomme, acide gallique.

PROP. PHYS. — Le principe actif est un poison assez violent ou amenant d'abord la paralysie du train postérieur, puis la mort, à la dose de $0^{gr},25$ par kilo d'animal.

PROP. THÉR. — On l'a employé comme vomitif puissant. Il est tonique, fébrifuge, usité dans la débilité et les douleurs lombaires. Il possède des propriétés vermifuges et est employé comme contre-poison.

Entérol. — Desc. — Mélange de trois crésols isomères, préparé après les proportions qui ont été signalées dans les produits physiologiques de l'intestin.

Prop. thér. — Ce composé à odeur non désagréable jouirait de propriétés antiseptiques assez prononcées.

Mode d'emploi. Doses. — A l'intérieur, il est administré sous forme de pilules et de capsules.

Une solution de 0,02 pour 100 grammes d'eau peut être administrée, sans danger, à la dose de 1 à 5 grammes par jour.

Éosote. — Syn. — Valérianate de créosote.

Desc. — Substance liquide et inodore. Cette absence d'odeur permet d'employer le médicament chez les malades auxquels répugne la créosote ordinaire.

Prop. thér. — M. le Dr E. Grawitz l'a expérimentée dans le service de M. le Dr Gerhard, de Berlin, chez des phtisiques et des sujets atteints de diverses affections gastro-intestinales.

Mode d'emploi. Doses. — En capsules de $0^{gr},20$, à la dose de 3 à 9 capsules par jour. Cette médication a été bien supportée.

Ephedra vulgaris L. — Syn. — Herbe de Kousmitch.

Desc. — Plante de la famille des Gnétacées.

Comp. — Contient un alcaloïde, découvert par le prof. Nagaï, de Tokio.

Prop. phys. — L'*éphédrine*, d'après les expériences sur les chiens, agit surtout sur le cœur en produisant : le renforcement de l'activité cardiaque, l'abaissement de la pression sanguine de courte durée et l'accélération du pouls, l'élévation de la pression sanguine ensuite et le ralentissement du pouls; et à cause de la dilatation pupillaire qui ne dure pas longtemps, l'éphédrine peut, dans certains cas, se substituer à l'atropine.

PROP. THÉR. — A la Société des médecins de Moscou, le prof. Bogoslowki a fait connaître les propriétés de ce produit végétal qui joue un grand rôle en Russie comme remède populaire et qui passe pour efficace contre toutes les maladies.

La cocaïne et l'atropine présentent l'inconvénient de provoquer une mydriase qui persiste assez longtemps et, par suite, met, pour une durée notable, le malade dans l'impossibilité de se servir de ses yeux. Sur le conseil de M. Geppert, le Dr Grœnouff a essayé l'action mydriatique de l'éphédrine additionnée d'une petite quantité d'homatropine. La solution employée dans ce but dans 100 cas environ est la suivante :

Chlorhydrate d'éphédrine	1,00
— d'homatropine	0,01
Eau distillée	10,00

Ce mélange se nomme *Mydrine.*

— A injecter 2 ou 3 gouttes dans le sac conjonctival. Cette injection est parfois accompagnée d'une légère sensation de brûlure.

La mydriase commence à se manifester après huit minutes et demie environ et atteint son maximum après une demi-heure; après une heure, la pupille commence à se rétrécir et atteint son diamètre normal dans quatre à six heures.

Erodium cicutarium Pohl.

DESC. — Plante de la famille des Géraniacées, qui croît en Russie.

Prop. thér. — M. le Dr L.-V. Komorovitch a trouvé que l'*erodium cicutarium*, plante à laquelle, en Russie, on attribue la propriété d'arrêter les hémorrhagies utérines, est en effet un excellent moyen pour combattre les métrorrhagies et les ménorrhagies, surtout celles qui sont dues à de l'endométrite.

Mode d'emploi. Doses. — M. Komorovitch prescrit une infusion préparée avec 15 grammes de la plante pour 180 grammes d'eau, et qu'on additionne de quelques gouttes d'essence de menthe. Les malades prennent une cuillerée à bouche de cette préparation toutes les heures.

Eryngium aquaticum L. — Syn. — Chardon étoilé, Herbe aux serpents.

Desc. — Plante de la famille des Ombellifères, qui croît à la Guyane et aux Antilles.

Part. empl. — La racine.

Comp. — Contient du glucose, tannin, fécule et un glucoside, l'*éryngine*. (H. Bocquillon.)

Prop. thér. — On l'emploie comme fébrifuge dans les fièvres malignes, comme emménagogue et comme hydragogue dans l'hydropisie. La racine est encore un sudorifique puissant, sialagogue, diurétique et altérant ; à doses élevées, elle est émétique.

Mode d'emploi. Doses. — Décoction de 30 grammes de racine par litre d'eau. — Teinture 1/5 de 1 à 5 grammes.

Erythrina Corallodendron L. — Syn. — Colorin.

Desc. — Plante de la famille des Légumineuses, qui croît au Mexique, aux Antilles et au Brésil.

Comp. — M. Francisco Rio de la Loza a extrait un alcaloïde, l'*érythrocoralloïdine*.

Prop. phys. — Les injections hypodermiques d'extrait (2 grammes), dissous dans l'eau, produisent chez l'animal des phénomènes d'engourdissement, de faiblesse, qui se terminent par la mort au bout de sept à huit heures, si l'animal est jeune et peu robuste.

Prop. thér. — Elle est d'un emploi usuel, dans l'Amérique du Sud, comme hypnotique et sédatif du système nerveux.

Elle a été étudiée expérimentalement par M. Bochefontaine, et cliniquement par M. le Dr Rey, médecin de l'asile de Ville-Évrard, et par M. Rio de la Loza.

M. le Dr Rey, avec 50 centigrammes d'extrait, obtient dans la folie avec agitation et insomnie, quelques heures de sommeil ; en donnant cette dose deux ou trois fois la nuit, de deux en deux heures, on a obtenu un sommeil calme.

C'est aussi un purgatif énergique et en même temps un diurétique.

Erythrophlœum guineense Don. — Syn. — Sassy, Casca, Mancone, Teli.

Desc. — Arbre de la famille des Légumineuses-Cæsalpiniées, qui croît en Guinée et au Congo.

Part. empl. — L'écorce.

Comp. — Contient de l'*érythrophléine*, alcaloïde qui a été isolé par MM. Hardy et N. Gallois.

Prop. phys. — L'écorce a une action spéciale sur le cœur, qui s'arrête en systole, et sur les muqueuses de l'estomac et de l'intestin, qui sont profondément altérées.

Prop. thér. — Le Dr Dujardin-Beaumetz reconnaît qu'elle a les mêmes propriétés que la digitale, tonique du cœur et diurétique.

Le Dr Lewin l'emploie avec succès en collyre, et comme anesthésique pour les yeux.

L'alcaloïde est un fortifiant et un calmant du cœur ; ses propriétés sont identiques à celles de la digitaline et de la picrotoxine.

DOSES. — Teinture à 1/10, de 5 à 10 gouttes, trois fois par jour. — Granules à 1/10 de milligramme, de 1 à 2 par jour.

Ésérine (Salicylate d'). — PRÉP. — On l'obtient en saturant une solution d'ésérine dans l'alcool par une solution d'acide salicylique dans le même véhicule, on évapore l'alcool et on fait cristalliser.

DESC. — Sel stable, bien défini, neutre, facile à peser et se conservant facilement.

PROP. THÉR. — Usité contre la chorée et le tétanos. On l'emploie en oculistique contre l'ulcère de la cornée, la mydriase, le glaucome, la névralgie oculaire.

MODE D'EMPLOI. DOSES. — Injections sous-cutanées de 1 à 3 milligr. — Collyre à la dose de 1 centigramme.

Éther formyl-amidophénique. — PRÉP. — On l'obtient en remplaçant, dans la phénacétine, un groupe acétyle par un groupe formyle.

DESC. — En écailles brillantes, insipide, soluble dans l'eau chaude, l'alcool et l'éther. Point de fusion, 69°.

PROP. THÉR. — Antipyrétique. Il agirait directement sur la moelle épinière, annihilant l'action de la strychnine; antidote de la strychnine et des autres poisons convulsivants et tétaniques.

Éther menthacétique. $C^{24}H^{22}O^{4}$. — SYN. — Éther acétique du menthol.

PRÉP. — M. Braille, pharmacien, l'a obtenu en faisant agir sur le menthol l'acide acétique naissant (acétate de soude et acide sulfurique).

RÉACTION. — Si on dépose une goutte d'éther menthacétique sur un fragment de chloral hydraté, et si on chauffe, on obtient une magnifique coloration bleu céleste.

Prop. thér. — L'éther menthacétique s'emploie de même façon que le menthol contre les névralgies faciales. Il est analgésique et anticéphalalgique, employé en léger badigeonnage sur le point douloureux.

Éthylcarbonate de paracétamidophénol. — Desc. — Poudre cristalline incolore et insipide, assez soluble dans l'alcool et très peu soluble dans l'eau.

Prop. thér. — D'après M. le Dr G. Treupel, ce serait un antithermique et un analgésique d'une rare puissance, ainsi qu'un très bon hypnotique. Administré à l'intérieur à la dose de 0gr,50, ce médicament amènerait, chez les phtisiques fébricitants, au bout de trois ou quatre heures, un abaissement de la température de 2° à 3°, accompagné d'une transpiration abondante. L'élévation consécutive de la température qui se produit, lorsque l'action antithermique du médicament s'est épuisée, ne s'accompagnerait pas de frissons ni d'autres symptômes désagréables.

Le Dr Treupel a trouvé que l'éthylcarbonate de paracétamidophénol, administré à la dose de 0gr,50, est un moyen efficace pour combattre les céphalalgies et les névralgies sus et sous-orbitaires, survenant à la suite de certaines opérations rhinologiques ou d'affections des annexes pneumatiques des cavités nasales. L'action analgésique du médicament se manifeste une demi-heure à une heure après son ingestion et persiste pendant plusieurs heures.

Mode d'emploi. Doses. — Cachets médicamenteux de 0gr,20 à la dose de 1 et 3 par jour.

Ethyle formique. $CHO^2.C^2O^5$. — Syn. — Formiate d'éthyle d'Éther éthylformique.

Desc. — Liquide d'une odeur d'amandes de pêcher ; poids spécifique 0,937 ; point d'ébullition : 54,4°C. ; soluble dans environ 10 p. d'eau.

Prop. thér. — D'après G.-P. Drossbach, les vapeurs fortement diluées d'air, de l'éthyle formique chimiquement pur, empêcheraient sûrement le développement des colonies bactériennes et cela par le dédoublement en alcool et acide formique qui se produit. L'éthyle formique ne provoque aucun effet nuisible par l'inhalation ; les maladies des voies respiratoires, telles que le catarrhe laryngé et la pharyngite, sont, au contraire, favorablement influencés. Cette préparation peut être employée avantageusement dans les maladies infectieuses des organes de la respiration.

Eucaïne. $C^{19}H^{27}AzO^4,HCl,H^2O$. — Syn. — Éther méthylique de l'acide méthybenzotetraméthyl-γ-oxypipéridine-carbonique.

Prép. — Alcaloïde artificiel préparé avec l'ecgonine et l'acide oxypipéridine carbonique. L'eucaïne possède la propriété de ne pas être décomposée à l'ébullition comme la cocaïne.

Desc. — Substance blanche cristalline très soluble dans l'eau, l'alcool, l'éther, le chloroforme et la benzine. Fond à 104-105°.

Prop. phys. — Le Dr Vinci a expérimenté l'eucaïne et a trouvé que son action anesthésique était plus durable que celle de la cocaïne et possède l'immense avantage de ne pas être toxique.

L'eucaïne ralentit le pouls, tandis que la cocaïne l'augmente.

Enfin la cocaïne donne de la mydriase et des troubles d'accommodation qu'on n'éprouve pas avec l'eucaïne.

Prop. thér. — Le Dr Vinci, le prof. Schwergger, le Dr L. Wolff, le Dr Silex en Allemagne, les Drs Oliver, Belt, le Dr Craig, le Dr Giroux, le Dr Hal. Forster, le Dr L. Fuller en Amérique, le Dr von Deneffe en

Belgique et les Drs E. Berger et Legueu en France ont conclu que l'eucaïne est un anesthésique de grande valeur.

L'association avec la cocaïne semble devoir constituer une formule type qui permet de profiter des avantages particuliers que possède chacune de ces substances en en supprimant les inconvénients.

L'eucaïne offre encore cet avantage, c'est que ses solutions ne sont pas altérées par la stérilisation.

Mode d'emploi. Doses. — Solution de chlorhydrate à 2 p. 100 en injections hypodermiques de 1 cent. cube. — Formule de solution :

Chlorhydrate de cocaïne........	āā	20 centigrammes.
Chlorhydrate d'eucaïne.........		
Eau distillée bouillie................		20 grammes.

Eudoxine. — Prép. — Sel de bismuth du nosophène, c'est-à-dire le produit obtenu par l'action de l'oxyde de bismuth sur le tétraiodophénolphtaléine.

Desc. — Poudre brun rougeâtre, sans odeur ni saveur, insoluble dans l'eau.

Prop. thér. — L'eudoxine est dépourvue de toute action caustique et peut être administrée à l'intérieur, même dans les cas de troubles gastriques ou intestinaux; employée même à la dose de 2gr,25 par jour, elle ne provoque aucun effet secondaire fâcheux.

Mode d'emploi. Doses. — On l'administre en cachets de 0,25 centigr. de 3 à 9 par jour, ou en potion, à la dose de 0,3 à 0,5 grammes chez les adultes, dans le catarrhe intestinal et gastrique, à la dose de 0,1 à 0,2 chez les enfants de 5 à 10 ans, à 0,01 chez les nourrissons de 1 mois, 0,02 jusqu'à 2 mois et 0,04 jusqu'à 4 mois.

Eugénol. $C^{10}H^{12}O^{2}$. — Syn. — Acide eugénique.

Desc. — Liquide huileux, incolore, à odeur et saveur de l'essence de girofle, insoluble dans l'eau, soluble dans l'éther et l'alcool.

Prép. — On l'obtient en oxydant l'essence de girofle par le permanganate de potasse ou l'acide chromique.

Prop. thér. — Antithermique et antiseptique. Employé comme anesthésique, en odontologie.

Mode d'emploi. Doses. — Capsules gélatineuses. — Potion. — Lavement, 80 centigrammes pour les adultes et 20 centigrammes pour les enfants.

Eugénol acétamide. — Prép. — On l'obtient de l'eugénol à l'aide d'un procédé qui change successivement celui-ci en eugénate de soude, en acide eugénol acétique, en éther éthylique de l'acide eugénol acétique et en eugénol acétamide ; celui-ci en dernier lieu s'obtient en soumettant l'éther éthylique de l'acide eugénol acétique à l'action d'une solution alcoolique d'ammoniaque.

Desc. — Ce composé est en aiguilles soyeuses lorsqu'il est cristallisé dans l'eau, en aiguilles fines lorsqu'il est cristallisé dans l'alcool ; il fond à 110°.

Prop. thér. — Appliqué en poudre fine, il produit une anesthésie locale sans action irritante. Indépendamment des propriétés anesthésiques, ce composé jouit encore de propriétés antiseptiques : c'est ce qui explique la faveur de ce nouveau produit dans le traitement des plaies.

Si on l'applique sur la langue, à l'état de poudre fine, il insensibilise pour un temps plus ou moins long, la partie avec laquelle il s'est trouvé en contact, sans produire d'irritation.

On l'emploie à la place de la cocaïne, pour obtenir l'anesthésie locale.

Euphorbia pilulifera L. — Desc. — Plante provenant de l'Inde, Antilles, la Réunion.

Comp. — Résine, chlorophylle, caoutchouc, tannin, acide volatil, mucilage 5,2 p. 100, sucre 1,2, albumine, cellulose 60,19 p. 100; oxalate de chaux.

Prop. phys. — Le principe actif est toxique pour les animaux à sang chaud. La dose toxique (Eloy) serait de 1 gramme de plante pour 1 kilo d'animal.

Prop. thér. — Introduit dans la thérapeutique française par M. le Dr Tison. Usité contre l'asthme, la bronchite et les autres affections des voies respiratoires, avec action légèrement narcotique. Substance très énergique, qu'il ne faut pas employer en décoction trop concentrée, de peur d'accidents.

Mode d'emploi. Doses. — Décoction, 30 grammes dans 2 litres d'eau à réduire à 1 litre; dose 60 grammes, 3 fois par jour. — Extrait fluide, de 10 à 30 gouttes.

Euphorine. Formule $C^9H^{11}AzO^2$. — Syn. — Phényluréthane, Éther carbanilique, Phénylcarbonate d'éthyle.

Desc. — Poudre cristalline blanche, d'une odeur aromatique, d'un goût un peu piquant rappelant celui du clou de girofle. Peu soluble dans l'alcool et assez soluble dans un mélange d'eau et d'alcool.

Prép. — 1° On l'obtient par l'action de l'éther chloroxycarbonique sur l'aniline (Willm);

2° Par l'action de l'alcool sur le cyanate de phényle.

Prop. thér. — M. le Dr L. Sansoni a trouvé que l'euphorine, employée à la dose de 1 gramme à 1gr,50 par jour, produit un abaissement considérable et prolongé de la température. La chute thermique est accompagnée de transpiration abondante, et l'élévation subséquente de la température amène le frisson. Parfois la température tombe au-dessous de la normale, mais ce collapsus thermique ne s'accompagne pas, au dire de M. Sansoni, de symptômes de collapsus cardiaque. Cependant, pour tâter la susceptibilité du malade, il conseille de commencer le traitement antithermique avec des doses d'euphorine ne dépassant pas 10 centigrammes. On peut dire d'une manière générale que, au point de vue de l'effet antithermique, 50 centigrammes d'euphorine équivalent à 1 gramme d'antipyrine.

Dans les affections rhumatismales, l'euphorine agit à la façon des salicylates et de l'antipyrine, sur lesquels elle ne paraît, d'ailleurs, présenter aucun avantage.

L'action analgésique de l'euphorine s'est montrée considérable dans l'orchite.

Appliquée sous forme de poudre sur les plaies et les ulcères, l'euphorine a donné, comme antiseptique, des résultats excellents. Cette même action favorable a été constatée dans les ophtalmies chroniques.

Le Dr Bergerio a essayé l'euphorine, en applications locales, dans 20 cas d'ulcérations du col, dont 4 étaient compliqués par l'éversion de la muqueuse : après cinq ou six applications les lésions marchaient vers la guérison.

Employée en insufflations et en solution alcoolique (1 : 3) l'euphorine amena la guérison de quelques cas d'endométrite septique.

Pour avoir une notion bien nette de son action, l'auteur évita l'emploi de n'importe quel antiseptique et, pour les lavages du canal génital, ne se servit que de l'eau stérilisée.

Mode d'emploi. Doses.

Euphorine........................	5	grammes.
Traumaticine (solution de gutta-percha dans le chloroforme)........	20	—

On prescrit également les solutions suivantes :

Euphorine........................	5	grammes.
Huile d'amandes douces...........	100	—

ou bien :

Euphorine........................	5 grammes.
Alcool...........................	50 —

En solution alcoolique faible.

Cachets à la dose de 1 gramme à 1gr,50 comme antipyrétique, et de 1gr,50 à 2 grammes comme antirhumatismal.

Euquinine. $CO < \begin{matrix} OC^2H^5 \\ OC^{20}H^{26}Az^2O. \end{matrix}$

Syn. — Éthylcarbonate de quinine.

Prép. — On l'obtient en faisant agir sur la quinine du chlorocarbonate d'éthyle.

Desc. — Cristaux blancs insipides, peu solubles dans l'eau, mais facilement solubles dans l'alcool, l'éther et le chloroforme. Elle est de réaction basique et forme avec les acides des sels cristallisables.

Prop. thér. — D'après M. le professeur C. von Noorden, ce produit se distinguerait de la quinine sous deux rapports importants : d'une part, il serait presque complètement insipide, ce qui le rend précieux pour la pratique infantile; d'autre part, il n'occasionnerait pas les troubles dyspeptiques si souvent dûs à la quinine et produirait moins de tintements d'oreille que les composés quiniques.

M. von Noorden a trouvé que dans le traitement de la coqueluche, de la fièvre hectique des tuberculeux, de la fièvre d'origine septique, de la pneumonie, de la dothiénentérie à la période des grandes oscillations thermiques et enfin des névralgies, 1 gramme de quinine pouvait être considéré comme l'équivalent de 1gr 50 centigr. à 2 grammes d'euquinine. Il s'emploie aux mêmes usages et aux mêmes doses que le sulfate de quinine.

On peut se servir aussi de tannate d'euquinine, sel également insipide. Par contre, le chlorhydrate d'euquinine a mauvais goût et ne présente par conséquent aucun avantage sur les divers sels de quinine.

Mode d'emploi. Doses. — On administre l'euquinine aux adultes en cachets de 0,10 à 1 gramme et aux enfants dans du lait, de la soupe ou du cacao.

Exalgine $C^9H^{11}AzO$. — Syn. — Méthylacétaniline.

Desc. — Aiguilles ou larges tablettes blanches, suivant qu'elle a été obtenue par cristallisation ou qu'elle s'est prise en masse après distillation ; peu soluble dans l'eau froide, plus soluble dans l'eau chaude, très soluble dans l'eau légèrement alcoolisée. Elle fond à 101° (Beilstein).

Prop. phys. — Les effets physiologiques et toxiques de l'exalgine ressemblent à ceux de l'antipyrine, mais cependant l'exalgine paraît agir plus nettement sur la sensibilité et d'une façon moins active sur les centres thermogènes (Drs Dujardin-Beaumetz et Bardet).

Prop. thér. — On obtient des effets analgésiques, à la dose de 10 à 25 centigrammes qu'on peut renouveler de façon à ne pas dépasser 75 à 80 centigrammes dans les vingt-quatre heures. Cette action analgésique est très marquée et paraît supérieure à celle de l'antipyrine, et cela dans toutes les formes de névralgies, y compris les névralgies viscérales. Jusqu'à présent, on n'a pas eu à constater, dans son emploi, l'irritation gastro-intestinale, le rash et la cyanose notés dans l'usage de l'antipyrine ou de l'acétanilide, mais une seule fois un léger érythème.

L'exalgine s'élimine par les urines, modifie la sécrétion urinaire et agit comme les antithermiques du même groupe, dans la polyurie diabétique, en diminuant la quantité de sucre et la quantité journalière des urines.

En résumé, l'exalgine est un puissant analgésique, qui paraît supérieur, à ce point de vue particulier, à l'antipyrine ; elle est en outre beaucoup plus active puisqu'elle agit à doses moitié moindres. Si l'on compare ce produit aux autres antithermiques analgésiques tirés de la série aromatique, on constate que, comme ces derniers, l'exalgine est à la fois antiseptique, analgésique, mais que cette dernière propriété paraît dominer dans ses effets thérapeutiques. (Dr Bardet.)

Mode d'emploi. Doses. — Potion d'après le Dr Bardet.

Exalgine	2gr50
Acoolat de menthe	15 grammes.

Dissoudre et ajouter :

Sirop	30 grammes.
Eau	105 —

Chaque cuillerée renferme 25 centigrammes de médicament ; on donne de 1 à 3 cuillerées dans les vingt-quatre heures.

Sous forme alcoolisée :

Exalgine	4 grammes.
Rhum	40 —
Eau distillée	110 —

Cachets médicamenteux à la dose de 25 centigrammes répétées deux ou trois fois dans les vingt-quatre heures.

Extraits fluides américains. — Syn. — Fluid-extract.

Mode de prép. — Plusieurs confrères nous ayant demandé le mode de préparation des extraits fluides des plantes récemment introduits dans la thérapeutique, nous croyons utile de le consigner ici :

Plante médicamenteuse...........	100 grammes.
Glycérine pure à 30°...............	20 —
Alcool à 70°......................	Q. S.

Concasser finement la plante et l'humecter avec la glycérine étendue de son poids d'alcool à 60°.

La tasser ensuite aussi fortement que possible dans une allonge à déplacement et abandonner le produit à lui-même pendant 12 heures. Verser alors lentement à la surface 40 grammes d'alcool à 60° et prolonger le contact pendant 12 nouvelles heures.

Au bout de ce temps, laisser l'écoulement se faire lentement et continuer à lixivier avec l'alcool à 60° jusqu'à ce qu'on ait obtenu 80 grammes de colature qui sera mise en réserve.

A ce moment, changer de récipient et continuer la lixiviation avec de nouvel alcool à 60° jusqu'à épuisement.

Cette dernière colature est distillée ou évaporée au bain-marie jusqu'à consistance d'extrait mou. Redissoudre ce dernier dans Q. S. d'alcool à 60° pour avoir un poids total de 20 grammes et mélanger cette solution avec les 80 grammes de la première colature mise en réserve.

Laisser reposer pendant quelques jours, puis filtrer au papier.

Les extraits fluides ainsi obtenus représentent exactement poids pour poids la plante employée.

Extraits d'organes. — On désigne souvent sous ce nom diverses lymphes : ils sont connus sous les noms spéciaux de *Cardine*, *Cancroïne*, *Liquide capsu-*

laire, Liquide cérébral, Liquide pancréatique, Liquide testiculaire, Liquide thyroïdien, Nucléine, Sérothérapie, Sérum artificiel, Suc pulmonaire (1).

Fabiana imbricata Rz. et P. — Syn. — Pichi ou Pitché du Chili.

Desc. — Arbuste de la famille des Solanacées, tribu des Nicotianées, qui pousse abondamment sur les frontières du Chili et de l'Araucanie.

Comp. — M. Limousin a étudié le bois et l'écorce, il y a constaté l'existence d'une assez forte proportion d'une substance résineuse, de deux glucosides, pas d'alcaloïde.

Prop. thér. — La décoction du bois prise en boisson, est considérée dans l'Amérique du Sud comme très efficace contre les affections déterminant la sécrétion d'urines purulentes. Elle aurait la propriété de désagréger les calculs urinaires et de favoriser leur expulsion. On l'emploie contre les catarrhes de l'appareil urinaire. M. le Dr Le Menant des Chesnais a mis en évidence ses propriétés antiseptiques et sédatives dans le catarrhe aigu et chronique de la vessie.

On l'emploie encore dans la dyspepsie, l'hydropisie.

C'est aussi un stimulant du foie, employé contre la jaunisse et toutes les affections causées par une sécrétion insuffisante de la bile.

Mode d'emploi. Doses. — Extrait fluide, 8 grammes dans un verre d'eau, 3 fois par jour. — Décoction, 30 gr. p. 1000, à prendre par jour en 4 fois.

Fer (Albuminate de). — Prép. — On dissout dans un litre d'eau 35 grammes d'albumine sèche, on ajoute dans la solution 120 grammes de solution d'oxychlorure de fer (oxyde de fer hydraté dissous

(1) Voy. H. Gillet, *Formulaire des médications nouvelles*. Paris, 1896.

dans l'acide chlorhydrique à saturation), puis un litre d'eau et on agite. L'albuminate de fer se précipite, on le recueille, on le sèche.

La solution aqueuse d'albuminate de fer se prépare en dissolvant le précipité dans une solution de soude à 3 parties de soude pour 50 grammes d'eau. On ajoute de l'alcool pour conserver la solution.

Prop. thér. — Possède toutes les propriétés médicinales des ferrugineux, avec cet avantage qu'il est soluble et assimilable.

Doses. — De 0gr,30 à 0gr,50 d'albuminate de fer desséché par jour en 2 doses.

Ferripyrine. $FeCl^6(C^{11}H^{12}Az^2O)^3$. — Syn. — Ferropyrine.

Prép. — M. Wechowsky a préparé ce corps de la façon suivante :

On dissout 5gr,6 d'antipyrine dans 10 centimètres cubes d'alcool en chauffant doucement et en y ajoutant 20 centimètres cubes d'éther. D'autre part, on mélange 7gr,2 de solution de perchlorure de fer avec 10 centimètres cubes d'alcool et verse en jet mince la majeure partie de cette mixture dans la solution d'antipyrine, en agitant sans cesse. La dernière partie de la solution de perchlorure de fer ne sera versée qu'avec précaution et goutte à goutte, tout le temps que chaque goutte versée ainsi produit encore un précipité.

Le précipité jaune rougeâtre ainsi obtenu est jeté sur un filtre ; on le laisse égoutter, on lave avec 20 centimètres cubes environ d'éther et on le sèche entre le papier buvard.

Desc. — Les quantités indiquées d'antipyrine et de perchlorure de fer fournissent 9gr,8 d'une poudre sèche, jaune orange, se dissolvant dans 5 parties d'eau froide et seulement dans 9 parties d'eau bouillante. La solution aqueuse, chauffée, se trouble et laisse déposer des paillettes rouge rubis fondant à 220-225 degrés centigrades, solubles dans l'alcool et le benzol et presque insolubles dans l'éther. Traitée par l'ammoniaque et les alcalis, la ferropyrine précipite de l'hydroxyde de fer. Ce sont les solutions faiblement acides qui sont les plus stables.

Prop. phys. — Ce serait un hémostatique et un astringent très puissant, qui présenterait sur le perchlorure de fer l'avantage de n'être pas caustique, et qui produirait sur le point des muqueuses où on l'applique une action anesthésique.

La solution de ferripyrine possède une saveur légèrement astringente; mais, même en solution très concentrée, elle est dépourvue de toute action caustique. Elle se mélange, sans se décomposer, avec l'acide chlorhydrique, la pepsine, le bromure de potassium et toutes les teintures ne contenant pas de tannin; le fer est précipité par les alcalis caustiques, les carbonates alcalins, l'iodure de potassium, quelques alcaloïdes et le tannin.

Prop. thér. — Les Drs Jurasz et Heddarich ont employé avec succès la ferripyrine pour combattre les hémorrhagies nasales d'origines diverses, en appliquant au niveau de la source de l'hémorrhagie de petits tampons d'ouate imbibée d'une solution de 18 à 20 p. 100. On peut aussi employer les insufflations de la poudre.

La solution aqueuse à 1 ou 1,5 p. 100 pourrait être aussi employée en injections urétrales dans la blennorrhagie, ou pour combattre les hémorrhagies de l'estomac, et, dans ce cas, on donnerait la ferripyrine à la dose moyenne de 50 centigrammes associée au sucre et à l'essence de menthe.

Le Dr W. Cubasch s'en est servi surtout en cas de

chlorose et d'anémie et, plus spécialement, dans les cas accompagnés de céphalée, de migraine, de gastralgies et d'autres névralgies semblables. En effet, grâce à l'union de l'antipyrine avec le perchlorure de fer (qui est, en solution très diluée, la préparation de fer le plus facilement résorbée), on réussit à obtenir un composé qui, en outre de son pouvoir hématopoiétique, est en même temps doué de propriétés antinévralgiques.

Mode d'emploi. Doses.

Ferropyrine	0gr,5
Sirop d'écorce d'oranges	20 grammes.
Eau distillée	120 —

Prendre, trois fois par jour, une cuillerée à soupe.

A-t-on affaire à des sujets qui se plaignent de troubles dyspeptiques, on fera bien d'ajouter à la solution une certaine quantité de pepsine qui s'y dissout très bien (la solution reste limpide) :

Ferropyrine	0gr,6
Acide chlorhydrique dilué	V gouttes.
Pepsine soluble	5 grammes.
Eau distillée	200 —

Prendre, après chaque repas, une cuillerée à soupe.

Fève des marais. — Syn. — *Vicia Faba* L.

Desc. — Plante de la famille des Légumineuses, qui croît dans toute l'Europe.

Prop. thér. — Les fleurs sèches ont été préconisées par M. le Dr Bouloumié contre les coliques néphrétiques et les douleurs de l'appareil urinaire, à la dose d'une pincée par tasse d'eau bouillante.

Les graines sont adoucissantes et résolutives et leur épisperme est astringent. On en fait une bouillie claire, préconisée contre les diarrhées légères.

Le Dr Raunn recommande les gousses de fèves

comme un excellent diurétique dans les affections des reins et de la vessie.

MODE D'EMPLOI. — On fait bouillir 200 à 250 grammes de gousses, dans 1 litre ou 1 litre et demi d'eau pendant trois ou quatre heures, on fait réduire jusqu'à la moitié, on passe, et l'on ajoute au liquide une petite quantité de bouillon ou d'extrait de viande. On prend en une seule fois.

Pour les fleurs, infusion de 5 grammes pour 1 litre d'eau.

Flacourtia cataphracta Roxb. — DESC. — Plante de la famille des Bixacées, originaire de l'Inde et de l'Indo-Chine.

PART. EMPL. — Les feuilles.

PROP. THÉR. — Tonique et astringent.

M. Dymock la recommande contre l'enrouement, surtout chez les tempéraments bilieux. Elle soulage dans les nausées, et elle est tonique dans la cachexie. Elle est très efficace dans la diarrhée et la débilité générale.

MODE D'EMPLOI. DOSES. — Teinture 1/5, à la dose de 2 grammes. — Infusion, à la dose de 2 grammes.

Fluorure de sodium. — PRÉP. — On obtient ce corps en saturant l'acide fluorhydrique par le carbonate de soude pur étendu d'eau, on filtre, on évapore à siccité dans un vase de platine.

DESC. — Corps blanc extrêmement soluble dans l'eau, beaucoup moins soluble dans l'alcool.

PROP. THÉR. — Le Dr Tuffier préconise le fluorure de sodium, qui jouit d'un pouvoir antiseptique puissant. Cet agent possède aussi la propriété de liquéfier la sécrétion de certaines cystites, sécrétion tellement épaisse et concrète qu'elle ne peut passer à travers la sonde. Aussi, dans le traitement des cystites glaireuses, M. Tuffier emploie avec succès les lavages de la vessie au moyen de solutions de fluorure de sodium dont le titre varie de 0,25 à 1 p. 100. Des solutions plus concentrées ne doivent pas être employées, car elles sont irritantes. Ces lavages sont répétés tous les deux jours seulement et jusqu'à ce que la sécrétion vésicale devienne assez fluide pour pouvoir être facilement extraite au moyen de la sonde. Ce résultat une fois atteint, on cesse l'usage du fluorure de sodium et on s'adresse, pour pratiquer les lavages de la vessie, à l'eau boriquée ou à d'autres solutions antiseptiques.

Formaldéhyde-caséine. — Prép. — M. E. Merck prépare ce produit analogue au glutol par condensation de l'aldéhyde formique et de la caséine.

Desc. — Poudre blanc jaunâtre et ne présente pas d'odeur ni de saveur appréciable. Soluble dans les acides étendus et précipitable par les alcools.

Prop. thér. — Antiseptique faible recommandé surtout pour les plaies purulentes granuleuses, il entrave la purulence et exerce sur les granulations une action astringente.

Mode d'emploi. — La formaldéhyde-caséine s'emploie sous forme de poudre, en tampons et gaze. Celle-ci est préparée en saupoudrant l'étoffe humide avec ce produit chaque fois avant l'emploi.

Formanilide. C^7H^7AzO.

Prép. — On fait bouillir pendant 1 heure équivalents égaux d'acide formique et d'aniline, on distille, et le formanilide se sublime.

Desc. — Corps blanc cristallisé en lamelles; soluble dans l'eau bouillante, l'alcool, l'éther, la benzine et le chloroforme.

Prop. phys. — Le Dr Neumann a étudié sur lui-même et sur un de ses collègues l'action anesthésique du formanilide (en solution à 20 p. 100) : instillé sur la langue, il provoque d'abord la sensation de morsure, puis survient de la pâleur et enfin de l'anesthésie. Par son pouvoir anesthésique le formanilide, tout en étant inférieur à la cocaïne, l'emporte sur l'antipyrine. De plus, l'action anesthésique de la cocaïne cesse après 20 minutes, tandis que celle provoquée par le formanilide persiste pendant 1 à 1 heure 1/2.

On voit que dans ce cas l'action physiologique dépend de la constitution chimique. D'après sa constitution chimique toute seule, on pourrait déjà prédire l'efficacité du formanilide comme antipyrétique.

Prop. thér. — Le Dr Preisach l'a essayé sur 9 sujets en insufflations dans la gorge; 5 minutes après ces insufflations on observa une anesthésie complète et les malades avalèrent sans douleur aucune. L'anesthésie est presque aussi intense que celle à la suite de badigeonnage avec la cocaïne, mais sa durée est beaucoup plus longue : en moyenne elle dure de 2-16 heures, dans la majorité des cas de 10-12 heures. En même temps que l'anesthésie de la muqueuse, on observa la perte de l'excitabilité réflexe. Comme phénomène secondaire fâcheux, on nota seulement une fois, pendant 1-2 secondes, l'accélération des battements cardiaques et la sensation de dépression.

Le Dr Meisels s'est servi du formanilide pour obtenir l'anesthésie de la muqueuse urétrale; en outre, il employa le formanilide en injections sous-cutanées (1 c. c. d'une solution à 3 p. 100) pendant quelques opérations : l'effet désiré fut obtenu très rapidement.

Le Dr Tauzk a prescrit le formanilide comme antipyrétique et antinévralgique : sous ces deux rapports, on peut le mettre à côté de l'antifébrine et de l'antipyrine; parfois même il ne le cède en rien à la morphine.

Le prof. Bokai a attiré l'attention sur l'action vaso-motrice du formanilide, supérieure à celle de l'antipyrine. Grâce à cette action vaso-motrice sur les vaisseaux de la muqueuse qui devient pâle, on le prescrira avec avantage dans toutes les inflammations douloureuses, telles que celles des amygdales, de l'arrière-gorge, etc.

Formol. $C^2H^4O^2$. — Syn. — Formaldéhyde. Aldéhyde formique. Formaline. Méthanal.

Prép. — Produit par l'oxydation des vapeurs alcooliques de l'esprit de bois (alcool méthylique) sous l'influence d'un fil de platine porté à l'incandescence.

M. Trillat a indiqué un procédé industriel de la préparation du formol consistant à faire passer des vapeurs d'alcool méthylique sur du coke ou du charbon de cornue porté au rouge dans un tube de cuivre. On obtient par cette méthode le formol à l'état de solution aqueuse, et mélangé avec de l'alcool méthylique et peut-être avec des traces d'acide formique. On chasse par distillation les produits alcooliques et éthérés; la solution de formol est ensuite concentrée à 40 p. 100.

Prop. thér. — Antiseptique puissant, qui empêche les fermentations et empêche l'urine de se putréfier. Il abaisse la température de 1 à 2 degrés.

D'après le Dr Berlioz, le formol serait plutôt un infertilisant des microbes qu'un microbicide.

M. le prof. von Winckel a pu se convaincre, par l'observation de 155 malades, que le formol est un bon médicament pour le traitement des vaginites et des endométrites catarrhales ou blennorrhagiques. Il a eu recours dans ces cas à des injections vaginales avec un liquide contenant une cuillerée à bouche d'une solution de formol à 10 p. 100 par litre d'eau, ainsi qu'aux cautérisations du col et de la muqueuse intra-utérine au moyen de la même solution de formol à 10 p. 100.

Franciscea uniflora Pohl. — SYN. — *Manaca.* Mercure végétal.

DESC. — Arbre de la famille des Scrofulariacées, qui croît aux Antilles et à la Réunion.

COMP. — Il contient un alcaloïde, la *manacine*, de formule $C^{14}H^{23}Az^{4}O^{5}$.

PROP. PHYS. — Toxique à doses élevées.

PROP. THÉR. — Le Dr Cauldwell a traité par l'extrait fluide 35 cas de rhumatisme et n'a eu qu'à s'en louer, surtout dans les cas subaigus avec peu ou point d'élévation de la température. Les Drs Cauldwell et Gottheil emploient de préférence l'extrait fluide, à la dose de 35 centigrammes à 2 grammes par jour, surtout dans le rhumatisme chronique.

Aux États-Unis, on fait usage du manaca comme altérant et antirhumatismal.

C'est aussi un puissant antiseptique, antisyphilitique, purgatif, emménagogue et diurétique.

MODES D'EMPLOI. DOSES. — On emploie surtout la racine en poudre, à la dose de 60 centigrammes, trois ou quatre fois par jour. — Décoction de la racine (10 à 15 p. 100). — Extrait fluide, avec la racine, à la dose de 5 à 20 gouttes, trois fois par jour.

Gaïacétine. $C^{8}H^{7}AzO^{4}$.

PRÉP. — C'est une pyrocatéchine monoacétique, obtenue en fixant le radical CO sur le groupe méthylique du gaïacol, en faisant agir l'acide chloracétique sur la pyrocatéchine en présence de la soude à molécules égales.

DESC. — Poudre à odeur et à saveur non désagréables.

PROP. THÉR. — Ce produit a été expérimenté chez

les phtisiques par le Dr Strauss, de Francfort-sur-le-Mein, à la dose 0,50, répétée plusieurs fois par jour.

Mode d'emploi. Doses. — Tablettes comprimées ou cachets de 0,50, à la dose de 1 à 5 par jour.

Gaïacolate de pipéridine. $C^5H^{11}AzC^7H^8O^2$.

Prép. — Ce produit prend naissance en faisant agir la pipéridine sur du gaïacol en solution dans du benzol ou de l'essence de pétrole, c'est un nouveau produit synthétique.

Desc. — Il cristallise en aiguilles prismatiques ou en plaques fusibles à 79°-80°. Il est soluble dans l'eau. Les acides minéraux et les alcalis le décomposent en ses constituants. C'est une substance qui présente, sur le gaïacol pur et le carbonate de gaïacol, cet avantage, important au point de vue pratique, d'être soluble dans l'eau jusqu'à la proportion de 3,5 p. 100.

Prop. thér. — M. le docteur A. Chaplin, médecin de l'hôpital de la Cité pour les maladies de la poitrine, à Londres, ayant expérimenté le gaïacolate de pipéridine dans les cas de tuberculose pulmonaire, a constaté que, administré à la dose de 0gr,30 à 1gr,80 centigr., répétée trois fois par jour, ce médicament est bien supporté par l'estomac et qu'il exerce un effet favorable sur l'appétit et l'état général. Le gaïacolate de pipéridine ne provoque pas de renvois, fait probablement dû à ce que ce produit traverse la cavité gastrique sans subir de modification et ne se décompose que dans le milieu alcalin du tube intestinal.

Mode d'emploi. Doses. — Cachets médicamenteux contenant 0,25 de ce produit à la dose de 3 à 15 par jour.

Gaïacol benzoïque. $C^{14}H^5O^3$. — Syn. — Benzosol. Benzoïlgaïacol. Benzoate de gaïacol.

Desc. — Cristaux incolores, fondant à 50°, sans odeur ni saveur. Il est soluble dans le chloroforme, l'éther et l'alcool bouillant, presque insoluble dans l'eau.

Prép. — Le gaïacol brut est transformé en sel de potasse et purifié par cristallisation dans l'alcool, on le chauffe au bain-marie avec la quantité calculée de chlorure de benzoïle, il se forme du benzosol qui est purifié dans l'alcool.

Prop. thér. — M. Bongart, qui l'a découvert, l'a préconisé à la place du gaïacol, dont il n'a pas le goût désagréable ni la saveur caustique.

Employé aux mêmes usages que le gaïacol.

Le Dr Piatkowski a obtenu de bons résultats du gaïacol benzoïque dans 8 cas de diabète. Dans tous, le sucre persistait, malgré le régime carné intensif. Sous l'influence du gaïacol benzoïque, la quantité d'urine, son poids spécifique et le sucre ont diminué (la disparition complète de sucre n'a pas été obtenue); le poids du corps a augmenté et l'état général s'est amélioré.

Doses. — Mêmes doses que le gaïacol.

Gaïacol carboxylique (**Acide**). $C^{14}H^2O^4CH^4O^2HO^2$. — Syn. — Gaïacol carbonique (acide).

Desc. — Corps cristallisé, fusible à 148°, donnant avec le perchlorure de fer une coloration bleue.

Prép. — On sature à froid et sous pression du gaïacol isolé par de l'acide carbonique. On chauffe ensuite, toujours sous pression, à une température supérieure à 100°. Le produit est dissous dans l'eau, puis décomposé par de l'acide chlorhydrique.

Prop. thér. — Présenté comme ayant des propriétés antiseptiques et antipyrétiques.

Gaïacol éthyléné. $CH^3O.C^6H^4O - C^2H^4 - O.C^6H.OCH^3$. — Syn. — Éther éthylénique de gaïacol.

Desc. — Aiguilles de couleur blanc jaunâtre, facilement solubles dans l'alcool chaud, difficilement solubles dans l'eau et fondant à 138°-139° C.

Prop. thér. — Identique de par ses propriétés thérapeutiques au gaïacol, le gaïacol éthyléné lui est supérieur en ce que, à la température ordinaire, il est cristallin et inodore ; quant aux autres dérivés du gaïacol, il l'emporte sur eux par l'énergie et la rapidité plus grande de son action et parce que, administré par la bouche, il est mieux supporté par l'estomac que le dérivé le plus digestif, à savoir le carbonate de gaïacol.

Mode d'emploi. — Le Dr F. von Oefele le prescrit contre la tuberculose, en pilules ou en cachets, à la dose quotidienne de 1-2 grammes (en deux fois). Voici ses formules :

1° Gaïacol éthyléné	0gr,5

en cas de tuberculose compliquée de troubles digestifs, pour un cachet. En faire dix semblables. — Dose à prendre : 2 à 4 cachets par jour.

2° Gaïacol éthyléné	4 grammes.
Poudre de cannelle	2 —
Sirop de cannelle	q. s.

pour faire une masse pilulaire à diviser en 60 pilules. Dose à prendre toutes les deux heures : *une* pilule.

Gallacétophénone. $CH^3COC^6H^2(OH)^3$. — Syn. — Trioxybenzol. Jaune d'alizarine. Trioxyacétophénone.

Prép. — Il dérive du pyrogallol en remplaçant 3HO par du méthylkétone.

Descr. — Poudre jaune, soluble dans l'eau chaude,

l'alcool, l'éther et la glycérine. Sa solubilité dans l'eau froide est faible, mais elle peut être augmentée par l'adjonction d'acétate de soude.

PROP. THÉR. — Découvert et expérimenté par Nenckii, employé par le Dr von Ins avec succès dans le psoriasis. L'action se manifeste au bout de 12 heures. Il a l'avantage de ne pas salir le linge.

MODE D'EMPLOI. DOSES. — Pommade à 10 p. 100. Solution :

Gallacétophénone	4	grammes.
Acétate de soude	30	—
Eau chaude	100	—

Mêlez. — Usage externe.

Gallanol. $C^{13}H^{13}AzO^{3}$. — SYN. — Gallol. Gallanilide. Gallinol.

PRÉP. — M. Cazeneuve le prépare en chauffant l'acide gallotannique avec un excès d'aniline, pendant une heure environ vers 150°. La masse traitée par de l'eau acidifiée par l'acide chlorhydrique laisse déposer des cristaux que l'on purifie par des cristallisations successives dans l'alcool aqueux.

DESC. — Cristaux lamellaires d'une grande blancheur, qui perdent à 100° 2 molécules d'eau de cristallisation.

Le gallanol fond vers 205° en se colorant à peine et sans dégagement gazeux, ce qui le différencie du gallate d'aniline, lequel se décompose dès 110° ; c'est l'anilide de l'acide gallique.

Il est peu soluble dans l'eau froide, très soluble dans l'eau bouillante.

RÉACTIONS. — La solution colore en bleu le perchlorure de fer. Il se dissout bien dans l'alcool à 93° et assez bien dans l'éther à 65°. Il est insoluble dans le chloroforme, le benzène, la ligroïne. Il se dissout mieux dans les alcalis en se colorant ; mais l'altération n'est que partielle.

Prop. phys. — Le gallanol en excès arrête complètement la vie des microorganismes.

Utilisé en solution relativement faible (1 pour 1000 ou 2 pour 1000), sans arrêter toute la végétabilité des microorganismes, il anéantit néanmoins presque complètement leur pouvoir pathogène.

Ce corps n'est pas toxique. A la dose de 4 grammes chez le chien, de 2 grammes chez l'homme, il ne donne lieu à aucune réaction inflammatoire.

Il est peu soluble dans l'eau (1 gramme dans 1 litre); grâce à cette insolubilité, l'absorption peut être limitée.

Le gallanol est un agent réducteur de la peau; il n'a déterminé ni rougeur, ni inflammation, ni pigmentation de la peau.

Prop. thér. — Le gallanol a été expérimenté par MM. Cazeneuve et Rollet dans le traitement de certaines affections de la peau. C'est un agent précieux pour les affections du cuir chevelu, de la face, du cou, car son action est plus rapide que celle des alcalins.

Ce corps a donné de très bons résultats dans l'eczéma chronique suintant, qu'il sèche en calmant très vite le prurit. Ce composé serait supérieur à l'acide chrysophanique et à l'acide pyrogallique dans le traitement du psoriasis et de l'eczéma de la face et du cuir chevelu; il a l'avantage de ne pas tacher le linge.

Dans le traitement du psoriasis, l'action du gallanol est surtout sensible dans le cas de moyenne intensité.

Dans les cas de psoriasis anciens et rebelles, le gallanol agit peut-être moins vite que l'acide chrysophanique et surtout que l'iodochlorure de mercure, mais offre sur ces médicaments l'avantage de pouvoir être laissé entre les mains des malades sans avoir à redouter des accidents pour abus d'emploi.

Le gallanol paraît désigné comme un bon remède pour les mycoses vraies de la peau, le favus, les trichophyties, le prurigo, sur lesquelles son action antiparasitaire est manifeste.

L'effet en est surtout très rapide dans les applications au cou, à la tête et au cuir chevelu, les phénomènes réflexes par voie d'absorption cutanée n'étant pas à craindre.

Il ne faudrait pas s'effrayer d'une poussée souvent rapide, dont presque tous les malades, qui l'ont ressentie, ont retiré un grand avantage, comme accélération ultérieure de la guérison.

Mode d'emploi. — Poudre de gallanol pour saupoudrer, soit pure, soit mélangée de talc.

Pommade de gallanol à la vaseline, dans la proportion du trentième, du dixième, d'un quart.

L'application du gallanol peut se faire également par un badigeonnage :

Gallanol	10 grammes.
Alcool à 95°	50 —
Ammoniaque liquide	1 centimètre cube.

et par-dessus une application de traumaticine, qui a pour but d'empêcher l'action oxydante de l'air.

Gallicine. $C^8H^8O^5$. — Syn. — Éther méthylique de l'acide gallique.

Prép. — On l'obtient en chauffant avec de l'acide chlorhydrique gazeux ou de l'acide sulfurique concentré une solution méthylalcoolique d'acide gallique ou de tannin.

Desc. — Cristallisée de l'alcool méthylique, la gallicine se présente sous forme de prismes rhombiques dépourvus d'eau de cristallisation ; la solution aqueuse chaude la laisse, au refroidissement, cristalliser en aiguilles blanches neigeuses présentant un feutrage fin. Le point de fusion de la gallicine est de 200 à 202 degrés centigrades; la gallicine se dissout facilement dans l'eau chaude, les alcools éthylique et méthylique chauds et dans l'éther; ces solutions sont incolores.

Prop. thér. — Par sa constitution, la gallicine rappelle la résorcine et le pyrogallol; c'est sa non-toxicité qui la rend supérieure au pyrogallol. C'est la gallicine cristallisée de sa solution aqueuse qui sera préférée pour l'usage thérapeutique. Le Dr Mellinger a obtenu avec la gallicine de bons résultats dans le traitement de certaines conjonctivites, et il la recommande pour pulvérisations dans l'œil. Chez quelques malades il survient une sensation de brûlure disparaissant quelques minutes après l'application des compresses humides; on peut la prévenir en instillant préalablement quelques gouttes d'une solution de cocaïne à 20 pour 100. On la prescrira à la dose de 1 gramme.

La gallicine s'est montrée très efficace dans la conjonctivite catarrhale avec tuméfaction chronique des paupières et sécrétion visqueuse et peu abondante se compliquant par l'eczéma des bords des paupières, contre les catarrhes séquelles des suppurations et des inflammations chroniques, dans le catarrhe folliculaire aigu et chronique, les conjonctivites consécutives à l'opération des cataractes, les conjonctivites phlycténulaires et la kératite superficielle.

Mode d'emploi. — On l'emploie sous forme de poudre qu'on applique sur l'œil avec un pinceau.

Gallobromol. $C^7H^4Br^2O^3$. — Syn. — Acide dibromogallique.

Prép. — On dissout 1 partie d'acide gallique dans 50 parties d'eau, et dans cette solution on verse petit à petit une solution de 5 parties de brome dans 150 parties d'eau. La solution filtrée est purifiée par addition d'un peu de carbonate de potasse et de bromure de potassium, décolorée au noir animal, filtrée, puis évaporée.

Desc. — Le gallobromol se présente sous l'aspect d'aiguilles blanches, très fines, très solubles dans l'alcool, dans l'éther et dans l'eau bouillante, et assez solubles dans l'eau froide pour qu'on puisse l'administrer en solution (100cc d'eau à 10° C. dissolvent 12 grammes environ d'acide dibromogallique). (Cazeneuve.)

Prop. phys. — Le Prof. Lépine a fait chez le chien quelques expériences sur la toxicité du gallobromol : à un chien de 11 kilogrammes, il a ingéré dans l'estomac 11 grammes de gallobromol. L'animal a vomi un quart d'heure plus tard une petite partie du gallobromol, ainsi qu'on a pu s'en assurer par la coloration rose qu'ont prise les matières vomies. L'animal est resté couché ; le cœur s'est accéléré ; puis, une demi-heure après, s'est beaucoup ralenti, en même temps que ses battements sont devenus très forts. Déjà la respiration s'était ralentie et était devenue très ample. La température s'est élevée de quelques dixièmes de degré ; puis l'animal a été pris de quelques convulsions des pattes ; les pupilles se sont dilatées ; il est devenu presque inerte et a succombé environ deux heures après l'ingestion du médicament. Comme il en a vomi une petite partie, on ne peut dire exactement quelle dose a amené la mort en deux heures. Elle a été en tous cas inférieure à 1 gramme par kilogramme d'animal.

Prop. thér. — Le professeur Lépine a eu d'excellents résultats dans le traitement de l'épilepsie, il a pu enrayer des attaques épileptiques. De même dans la chorée chronique, ce médicament a bien réussi.

En solution de 1/100, il arrête complètement la vitalité des microorganismes. Sa faible toxicité permet de l'utiliser à la dose de 1/100 sans crainte pour des lavages antiseptiques. C'est ce qui a amené MM. Cazeneuve et Rollet à utiliser le gallobromol pour le traitement de la blennorrhagie. Son action sur la douleur dans la blennorrhagie et les érections est remarquable, en raison de son pouvoir antiseptique et sédatif. Il s'administre par injections du canal de l'urèthre ou lavages de la vessie.

Les lavages sans sonde de l'urètre total sont la méthode de choix dans le traitement de la blennorrhagie par ce produit. Le gallobromol est indiqué dans le traitement de l'urétrite blennorrhagique à toutes périodes. On peut l'employer à 20 et à 40 p. 1000 en lavages. En injections dans l'urèthre antérieur, on peut faire usage de la solution au 1/10 à la période abortive.

Contenant la moitié de son poids de brome, il a une action très marquée sur la douleur et les érections. Les lavages avec le gallobromol sont indiqués dans les cas de cystite et d'épididymite. Quoique des injections par la méthode ordinaire soient bonnes à employer, il y a lieu, pour l'application, de donner la préférence aux lavages sans sondes.

Mode d'emploi. Doses. — Le gallobromol s'emploie en cachet de 0,50 à la dose de 1 à 8 par jour.

Gélante. — Prép. — On procède comme il suit :

On fait gonfler pendant un mois des morceaux de gomme adragante brute dans 20 fois leur poids d'eau, puis on les expose pendant une journée à l'action de la vapeur d'eau chaude en les remuant de temps à autre, et enfin on les passe dans une pièce de tarlatane. D'autre part, on ramollit une même quantité de gélatine dans de l'eau froide, on la soumet ensuite à l'action de la vapeur d'eau chaude sous pression ; on réunit les deux substances, gomme adragante et gélatine, et on soumet le mélange pendant deux jours à l'action de la vapeur d'eau chaude. On exprime encore une fois à travers la tarlatane ; enfin on ajoute 5 p. 100 de glycérine, un peu d'eau distillée de roses et 0,02 p. 100 de thymol, ce dernier pour empêcher le vernis de moisir.

Prop. thér. — D'après M. le Dr P. Unna, la *gélante* constituerait pour les usages dermatothérapiques un vernis supérieur aux diverses préparations analogues employées antérieurement.

Mode d'emploi. — Le liquide ainsi préparé, étendu sur la peau, se dessèche vite en se transformant en une couche lisse de vernis. On peut lui incorporer des quantités relativement considérables de substances médicamenteuses : jusqu'à 50 p. 100 d'ichtyol ; 40 p. 100 d'acide salicylique, de résorcine, de pyrogallol ; 5 p. 100 d'acide phénique ; 1 p. 100 de sublimé. Deux corps incompatibles entre eux dans les solutions aqueuses, tels, par exemple, que l'acide salicylique et l'oxyde de zinc, l'ichthyol et les divers sels, restent sans action l'un sur l'autre au sein du mélange de gomme adragante et de gélatine.

En outre, la gélante offre sur les autres vernis solubles dans l'eau l'avantage de sécher plus rapidement, d'exercer une action rafraîchissante plus prononcée, de permettre l'incorporation des corps gras et de pouvoir être appliquée à froid. Elle constitue une ressource précieuse en dermatothérapie, notamment pour le traitement de l'eczéma sec étendu et des placards disséminés de psoriasis, sur lesquels elle permet d'appliquer l'acide salicylique et la chrysarobine à haute dose.

Geranium maculatum. — Syn. — Alun.

Desc. — Plante de la famille des Géraniacées, qui croît en Europe,

Part. empl. — La racine.

Prop. thér. — C.-J. Wendt recommande la teinture de geranium maculatum pour arrêter les hémoptysies ; la dose qu'il prescrit est de 2 à 5 gouttes toutes les deux heures ; doit-on attribuer cette action aux acides gallique et tannique que cette plante contient en grande quantité ? C'est possible ; néanmoins, ces acides, pris aux mêmes doses, à l'état de pureté, ne produisent pas le même effet.

Glutol. — Syn. — Formaldéhyde gélatine. Gélatine à la formaldéhyde.

Prép. — On dissout 500 grammes de gélatine dans quantité suffisante d'eau, on ajoute 25 gouttes d'aldéhyde formique pur, on la dessèche dans une atmosphère chargée de vapeurs de formaldéhyde et on la réduit en poudre ; il faut la conserver dans un lieu sec, en présence de traces d'aldéhyde formique.

Prop. thér. — Schleich a fait connaître les propriétés antiseptiques de cette préparation dans le traitement des plaies ; au contact des cellules vivantes elle se décompose graduellement avec dégagement de vapeurs de formol qui, se trouvant à l'état naissant, déterminent l'asepsie complète de la plaie.

Cette préparation appliquée directement sur les plaies tarit bientôt la suppuration et détermine une cicatrisation rapide. Dans les plaies de mauvaise nature et dans les ulcères atoniques, Schleich l'humecte de temps en temps avec quelques gouttes du mélange suivant :

Pepsine........................	2 grammes.
Acide chlorhydrique..............	$0^{gr},30$
Eau distillée....................	100 grammes.

Glycérophosphate de chaux. — Syn. — Phosphoglycérate de chaux. Glycérinophosphate de chaux.

HISTORIQUE. — Découvert par Pelouze en 1846, en faisant agir l'acide phosphorique anhydre ou vitreux sur la glycérine ; l'acide phosphoglycérique a été obtenu à peu près en même temps par Gobley, en partant de la lécithine de l'œuf qu'il décomposait par les acides. Puis, Lehman observa sa présence dans la matière nerveuse malade ; enfin, Tudichum et Kingzett l'ont préparé en faisant bouillir la képhaline ($C^{42}H^{79}AzPhO^{13}$) avec de l'eau de baryte.

PRÉP.

Acide phosphorique liquide à 60 0/0......	3kil,000
Glycérine pure à 28°.....................	3 ,600

Maintenir à une température de 100 à 110° pendant six jours consécutifs, en agitant trois à quatre fois par jour.

La masse commence à se colorer au bout du deuxième jour et à émettre des vapeurs. Le cinquième jour, elle est de couleur brune et cesse de fumer. Le septième jour, le mélange est mis à refroidir ; la masse devient alors visqueuse et transparente.

Après refroidissement complet, on sature l'acidité par un lait de carbonate de chaux, préparé en délayant 500 grammes de carbonate de chaux précipité dans 2 kilogrammes d'eau. Le mélange obtenu, on laisse déposer deux ou trois heures, puis on ajoute à nouveau, et peu à peu, du lait de carbonate de chaux de composition identique à la précédente, jusqu'à ce que la plus grande partie de l'acidité soit saturée. (Il faut deux jours environ pour arriver à ce point.)

Au bout de ce temps, on filtre, et la liqueur filtrée est amenée à exacte neutralité avec un lait de chaux éteinte ; on filtre au papier, puis on précipite avec de l'alcool à 90°.

Le précipité formé se dépose très rapidement; on décante au bout d'une heure environ; on fait égoutter le précipité et on l'essore complètement.

On le redissout dans l'eau froide, on filtre et on évapore à très basse température.

Le sel ainsi obtenu est une poudre blanche, légèrement cristalline, soluble dans 15 parties d'eau froide, presque insoluble dans l'eau bouillante, insoluble dans l'alcool, et donnant à peine par le molybdate d'ammoniaque la réaction de l'acide phosphorique.

PROP. PHYS. — Le Dr A. Robin a constaté que le glycérophosphate de chaux, en injection sous-cutanée à la dose de 0,25, augmente le résidu total de l'urine, l'urée (de 23,5 à 31,73), le coefficient d'oxydation azotée (de 80,7 0/0 à 84 0/0), les chlorures, les sulfates, le coefficient d'oxydation du soufre (de 7 à 90 0/0), la chaux, la magnésie et la potasse. Il ne semble pas avoir une influence très marquée sur l'acide urique et ne fait varier que dans des proportions insignifiantes le phosphore incomplètement oxydé, qu'il tend plutôt à abaisser.

Il exerce donc sur la nutrition de tous les organes une puissante accélération, et cette accélération prend sa source dans une stimulation particulière de l'appareil nerveux. Son action sur cet appareil est antagoniste de celle de l'antipyrine. Comme le Dr A. Robin l'a démontré en 1887, l'antipyrine est le médicament de l'excitabilité nerveuse exagérée, tandis que les glycérophosphates sont les médicaments de la dépression nerveuse.

En injections sous-cutanées ils produisent des effets au moins aussi énergiques que le liquide testiculaire qui n'agit vraisemblablement qu'en vertu du phosphore organique qu'il contient. Il pourrait donc y avoir avantage à les employer à la place de ce liquide, puisque l'on substituerait ainsi un produit défini, dosable, à une préparation incertaine, variable et éminemment altérable.

PROP. THÉR. — Le Dr A. Robin a été conduit à étudier la valeur thérapeutique des glycérophosphates par les constatations qu'il a faites dans la composition des urines des neurasthéniques. Elles renferment, en effet, des quantités relativement considérables de phosphore incomplètement oxydé, qui s'y trouve surtout sous la forme d'acide phosphoglycérique.

En admettant qu'il vaudrait mieux introduire dans l'organisme le phosphore sous forme d'une combinaison organique aussi rapprochée que possible de celle qu'il a dans le système nerveux, le Dr Robin employa les glycérophosphates de chaux, de potasse et de soude, soit seuls, soit associés, par la voie stomacale ou sous-cutanée.

Les résultats ont paru favorables dans plusieurs cas de sciatique, de tic douloureux de la face, de maladie d'Addison. Chez les ataxiques, les résultats obtenus avec l'injection sous-cutanée de glycérophosphate de chaux, à la dose quotidienne de 20 centigrammes, ont été moins bons. Chez un seul, on a constaté la diminution des douleurs et plus d'assurance dans la marche.

Le glycérophosphate de chaux réussit contre les dépressions nerveuses, les convalescences, les asthénies nerveuses, la chlorose, l'albuminurie, la phosphaturie, l'ataxie, l'hypersthénie gastrique, la sciatique aiguë, le tic douloureux de la face.

MODE D'EMPLOI. DOSES. — Sirop ou solution de glycérophosphate de chaux à la dose de 0gr,50 à 1 gramme de substance active. Injection hypodermique. Solution aqueuse, saturée, stérilisée et renfermée dans des tubes scellés à la lampe pour injections hypodermiques (glycérophosphate de chaux, 0gr,06 par centimètre cube ; glycérophosphate de soude, 0gr,20).

Glycérophosphate de lithine $C^3H^7O^3 - PHO < \begin{matrix} OLi \\ OLi \end{matrix}$

Desc. — Poudre cristalline, blanche, soluble dans l'eau.

Prop. thér. — Son usage est indiqué dans tous les cas où l'on donne les sels de lithine et où l'on recherche les effets tonifiants de l'acide glycérophosphorique.

Modes d'emploi. Doses.

Glycérophosphate........................... 0,50

Divisez en 10 cachets à la dose de un à deux par jour à prendre dans une eau chargée d'acide carbonique.

Solution à 50 p. 100 à la dose de 1 gramme à 2 grammes par jour.

Gossypium herbaceum L. — Syn. — Cotonnier.

Desc. — Plante de la famille des Malvacées, qui croît aux Antilles, Sénégal, la Réunion, Indo-Chine et Inde.

Part. empl. — La racine.

Prop. thér. — Son action équivaut à celle du seigle ergoté. L'extrait provoque même des contractions utérines plus sûrement que l'ergot. On en fait usage dans l'aménorrhée, la dysménorrhée.

Le Dr Narkevitsch confirme les propriétés hémostatiques de l'extrait fluide de l'écorce de la racine de *Gossypium herbaceum*. Il a indiqué ce médicament à Poteïenko, qui l'a employé d'abord contre les métrorrhagies avec succès. Il administrait à l'intérieur vingt à trente gouttes de l'extrait fluide de *Gossypium herbaceum*, trois ou quatre fois par jour pendant quatre, cinq, dix jours au plus. L'effet se produisait parfois après un ou deux jours de ce traitement, même dans les cas où les autres médicaments ont échoué.

Depuis 1890 jusqu'à 1893, Poteïenko a employé le *Gossypium herbaceum* dans 59 cas, dont 30 cas de métrorrhagies pour cause d'affection des organes génitaux ou *post partum*, 21 cas d'hémoptysie, 6 cas d'épistaxis, 1 cas d'hémorrhagie rectale. L'arrêt de l'écoulement sanguin s'est produit dans 52 cas. Poteïenko n'a jamais observé de troubles digestifs; au contraire, souvent l'appétit s'améliorait.

Les conclusions sont que : 1° le *Gossypium* est un médicament non dangereux, et qui a une bonne action hémostatique ; il produit plutôt un effet salutaire que nuisible sur la digestion ; 2° on peut l'employer avec succès dans les métrorrhagies au cours de la grossesse ; 3° son action est due probablement à la diminution de l'hypérémie des muqueuses ; 4° la dose maximum est de trente gouttes.

Le Dr Narkevitsch lui-même a employé le *Gossypium herbaceum* depuis 1888 sous forme d'infusion fraîche (15 p. 100) qui agit plus sûrement que l'extrait fluide. On en donne une cuillerée à bouche toutes les heures ou toutes les demi-heures. Il l'a employé aussi bien en gynécologie qu'en obstétrique, chaque fois où il y avait l'inertie utérine ou après une intervention obstétricale. Dans un cas où l'administration du médicament *per os* n'a pu se faire, à cause des nausées et des vomissements préexistants, l'auteur a fait deux lavements avec 90 grammes de l'infusion mentionnée. Les métrorrhagies se sont arrêtées. Les injections intra-utérines chaudes ont échoué dans le cas cité.

MODE D'EMPLOI. DOSES. — Extrait fluide :

Écorce de racine de cotonnier	100
Glycérine	35
Alcool à 94°	q. s.

Pour faire 100 gr. d'extrait fluide; à la dose de 4 à 15 grammes par jour. — Infusion, 10 grammes d'écorce, 2 fois par jour. — Décoction, 120 grammes pour 1200 grammes d'eau, à la dose de 60 grammes toutes les demi-heures.

Grindelia robusta Nut. — Desc. — Plante de la famille des Composées, qui croît dans le sud des États-Unis.

Part. empl. — La plante entière.

Comp. — La résine serait la partie active.

Prop. thér. — Utilisée contre la coqueluche, l'asthme avec spasmes, les affections des bronches. Efficace pour atténuer la fréquence et la violence des accès. Spécifique pour guérir l'irritation causée par le suc du *Rhus Toxicodendron*, et l'irritation des maladies de peau. MM. C. Paul et Huchard l'ont employée avec succès dans l'emphysème.

Les tuberculeux des premières périodes, fatigués par une toux sèche et opiniâtre, voient leurs symptômes se calmer rapidement; en même temps, les forces et l'appétit augmentent. Les malades accusent, avec espoir, un relèvement notable des forces et un sommeil réparateur. Dans les laryngites catarrhales ou autres enrouements et aphonies, les cordes vocales reprennent facilement, sous l'action de la grindelia, leur vigueur accoutumée, et la parole éteinte reparaît aisée et sonore.

Dans l'emphysème, la respiration redevient plus large et plus facile, l'expectoration se faisant plus régulièrement. C'est une thérapeutique eupnéique rationnelle, la plus capable d'engendrer les réactions modificatrices favorables à la cicatrisation complète des lésions épithéliales de l'arbre aérien. Elle calme l'irritation réflexe névro-bronchique, décongestionne les poumons, excite l'atonie des fibres lisses, augmente l'énergie des leucocytes, pour rendre ces cellules victorieuses des bacilles.

Dans les hypertrophies simples, dérivant de palpitations anciennes, ou liées à une activité exagérée de l'organe circulatoire, et surtout dans l'augmentation de capacité des cavités cardiaques, avec amincissement de leurs parois (dilatation, coïncidant fréquemment avec les bronchites), l'emploi de la grindelia robusta, pour rétablir l'équilibre circulatoire, se trouve indiqué. Elle offre tous les avantages de la digitale sans nul de ses inconvénients. Elle réprime l'excès de tension sanguine et chasse bien loin toute menace congestive, dans les palpitations liées à l'hypertrophie de croissance, à l'emphysème, à l'asthme et à la tuberculose commençante.

MODE D'EMPLOI. DOSES. — Extrait fluide, préparé avec les feuilles et les sommités fleuries :

Grindelia en poudre n° 30	100
Alcool à 94°	Q. S.
Eau distillée	Q. S.

Pour faire extrait fluide 100 gr.

On mêle 3 parties d'alcool avec une partie d'eau distillée, et ce mélange sert à préparer l'extrait fluide, d'après le procédé habituel. L'extrait fluide doit être donné dans de l'eau sucrée ou du lait, en remuant le breuvage, pour empêcher la résine d'adhérer au verre, à la dose de 2 à 4 grammes, toutes les trois ou quatre heures. — Teinture 1/5, de 30 à 40 gouttes :

Teinture de grindelia robusta	30	grammes.
— de convallaria maialis	10	—
— de scille	5	—

à la dose de 15 gouttes 3 fois par jour, employée par le Dr Huchard contre la néphrite.

Guaco. — SYN. — *Mikania Guaco* H. B. *Eupatorium saturæfolium* Lam.

Desc. — Plante grimpante, de la famille des Composées, qui croît dans l'Amérique du Sud, à la Guyane et à la Martinique.

Comp. — Contient une substance résinoïde amère, la *guacine*.

Part. empl. — La plante entière.

Prop. thér. — Employée contre la morsure des serpents, les fièvres intermittentes, les rhumatismes, la goutte, la rage, la syphilis et le choléra.

Mode d'emploi. Doses. — Suc frais, comme alexitère sur la plaie. — Extrait fluide, de 1 gramme à 3 grammes. — Infusé, 20 grammes pour 1,000. — Teinture de 1/6, de 2 à 4 grammes. — Teinture alcoolique et éthérée, pour l'usage externe.

Guazuma ulmifolia Desf. — Desc. — Plante de la famille des Malvacées, qui croît aux Antilles et à la Réunion.

Part. empl. — L'écorce.

Prop. thér. — Astringent mucilagineux, sous forme de sirop, dans les fièvres chaudes. Dépuratif dans les maladies cutanées, la rogne et autres affections du cuir chevelu. Au Brésil, on s'en sert comme topique pour les ulcères et les blessures.

Mode d'emploi. — Décoction, 30 grammes d'écorce, que l'on fait bouillir une demi-heure dans un demilitre d'eau.

Hamamelis virginiana Lam. — Syn. — *Witch Hazel.* Noisetier de Sorcière.

Desc. — Arbre de la famille des Saxifragacées-Hamamélidées, qui croît aux États-Unis.

Part. empl. — Les feuilles et l'écorce fraîches.

Comp. — Contient de l'*hamaméline*, produit résineux mélangé à un alcaloïde.

Prop. thér. — Tonique, astringent contre les hémorrhoïdes et les hémorrhagies. Action décongestive, sédative, régularisant la circulation en agissant sur le système vaso-moteur, dilatateur et constricteur ; ce qui explique son action hémostatique dans les stases sanguines, dans les dilatations variqueuses profondes ou superficielles.

Prop. tox. — Doit être donné avec prudence. Des troubles de la circulation ont été observés dans plusieurs cas où la dose de 20 gouttes par jour avait été dépassée.

Mode d'emploi. Doses. — Extrait fluide, préparé avec les feuilles ou l'écorce :

Hamamelis en poudre n° 40.............	100
Alcool à 94°..........................	ãã Q. S.
Eau distillée.........................	

Mêlez une partie d'alcool avec 2 parties d'eau distillée, et préparez avec ce mélange l'extrait fluide, pour faire 100 gr. d'extrait fluide, dont on donnera de 4 à 8 gouttes, 3 fois par jour. — Décoction, 80 grammes pour 500 grammes, un verre par jour. — Extrait mou, 1 gramme pour 350 grammes d'eau, 10 gouttes toutes les deux heures. — Teinture de feuilles 1/5, pour usage interne, de 5 à 20 gouttes par jour. — Teinture d'écorces 1/20, pure ou coupée d'eau, pour usage externe en compresses.

Heliotropium indicum L. — Syn. — *Yerba de Cotona.*

Desc. — Plante de la famille des Borraginées, qui croît à Porto-Rico, dans l'Inde et en Cochinchine.

Prop. thér. — Le suc est employé pour résoudre les furoncles douloureux ou les anthrax.

Spécifique des aphtes et des ulcérations de la gorge et du pharynx. Le Dr Amadeo l'a employé dans la pharyngite et l'angine tonsillaire, et a obtenu un soulagement de la douleur et de la constriction.

Mode d'emploi. — A l'intérieur, infusions. — Gargarismes.

Hémogallol. — Prép. — On traite le sang des animaux par l'acide pyrogallique, et on lave le produit obtenu de façon à enlever toute trace excédente de pyrogallol. (E. Merck.)

Desc. — Poudre rouge brun, sans saveur et assimilable avec une facilité extraordinaire.

Prop. thér. — Le Dr Kobert a expérimenté ce produit et a obtenu une assimilation rapide ; il pénètre en totalité dans le système vasculaire, il diffère des autres préparations martiales dont il faut quelquefois le centuple pour combattre l'anémie. Le Dr Kobert fait remarquer que dans un médicament ferrugineux ce n'est pas la quantité de métal qu'il contient que l'on doit prendre en considération ; le point capital à observer c'est si le fer se trouve dans un état facilement assimilable ou non. L'hémogallol ne nuit en rien à l'appareil digestif, son traitement peut être de longue durée et il contribue puissamment à rappeler l'appétit perdu, de sorte qu'il a pour résultat non seulement une rapide augmentation des globules du sang, mais aussi une amélioration de l'état nutritif dont la promptitude est de toute nécessité. Ce remède étend son action sur les maladies résultant de la pauvreté du sang en ferro-albumine rouge, telles que excitation nerveuse, maux de tête névralgiques, dyspepsie et insomnies.

Mode d'emploi. Doses. — M. E. Merck préconise des cachets de 0,25 d'hémogallol trois fois par jour peu de temps avant les repas. — Pastilles de chocolat contenant 25 centigrammes d'hémogallol.

Hémol. — Prép. — Le professeur Kobert, en agitant le sang neutre ou neutralisé d'animaux à sang chaud avec de l'eau et du zinc en poudre, a observé un précipité qui est une combinaison de l'hémoglobine et du zinc qu'il appela *zincoparahémoglobine*. On sépare le zinc par précipitation au moyen du sulfure d'ammonium et finalement on déplace l'hémol par l'acide chlorhydrique.

Desc. — Poudre brune, sans saveur, contenant souvent encore un peu de zinc, ce qui ne nuit pas à son action thérapeutique.

Prop. thér. — Le professeur Kobert a observé que l'hémol se dissolvait rapidement dans l'intestin. Il l'a employé contre la chlorose et les ulcérations saignantes de l'intestin, qui étaient vite cicatrisées. L'hémol est toléré facilement même par l'estomac si irritable des chlorotiques, il est rapidement assimilé par ces malades. L'hémol est plus que tout autre médicament martial transformé en matières colorantes du sang, même chez les individus les plus affaiblis. On le retrouve dans les urines au taux de 22,6 p. 100 de la dose administrée, tandis que l'hémoglobine ne donne que 17 p. 100 et l'hématine 10 p. 100 de leur dose.

Mode d'emploi. Doses. — Cachets médicamenteux contenant 10 centigrammes ou 50 centigrammes administrés trois fois par jour. — Pastilles de chocolat ou tablettes comprimées dont chacune contient 50 centigrammes d'hémol, que l'on prescrit à la dose de 3 à 6 par jour (E. Merck).

Hoang-nan. — Syn. — *Strychnos Gautheriana.*

Desc. — Plante de la famille des Solanacées, qui croît au Tonkin.

Comp. — Contient strychnine, brucine et igasurine.

Prop. phys. — Possède les propriétés physiologiques de la strychnine, ajoutées à celles de la curarine (exagération des mouvements réflexes, crampe, léger trismus).

Prop. thér. — Réputée comme écorce précieuse contre la rage, la lèpre et le venin des serpents.

M. le Dr Barthélemy, de Nantes, a essayé ce médicament et, sur un certain nombre de cas de rage, a obtenu la guérison : les premiers stades de la maladie suivaient leur cours, mais l'hydrophobie était évitée ainsi que la mort.

Mode d'emploi. Doses. — Poudre, à la dose de 75 centigrammes. — Extrait hydro-alcoolique, à la dose de 30 centigrammes, dans les vingt-quatre heures.

Holocaïne. — Syn. — Para-diéthoxyéthényldiphénylamidine.

Prép. — Ce composé résulte de la combinaison d'une molécule de phénacétine et d'une molécule de para-phénétidine.

Desc. — Base énergique insoluble dans l'eau froide, très soluble dans l'alcool et dans l'éther ; son point de fusion est 121°.

L'holocaïne donne avec les acides des sels bien cristallisés ordinairement difficilement solubles dans l'eau froide, assez solubles dans l'eau chaude ; leurs solutions aqueuses sont neutres aux réactifs et ne subissent aucune altération sous l'action d'une longue ébullition.

La légère teneur en alcali des verres employés en pharmacie produit parfois, par suite d'une faible dissolution d'alcali, un léger trouble dû à la mise en liberté d'une petite quantité d'holocaïne. On peut, du reste, éviter cet inconvénient en se servant de vases en porcelaine.

Prop. thér. — Une solution à 1 p. 100 de ce sel suffit pour produire l'anesthésie de l'œil.

D'après M. Deneffe, l'emploi de l'holocaïne comme

anesthésique de la cornée dans diverses affections oculaires donne des résultats favorables. Ce médicament, dit-il, qui nous sert également à insensibiliser l'œil avant d'intervenir chirurgicalement sur cet organe, nous a fourni des résultats supérieurs à tous les points de vue à ceux de la cocaïne.

Si on laisse tomber sur la muqueuse palpébrale une goutte d'une solution aqueuse d'holocaïne à 1 p. 100, puis une autre goutte après quinze secondes et enfin une troisième goutte, on obtient en trois minutes une anesthésie complète de l'œil sans aucun des inconvénients de la cocaïne. Il ne se produit pas de mydriase; on ne note ni ischémie, ni douleur; enfin, on ne constate jamais de troubles de l'accommodation. M. Deneffe considère l'holocaïne comme destinée à remplacer avantageusement la cocaïne et l'eucaïne en thérapeutique oculaire.

Mode d'emploi. Doses. — Solution de 25 p. 100. dont on instille dans l'œil de 1 à 3 gouttes.

Hura crepitans L. — Syn. — Sablier.

Desc. — Plante de la famille des Euphorbiacées, qui croît dans les Antilles, l'Amérique tropicale et le Brésil, la Guyane, la Réunion et l'Inde.

Prop. thér. — Poison énergique, employé comme éméto-cathartique, hydragogue et à l'extérieur comme rubéfiant. Le latex de la plante, mis au contact de l'œil, peut produire la cécité presque immédiate. L'extrait d'écorce est employé, au Brésil, contre la lèpre.

Hydrargyro-iodate d'hémol. — Prép. — Ce nouveau composé mercurique, contient 12,35 p. 100 de mercure métallique, 28,68 p. 100 d'iode et 58,97 p. 100 d'hémol (Dr Kobert).

Propr. thér. — Le professeur Kobert n'a jamais observé, à la suite de l'emploi de l'hydrargyro-iodate d'hémol, ni diarrhées profuses, ni selles teintées de sang, ni enfin coliques intenses.

Chez quelques malades qui faisaient peu attention à la propreté de la bouche, il est survenu du ptyalisme ; chez deux autres, on nota de la tuméfaction des gencives qui, du reste, céda aux badigeonnages avec de la teinture d'iode ; mais jamais on n'a eu affaire à ces gingivites si intenses rencontrées souvent à la suite de l'administration d'autres préparations mercurielles.

De plus, comme, outre l'iode et le mercure, l'hydrargyro-iodate d'hémol contient encore du fer facilement assimilable, cette préparation est surtout indiquée pour le traitement de la syphilis chez des sujets où celle-ci se complique d'anémie, de troubles de la nutrition et de scrofulose.

Mode d'emploi. Doses. — Pilules de 0,005 à la dose de 1 à 2 par jour.

Hydrargyroseptol. $C^9 H^6 AzOSO^3 Hg + 2NaCl$.

Prép. — Combinaison de quinosolate de mercure et de chlorure de sodium.

Desc. — Masse jaune, se gonflant dans un peu d'eau à la manière d'un mucilage, se dissolvant complètement dans 20 parties d'eau pour donner un liquide clair, doué d'une odeur particulière et d'une saveur d'abord fade, puis brûlante.

Chauffé sur une lame de platine, il brûle sans laisser de résidu. Sa solution aqueuse est jaune-citron; elle donne, d'une part, les réactions du quinosol (coloration verte avec le perchlorure de fer, si la solution est très diluée), et, d'autre part, les réactions du mercure (précipitation par l'hydrogène sulfuré, etc.).

Prop. thér. — Ce médicament est préconisé comme antisyphilitique.

Hydrastis canadensis L. — Syn. — Racine jaune. Racine orange.

Desc. — Plante de la famille des Renonculacées, qui croît dans l'Amérique du Nord.

Prop. phys. — A la suite de l'administration de l'*hydrastis canadensis* ou de son alcaloïde l'*hydrastine*, les battements du cœur sont ralentis; après de fortes doses, survient parfois de l'arythmie; le ralentissement qui suit une dose moyenne cesse, si les nerfs vagues sont coupés; il n'en est pas de même de l'arythmie et du ralentissement qui succèdent à des doses fortes.

Prop. thér. — A une action manifeste sur les troubles fonctionnels de l'appareil utéro-ovarien et sur les anomalies de la menstruation. — On l'emploie comme tonique et antipériodique, véritable succédané du quinquina dans les fièvres intermittentes. Il est laxatif, cholagogue, et est employé contre les affections chroniques des muqueuses et les hémorrhoïdes. Il est altérant et antiseptique.

Le Dr Palmer, ayant remarqué l'action favorable de l'application locale de l'extrait d'hydrastis sur l'inflammation des muqueuses, a prescrit des inhalations du même extrait dans des cas de bronchite simple et aussi dans la phtisie. Les résultats sont satisfaisants. Dans le premier mois, les sueurs nocturnes disparaissent, la toux et l'expectoration diminuent notablement, l'appétit se relève, la digestion s'accomplit avec plus d'énergie, les forces des malades s'accroissent. L'hydrastis est applicable à toutes les périodes de la phtisie.

Le Dr Fedarow recommande l'hydrastis canadensis comme remède contre les vomissements de la grossesse. — Dans quatre cas successifs de vomissements dits incoercibles de la grossesse, le docteur P. Fedarow (de Kharkow) a obtenu un succès rapide et complet par l'administration de l'extrait fluide d'hydrastis canadensis à la dose de 20 gouttes répétée quatre fois par jour. Le médicament agirait en abaissant la pression sanguine, en décongestionnant l'utérus et en calmant l'hyperexcitabilité des centres vaso-moteurs du tube gastro-intestinal.

Mode d'emploi. Doses. — Le rhizome et les radicelles servent à la préparation d'un extrait fluide et d'une teinture.

Hydrastis en poudre n° 60	100
Alcool à 94°	q. s.
Eau distillée	q. s.

Pour faire 100 gr. d'extrait fluide, à la dose de 1 à 4 grammes, 2 à 3 fois par jour. — Racines pulvérisées, 2 à 8 grammes.

Teinture d'hydrastis canadensis	15
— de viburnum prunifolium	15

Dix gouttes toutes les 2 heures contre la dysménorrhée (Dr Huchard).

Le Dr Palmer se sert ordinairement de la solution suivante pour les inhalations :

Extrait fluide d'hydrastis canadensis...	1 partie.
Solution saturée de chlorure de sodium.	3 parties.

Hydrastine de 10 à 30 centigr. par jour.

Hydrastinine en injections sous-cutanées.

Chlorhydrate d'hydrastinine	1 gramme.
Eau distillée	10 grammes.

De 1/2 à 1 seringue Pravaz.

Hymenæa Courbaril L. — Syn. — Caroubier de l'Inde. Copalier.

Desc. — Plante de la famille des Légumineuses, qui croît dans l'Inde, Guyane, Cochinchine, Antilles.

Prop. thér. — L'écorce, à l'état d'extrait fluide, est un bon sédatif artériel et un astringent, dans les cas d'hémoptysie, d'hématurie, de crachement de sang, de diarrhée et de dysenterie.

Mode d'emploi. Doses. — Extrait fluide, de 10 à 20 gouttes.

Hymenodictyon excelsum Wall. — Desc. — Plante de la famille des Rubiacées, tribu des Cinchonées, qui croît dans l'Inde.

Comp. — Elle contient, d'après Waylor, de l'hyménodictine, de l'æsculine, de l'æsculétine.

Part. empl. — L'écorce.

Prop. thér. — Elle est astringente et amère. Ce serait un tonique et un fébrifuge.

Hypnal. — Syn. — Chloral-antipyrine. Trichloracétyl-diméthylphénylpyrazolone.

Prép. — On obtient ce corps en mélangeant le chloral hydraté et l'antipyrine ; on obtient une huile, qui ne tarde pas à se prendre en cristaux, qu'on essore et qu'on purifie par des cristallisations dans l'eau.

Desc. — M. Reuter a fait connaître la combinaison de 1 molécule d'antipyrine et 1 molécule de chloral anhydre; ce corps ne donne pas la réaction rouge avec le perchlorure de fer. MM. Béhal et Choay ont obtenu les combinaisons de 1 molécule d'antipyrine pour 1 molécule de chloral hydraté et de 1 molécule d'antipyrine pour 2 molécules de chloral hydraté. Ces deux corps donnent la coloration rouge par le perchlorure de fer.

Prop. thér. — Le composé de Reuter est inactif thérapeutiquement, tandis que ceux de MM. Béhal et Choay ont de l'action. On devra donc au préalable faire l'essai au perchlorure de fer. M. le Dr Bardet préconise l'hypnal contre l'insomnie due à la douleur et à la toux. On peut l'administrer facilement à des enfants, car il n'a pas de goût.

Dose. — 1 gramme.

Hypnone. $C^6H^5—CO—CH^3$. — Syn. — Acétophénone. Phénylméthyl-acétone.

Desc. — Liquide incolore, mobile, très réfringent, bouillant à 198°. Il appartient à la série aromatique. Il est volatil et son odeur, très tenace et très persistante, rappelle à la fois celle de l'essence d'amandes amères et celle de l'eau de laurier-cerise. N'est pas directement inflammable, mais active la combustion des corps qui en sont imprégnés. Vers +4 ou 5 degrés, il devient solide et se prend en masse sous forme de cristaux enchevêtrés. Très soluble dans l'alcool, l'éther et particulièrement l'huile d'amandes douces, ce qui a donné l'idée de le mettre en capsules, après l'avoir dissous dans ce véhicule.

Prép. — Obtenu par Friedel en faisant réagir le chlorure de benzoyle sur le zinc méthyle ou en distillant un mélange de benzoate et d'acétate de calcium.

Prop. phys. — Chez les cobayes, en injection sous-cutanée, à l'état pur, et à la dose de 50 centigrammes à 1 gramme, il amène une somnolence à forme comateuse, suivie de la mort de l'animal, cinq à six heures après l'injection (Dujardin-Beaumetz).

Prop. thér. —Le Dr Dujardin-Beaumetz a, le premier, constaté ses propriétés hypnotiques, qui avaient échappé à Popoff et Nencki.

Mode d'emploi. Doses. — La dose varie de 4 à 16 gouttes, soit de 10 centigrammes à 40 centigrammes, et cette dose provoque toujours de quatre à six heures d'un sommeil réparateur.

Dans ses premiers essais, le Dr Dujardin-Beaumetz a d'abord administré l'hypnone étendu d'alcool, d'éther ou de glycérine dans des capsules Lehuby.

Étant données les petites doses auxquelles doit s'administrer ce médicament et la précision nécessaire à son dosage, Limousin préfère l'emploi des capsules gélatineuses, ainsi formulées :

Hypnone..........................	4 gouttes ou 10 centigr.
Huile d'amandes douces..........	Q. S. pour une capsule.

On évite ainsi l'ingestion d'une certaine quantité d'alcool à 90° ou d'éther proportionnellement élevée, si on considère que l'hypnone s'administre à la dose de quelques gouttes seulement.

L'huile d'amandes douces possède la propriété d'atténuer dans une forte mesure l'odeur pénétrante de l'hypnone.

Hypnone..............................	VIII gouttes.
Glycérine............................	2 grammes.
Looch blanc..........................	40 —

à prendre en une fois (Dr Constantin Paul).

Hyposulfite de mercure et de potasse. — $3\,Hg(S^2O^2)^2 + 5\,K^2S^2O^3$.

Desc. — Cristaux incolores facilement solubles dans l'eau. Contenance en mercure, 31,4 pour 100. Ce produit ne donne pas de précipité dans les solutions albumineuses.

Prop. thér. — D'après le Dr Dreser, ce sel double possède la propriété remarquable d'être décomposé par l'électrolyse, de telle manière que son mercure va à l'anode, car, dans cette préparation, la molécule de mercure n'est pas à l'état métallique, mais sous forme d'un acide mercurique.

Les injections hypodermiques ne sont, d'après Dreser et Camerer, pas plus douloureuses que les injections ordinaires de morphine ; elles ne produisent aucune irritation, ni aucune action caustique locale, et elles peuvent se doser exactement. 1 gramme de chlorure de mercure correspond à 2$^{gr.}$ 32 d'hyposulfite de mercure et de potassium ; on ordonnera donc la préparation de la manière suivante :

Hyposulfite de mercure et de potassium....	0^{gr},25
Eau distillée...........................	10 ,00

De une demie à une seringue correspond de 0$^{gr.}$ 005 à 0$^{gr.}$,01 de sublimé en injection hypodermique.

Ichthalbine. — Prép. — On mélange une solution aqueuse d'ichtyol à une solution aqueuse d'albumine, on obtient un précipité qui est lavé à l'alcool et à l'eau et séché.

Desc. — Poudre fine, brun grisâtre, qui n'a plus ni l'odeur ni la saveur de l'ichtyol, dont elle contient 40 p. 100.

Prop. thér. — Le Dr H. Vieth avait remarqué les inconvénients de l'emploi de l'ichthyol à l'intérieur; son odeur désagréable et les renvois qu'il provoque font que le malade se résout difficilement à en faire un usage répété. Grâce à cette nouvelle combinaison le Dr Vieth a évité ces inconvénients, car l'ichthalbine traverse l'estomac sans se décomposer et ce n'est que dans l'intestin qu'il y a mise en liberté de l'ichtyol.

Mode d'emploi. Doses. — Cachets médicamenteux contenant 0^{gr},50 d'ichthalbine à la dose de 2 à 6 par jour avant les repas.

Ichthyol. — Desc. — Ce sel a l'apparence du goudron ; il possède une réaction faiblement alcaline et la consistance de la vaseline. Il est soluble dans l'eau, ainsi que dans un mélange d'alcool et d'éther ; il est miscible en toutes proportions aux graisses et aux huiles. On prépare également un sel ammoniacal.

Prép. — La matière qui sert à le préparer est le produit de la distillation de roches bitumineuses du Tyrol, dans lesquelles on trouve des poissons fossiles. On traite cette matière, qui renferme déjà du soufre, par l'acide sulfurique concentré, et on neutralise ensuite avec le carbonate de soude.

Comp. — D'après les analyses de Baumann et Schotten, le sel de soude desséché sur l'acide sulfurique possède la composition centésimale suivante :

Carbone	55,05
Hydrogène	6,06
Soufre	15,27
Sodium	7,78
Oxygène	15,83

Sa formule brute serait donc $C^{56}H^{36}S^{6}Na^{4}O^{12}$. C'est le sel d'un composé sulfoné, analogue, par exemple, aux acides benzinosulfuriques. Le soufre qu'il renferme en fortes proportions vient en partie du produit primitif et en partie de l'acide sulfurique. La sulfonisation rend l'huile sulfurée soluble dans l'eau, ce qui fait de l'ichthyol un composé très différent des combinaisons organiques sulfurées utilisées jusqu'à présent.

Prop. thér. — Introduit dans la thérapeutique par Unna, l'ichthyol est très utilisé en Allemagne.

Unna l'a employé contre les maladies de peau, les rhumatismes et le psoriasis. Mais c'est surtout comme anti-eczémateux qu'il est recommandé. Il offre l'avantage de ne pas occasionner de dermatite, qui serait inévitable si on faisait usage d'une pommade renfermant 10 p. 100 de soufre.

Zugler le considère comme un médicament d'épargne, réussissant dans les cas de catarrhe de la vessie, d'écoulements chroniques, de néphrite et de diabète.

Le Dr Félix, de Bruxelles, vante les bons effets du traitement de l'anthrax par la médication suivante : Il applique, trois fois par jour, sur la tumeur une couche épaisse de cette pommade :

Ichthyol........................	3 grammes.
Cérat camphré....................	15 —

Le Dr Kœster s'est servi avec succès d'injections de solution aqueuse de sulfo-ichthyolate d'ammonium à 1 p. 100 dans trois cas de blennorrhagie urétrale chez l'homme, ainsi que dans un cas de cystite blennorrhagique chez la femme. Dès le deuxième jour, la douleur à la miction disparut et la guérison définitive fut obtenue au bout de huit à vingt jours.

D'après le Dr Freund, chez la femme, la cystite blennorrhagique fut combattue et guérie par des injections intravésicales.

Les Drs Rietmann et Schonauer disent que ce traitement est indiqué dans les affections inflammatoires des organes génitaux des femmes : la métrite, la péri-paramétrite, l'ovarite, la salpingite ; l'effet calmant et les propriétés résolutives des préparations d'ichthyol sont remarquables. Des exsudats considérables de pelvi-péritonite ne laissent, après dix à quatorze jours de traitement, que de petits noyaux que le massage et les bains font totalement disparaître. La durée du traitement est de dix à dix-huit jours.

Mode d'emploi. — A l'extérieur en pommade, mélangé à de la vaseline ou à de la lanoline. — Solution aqueuse, solution éthéro-alcoolique à la dose de 0,5 à 1 p. 100 (écorchures chez les enfants) jusqu'à 50 p. 100. — Usage interne, on emploie les sels de soude ou d'ammoniaque, qui sont des produits plus purs que l'ichthyol. — Pilules de 10 centigrammes (1 à 4 pilules, 3 fois par jour). — Capsules. — Solution aqueuse.

Ichthyol........................	5 à 50 grammes.
Alcool à 90°....................	50 —
Éther...........................	50 —

en frictions, d'après la formule du Dr Brocq.

Iodates métalliques et alcaloïdiques. — Prop. thér. — En poursuivant ses recherches sur les effets thérapeutiques de l'acide iodique, M. le Dr J. Ruhemann a trouvé que divers sels formés par cet acide avec les métaux et les alcaloïdes constituent des médicaments d'une valeur incontestable. C'est notamment le cas pour les iodates d'argent, de lithine, d'oxyde de mercure, de quinine, de strychnine, de codéine, d'hyoscine et d'atropine. Le premier de ces sels est insoluble dans l'eau, tandis que tous les autres y sont solubles et peuvent, par conséquent, être employés en injections hypodermiques.

Iodate acide d'atropine. — En solution à 0,5 p. 100, 5-1 p. 100 il rend des services signalés en ophtalmologie ; il est préférable à d'autres préparations d'atropine de par sa stabilité plus grande. De plus, son action mydriatique apparaît plus rapidement et dure moins de temps.

Il résulte de toutes ces observations cliniques que les iodates acides peuvent être employés utilement, d'une part, à cause de leur grande solubilité, et, d'autre part, par suite de l'action thérapeutique du composé iodé qu'ils contiennent.

Iodate d'argent. — Administré à l'intérieur à la dose de 0gr,005 milligrammes à 0gr,01 centigramme, il serait un excellent astringent et antiseptique intestinal, qui exercerait une action curative rapide dans les diarrhées aiguës, les entérites chroniques et les hémorrhagies intestinales. Il n'entraverait pas les fonctions digestives et même les influencerait favorablement. Dans l'iodate acide d'argent, l'action styptique de l'argent se combine avec l'action antibactérienne du composé iodé ; peut-être faut-il aussi prendre en considération la formation dans l'intestin de l'iodure d'argent qui, à l'état naissant, peut exercer une influence favorable sur les affections catarrhales et tuberculeuses de la muqueuse intestinale.

Iodate de codéine. — Ce serait un calmant et un analgésique beaucoup plus puissant que les autres sels du même alcaloïde. M. Ruhemann l'a employé avec succès en injections hypodermiques, à la dose de $0^{gr},03$ à $0^{gr},05$ centigrammes, contre les névralgies et la toux quinteuse, ainsi qu'en qualité de succédané de la morphine chez les morphinomanes. On peut supposer que dans l'iodate acide de codéine, cette dernière substance calme les douleurs d'une manière symptomatique, tandis que le composé iodé combat l'affection cause de la douleur.

Iodate d'hyoscine. — Il aurait une intensité d'action double ou même triple de celle du chlorhydrate, de l'iodhydrate et du bromhydrate d'hyoscine ; aussi ne doit-on pas dépasser la dose de $0^{gr},0005$ décimilligrammes pour l'usage interne et celle de $0^{gr},0002$ décimilligrammes en injection sous-cutanée. Un décimilligramme ou un décimilligramme et demi de cette substance, administrés par la voie hypodermique, suffisent généralement pour obtenir tous les effets thérapeutiques de l'hyoscine. Une solution d'iodate d'hyoscine à 0,05 ou 0,06 p. 100 peut être employée avec avantage en qualité de mydriatique dans le traitement des iritis et des kératites ; elle agirait plus rapidement que les autres sels d'hyoscine et sans provoquer de phénomènes d'irritation oculaire.

Iodate de lithine. — Il a été employé par M. Ruhemann en injections hypodermiques à la dose de $0^{gr},10$ centigrammes, dans les cas de diathèse urique et de coliques néphrétiques. Quelques injections ont suffi pour empêcher la production des précipités d'acide urique dans les urines. M. Ruhemann a administré aussi à des goutteux l'iodate de lithine à l'intérieur, en pilules, à la dose de $0^{gr},15$ à $0^{gr},20$ centigrammes, répétée trois fois par jour.

Iodate d'oxyde de mercure. — Il se dissout facilement dans l'eau, en présence de l'iodure de potassium. Cette préparation est d'une stabilité indéfinie. Employée en injections sous-cutanées, elle convient très bien pour le traitement de la syphilis. M. Ruhemann se sert d'une solution qui contient, pour 10 grammes d'eau distillée, 0gr,115 milligrammes d'oxyde de mercure et 0gr,08 d'iodure de potassium, c'est-à-dire environ 0gr,01 centigramme de sel de mercure par seringue de Pravaz. Les injections sont modérément douloureuses et doivent être pratiquées à des intervalles de deux à trois jours. Elles ont été utilisées avec succès chez 24 sujets se trouvant aux diverses périodes de la syphilis. Le nombre total d'injections nécessaires pour une cure complète a été le plus souvent de vingt, rarement de trente ; mais les effets du traitement ont été manifestes dès les premières injections. La dose d'iodate d'oxyde de mercure a varié de 0gr,015 milligrammes par injection. Le médicament a toujours été bien supporté ; il aurait beaucoup moins de tendance que les autres préparations mercurielles à provoquer la stomatite et n'exercerait aucune action nocive sur les reins. On peut aussi le faire prendre par la bouche.

Iodate de quinine. — Administré à l'intérieur ou par la voie hypodermique, à des doses variant de 0gr,05 centigrammes à 1 gramme, il produirait une action névrotonique et antinévralgique. Les injections de cette substance seraient peu douloureuses et n'occasionneraient jamais d'abcès.

Iodate de strychnine. — Il ne doit pas être employé en injections sous-cutanées à des doses dépassant 0gr,006 milligrammes (car 0gr,008 milligrammes à 0gr,01 centigramme de cette substance sont capables de déterminer certains phénomènes d'intoxication passagère, tels que vertiges et tremblements).

Iodéthylformine. $C^3H^6Az^2$, C^2H^5I. — PRÉP. — Obtenue en faisant agir l'iodure d'éthyle sur une solution alcoolique étendue de formine (Trillat).

DESC. — Longues aiguilles incolores. Cet iodure est soluble à l'infini dans l'eau, la solution a à peine de saveur. Il est peu soluble dans l'alcool, insoluble dans l'éther et le chloroforme. Le carbonate de soude dégage du formol, et il se fait de l'iodure de sodium et un peu de carbonate d'ammoniaque. Avec les acides concentrés, il y a dégagement de vapeurs de formol. Cette réaction doit se faire dans l'économie, et, en plus, il doit se dégager un peu d'alcool.

PROP. PHYS. — L'iodéthylformine a été ingérée à des animaux (lapins, chiens) à la dose de 0gr,50 à 1 gramme par kilogramme, sans provoquer d'accidents. A la dose de 2 grammes par jour, elle a pu être administrée impunément à des lapins, pendant plus d'une semaine, sans provoquer de troubles visibles. L'élimination se fait par l'urine à l'état d'iodure alcalin.

PROP. THÉR. — Le Dr Bardet a entrepris une série d'expériences pour remplacer les iodures alcalins par l'iodéthylformine, et pensé éviter, par ce produit, les accidents d'iodisme déterminés par l'iodure de potassium en particulier.

Iodoforme vasogène. — PRÉP. — Le vasogène, qui est une substance huileuse, un hydrate de carbone fortement imprégné d'oxygène, en d'autres termes, de la vaseline oxygénée dissout l'iodoforme : la solution d'iodoforme dans le vasogène, c'est l'iodoformovasogène.

DESC. — Il se présente sous forme d'une substance brune huileuse, à odeur de bitume, de réaction alcaline et du poids spécifique de 0,891. Il se saponifie mélangé qu'il est avec des liquides aqueux, tels que, par exemple, le sang, le pus, les sécrétions des plaies, avec lesquels il forme des émulsions.

PROP. THÉR. — Ce qui distingue l'iodoforme vasogène de la glycérine iodoformée employée pour le traitement de la tuberculose chirurgicale, c'est qu'il est une solution d'iodoforme, et non une émulsion. En effet, l'inconvénient que présente l'émulsion d'iodoforme, c'est que rapidement l'iodoforme tombe au fond, d'où il suit que les parties supérieures de l'abcès ne viennent pas en contact avec lui et que, grâce à la distribution inégale de l'iodoforme dans l'intérieur de l'abcès, la guérison en est ralentie.

On l'emploie de préférence à l'éther iodoformé.

Iodoformine. $C^3H^6Az^2I^2$. — PRÉP. — L'iodoformine, ou dérivé iodé de la méthylène-diamine-méthane, se prépare de la façon suivante (Trillat) :

Si l'on traite le formol par l'ammoniaque, on obtient une base très intéressante, la méthylène-diamine-méthane ou plus simplement formine, qui jouit de la propriété de fournir par substitution des corps très mobiles et de fixer ainsi soit de l'iode ou du brome libres, soit des éthers iodés et bromés.

On traite une solution de formine par une dissolution alcoolique d'iode ou aqueuse iodo-iodurée, il se forme un précipité brun jaunâtre cristallisé qu'on recueille.

DESC. — Poudre cristalline à reflets rougeâtres, qui contient 80 pour 100 d'iode. Chauffée à 100 degrés, elle se décompose brusquement en donnant des vapeurs d'iode. Elle est insoluble dans l'eau, dans l'alcool froid, dans l'éther, dans le chloroforme et la benzine. L'acétone la dissout bien, l'alcool bouillant en dissout un peu. Traitée par l'eau bouillante, elle se décompose en iode et en formol. Les alcalis faibles, à la température de 40 degrés, régénèrent lentement les deux composantes.

Prop. thér. — D'après la composition et les réactions, il était à supposer que l'iodoformine représentait un succédané plus riche en antiseptiques que l'aristol et l'iodoforme. C'est ce que l'expérience a démontré ; d'après les essais du Dr Bardet et ceux encore inédits de M. Reynier, on peut conclure que l'iodoformine employée en nature sur des chancres, des ulcérations et des plaies de mauvaise nature, produit une action antiseptique remarquable ; elle jouit surtout de la propriété d'exciter la vitalité des tissus. Ces faits concordent d'ailleurs avec les faits rapportés au Congrès de Rome, par des confrères allemands, qui ont montré que le formol exerce sur les tissus une sorte de dissociation. Il n'y a donc pas de doute, pour le Dr Bardet, que l'iodoformine, mettant en liberté du formol, il se produit à la surface une action stimulante énergique qui hâte la cicatrisation.

Iodol. C^8HI^4Az. — Syn. — Tétra-iodure de pyrrol.

Desc. — Poudre amorphe, brune, inodore ; renferme 80 p. 100 d'iode ; se décompose à 140 ou 150°.

Prép. — On l'obtient en faisant dissoudre le pyrrol, qui provient de l'huile animale de Dippel, en recueillant ce qui passe vers 130°, dans de l'eau alcaline, et on ajoute une solution d'iode dans de l'iodure de potassium ; il se forme un précipité, qu'on lave à l'alcool.

Prop. bact. — Antiseptique puissant.

Prop. thér. — Anesthésique local.

Mode d'emploi. Doses. — A l'intérieur, 10 centigrammes par jour. — l'extérieur, poudre comme topique. — Solution dans l'alcool, l'éther ou les huiles.

Iodophénine. — Syn. — Phénacétine iodée.

Prép. — Combinaison de deux molécules de phénacétine avec trois molécules d'iode renfermant 51,5 p. 100 d'iode.

Desc. — Poudre rouge brun, cristalline, presque insoluble dans l'eau, soluble dans l'acide acétique concentré, peu soluble dans le benzol et le chloroforme.

Prop. thér. — Ce nouveau produit est doué de propriétés antiseptiques très développées; il a été employé dans le traitement des plaies et des ulcères de mauvaise nature sous forme de poudre ou d'émulsion glycérinée étendue sur de l'ouate.

D'après les recherches du Dr Wittkowsky, ce composé possède des propriétés bactéricides remarquables et il a donné de bons résultats à l'hôpital de la Charité.

Le Dr Siebet lui reproche de donner trop vite de l'iode naissant et, quand il est injecté sous la peau, de causer des inflammations, et d'irriter le tube gastro-intestinal quand on le donne à l'intérieur.

Le Dr Schuller a fait des recherches sur l'emploi de l'iodophénine dans le traitement des plaies purulentes et infectieuses, et, pour elle, il vaut le chlorure mercurique et l'iodoforme ; mais, comme l'iode est mis en liberté très facilement, elle lui semble contre-indiquée en application directe sur les plaies récentes.

Les ulcères ichoreux deviennent secs et aseptiques après un second pansement à l'iodophénine en poudre, en émulsion glycérinée, et alors l'iodoforme peut amener une guérison rapide.

Ce serait aussi un excellent remède contre l'anthrax ; mais il ne faut pas oublier qu'elle exerce une légère action caustique sur les granulations.

Quand les plaies ont pris, sous l'influence de l'iodophénine, un bon aspect, il est alors avantageux de la remplacer par l'iodoforme.

L'iodophénine est encore fort utile après l'extirpation des ganglions et après les grandes opérations chirurgicales, pour empêcher la décomposition des sécrétions en contact avec les bandages. Il est bon de ne pas mettre directement l'iodophénine au contact même de la plaie, mais entre plusieurs couches de coton. On peut laisser ces pansements en place pendant deux ou trois semaines, sans qu'ils deviennent putrides.

Iodure de rubidium. — Prép. — On mélange une solution d'iodure de baryum à une solution de sulfate de rubidium, on filtre et on évapore la liqueur filtrée à siccité.

Desc. — Se présente sous forme de cristaux blancs, inodores, d'une saveur moins âcre que l'iodure de potassium, plus solubles dans l'eau que ce dernier.

Prop. thér. — Le Dr Vogt dit que l'iodure de rubidium présente de grands avantages : le goût en est peu accentué, et les malades l'acceptent bien plus facilement que les iodures ordinaires. Il a traité un malade atteint d'artério-sclérose, celui-ci ne supporte que ce seul iodure, et arrive à en prendre pendant quinze jours de suite sans inconvénients. Un autre malade de sa clientèle n'a vu apparaître les premiers symptômes de pharyngite et quelques pustules d'acné, qu'au bout de six jours de traitement, tandis qu'en prenant de l'iodure de potassium, les effets ci-dessus mentionnés se manifestaient déjà au deuxième jour de traitement. Une autre malade, atteinte de céphalée spécifique récidivante, n'a jamais pu prendre d'iodures alcalins, même en suppositoires, sans se plaindre, dès le second jour, de nausées, de faiblesse et de pharyngite intense. Ces phénomènes ne se sont montrés, avec l'iodure de rubidium, qu'au bout de cinq jours de traitement, et cela d'une façon fort atténuée. Il eut ainsi la satisfaction de pouvoir juguler la céphalée en quatre jours, et ne fut, en conséquence, obligé de suspendre la médication qu'après avoir obtenu l'effet désiré. Pareil résultat n'a jamais pu être atteint avec les iodures alcalins, quels que soient les artifices de thérapeutique auxquels le Dr Vogt ait eu recours. Il a dû s'adresser en fin de compte aux analgésiques, qui ne produisaient, cela va sans dire, aucun effet sur la cause même des céphalées. Les crises, dans ces conditions, duraient une quinzaine de jours environ, et reparaissaient tous les deux mois.

Ses essais avec l'iodure de rubidium sont récents, il ne peut donc savoir si la céphalée elle-même se modifiera par la suite, mais il a l'intention, à l'approche du moment supposé de la prochaine crise, de reprendre l'iodure de rubidium pour chercher à s'opposer au retour de la céphalée.

M. E. Erdmann, de Halle, préconise comme succédané de l'iodure de potassium, l'iodure de rubidium. L'iodure de rubidium ne produit pas les effets secondaires de l'iodure de potassium, effets attribuables à ce métal. Il est bien supporté par l'estomac, même quand on en fait un usage prolongé ; il ne trouble pas l'appétit. Son emploi est indiqué surtout chez les personnes qui ont une tendance à l'asthénie cardiaque. Les phénomènes d'iodisme et l'acné iodique sont moins à craindre qu'avec l'iodure de potassium.

Contre la syphilis, Leistikoff a proposé de remplacer dans certains cas l'iodure de potassium par l'iodure de rubidium. Il pense que ce sel se supporte mieux que l'iodure de potassium, qu'il détermine moins fréquemment que lui les accidents d'iodisme. Son goût serait également moins désagréable.

Doses. — Il s'emploie aux mêmes doses que l'iodure de potassium.

Itrol. — Syn. — Citrate d'argent.

Desc. — Poudre blanche, très difficilement soluble dans l'eau, 1 : 3500.

Prop. thér. — L'itrol est exempt de tout inconvénient : aussi présente-t-il une excellente poudre antiseptique pour pansements. C'est une substance finement pulvérulente, bien supérieure à l'iodoforme, à cause de l'absence de toute odeur. Elle se conserve longtemps dans des verres colorés. Grâce à son peu de solubilité (1 p. 3800), elle séjourne longtemps dans les sécrétions des plaies, ce qui garantit une action bactéricide et entravante de longue durée. L'itrol se comporte envers les schizomycètes d'une manière identique à celle que manifeste l'actol. Il n'irrite nullement les tissus de l'organisme animal et peut être prescrit pour l'usage externe en n'importe quelle quantité sans que le malade en souffre d'aucune façon. De plus, comme l'itrol ne doit être insufflé qu'en couche mince, et à longs intervalles, son emploi est relativement bon marché.

Mode d'emploi et doses. — *Poudre.* — A insuffler, une seule fois ou à des intervalles de plusieurs jours, à l'état pur, sur les plaies, les granulations ou les muqueuses.

Pommade. — Trituré, dans le rapport de 1 à 50-100, avec l'axonge benzoïnée, la vaseline ou la lanoline, on s'en servira pour le traitement des plaies et des affections cutanées.

Solutions aqueuses. — En solution à 1 : 4000-5000 pour la désinfection des mains, des instruments, de la peau et des plaies, ainsi que des cavités du corps ; en solution à 1 : 5000-10000 pour gargarismes, compresses, bains, etc. On aura soin de préparer ces solutions chaque fois avant de s'en servir ; dans ce but, on mettra dans un litre d'eau une pincée d'itrol, on agitera jusqu'à obtenir la solution désirée.

Jacaranda Caroba. — Syn. — Caroba. *Jacaranda procera. Jacaranda tomentosa* Ldl. ou *lanifoliata. Cybistax antisyphilitica.*

Desc. — Plante de la famille des Bignoniacées, originaire du Brésil et de la Guyane.

Comp. — On y a trouvé de la *carobine*, alcaloïde cristallisé, et de la *carobone*, résine balsamique.

Prop. thér. — Ce médicament est vanté comme antisyphilitique. On peut lui adjoindre les iodiques. On l'emploie aussi dans la blennorrhagie chronique et dans diverses affections vénériennes, cutanées et rhumatismales : chancres, bubons, ulcères, impétigo, psoriasis, douleurs dans les articulations, maux de tête nerveux, catarrhe chronique de l'urètre, douleurs ostéocopes, névralgies chroniques.

Mode d'emploi. — Infusion : 125 grammes de feuilles par litre, à la dose d'une cuillerée à café, trois fois par jour. — Extrait fluide, de 1 à 4 grammes, 3 fois par jour.

Kaya senegalensis Suss. — Syn. — Cailcedra. *Swietenia senegalensis* Desr. Quinquina du Sénégal.

Desc. — Arbre de la famille des Méliacées.

Part. empl. — L'écorce.

Comp. — Contient un alcaloïde, la *cailcédrine* (Caventou).

Prop. thér. — Fébrifuge et tonique, comme le quinquina.

Mode d'emploi. — Teinture à 1/5, 4 grammes par jour.

Kola. — Syn. — *Sterculia acuminata* Pal. Beauv.

Desc. — Arbre de la famille des Malvacées, qui croît dans l'Afrique centrale, Gabon, Côte d'Or, acclimaté aux Antilles.

Part. empl. — La graine, ou *noix de kola.*

Comp. chim. — Sous le nom de *kolanine*, Knebel désigne le glucoside contenu dans la noix de kola et qui se dédouble facilement en rouge de kola, glucose et caféine; il suppose que ce dédoublement a déjà lieu en partie dans la noix de kola. Traitée par le chloroacétyle, la kolanine donne naissance à un dérivé acétylé du rouge de kola dont l'analyse assigne au rouge de kola la formule : $C^{14}H^{13}(OH)^5$.

Cette substance est peu stable et, vu ses rapports avec le tannin, il est probable que c'est dans elle qu'il faut voir la source du tannin de la noix de kola. On sait que, d'après les relations des voyageurs africains, la saveur de la noix de kola fraîche, amère d'abord, devient ensuite sucrée; cet arrière-goût sucré est sans doute dû à la décomposition partielle de la kolanine par la salive.

Prop. thér. — C'est un aliment d'épargne, comme le café et le thé, employé par les nègres d'Afrique, comme masticatoire tonique, de même que la coca par les Indiens du Pérou.

Étudiée au point de vue thérapeutique par MM. Dujardin-Beaumetz, Huchard et Monnet. Elle agit sur le cœur comme tonique puissant, elle régularise le pouls, mais c'est un faible diurétique. Elle est aussi un antidiarrhéique, et un puissant stimulant nerveux, usité dans les fatigues et l'indigestion.

Le chirurgien C.-U. Hamilton a remarqué qu'en mâchant 1gr,50 à 3 grammes de graines de kola on obtenait souvent la cessation du mal de mer au bout de quarante minutes environ. La dépression et le vertige disparaissent ; le cœur reprend ses mouvements réguliers et normaux. Cependant cette action semble appartenir seulement aux semences récentes.

Mode d'emploi. Doses. — Sirop. — Infusion théiforme. — Vin, de 60 à 100 grammes par jour. — Élixir, 4 cuillerées par jour. — Poudre, de 50 à 1gr,50. — Extrait fluide, de 10 à 30 gouttes. — Extrait mou, de 15 à 50 centigrammes. — Teinture à 1/5, 10 grammes.

Lactique (Acide). — Prop. thér. — Agent destructif des tissus pathogéniques, il détruit les granulations fongueuses et les transforme en une bouillie noirâtre. Cette observation suggéra à Mosetig l'idée d'étudier son action sur les néoplasies et sur le lupus vulgaire. Des applications répétées amenèrent la guérison et la cicatrisation complète; tout le tissu pathologique avec ses vaisseaux était détruit, mais les îlots de tissu sain restaient intacts.

Mode d'emploi. — Liquide et concentré, il est appliqué sous forme de badigeonnages fréquents. Pour empêcher son action sur les parties voisines, il faut recouvrir le pourtour de la plaie d'un emplâtre agglutinatif ou bien l'enduire de graisse.

Employé en potion contre la diarrhée verte microbienne des enfants, en administrant dans la journée, par cuillerée à café, 2 grammes d'acide lactique dans 100 grammes d'eau distillée.

Doses. — Usage interne : de 15 à 20 gouttes dans une cuillerée d'eau.

Lactol. — Syn. — Lacto-naphtol. Lactate de naphtol.

Prép. — Ce corps, préparé par M. Coez, préparateur de chimie à la Faculté de médecine, est analogue au benzo-naphtol ; c'est l'éther lactique du naphtol.

Prop. phys. — Il se décompose dans les organes

digestifs en acide lactique et naphtol et peut trouver son emploi dans la thérapeutique.

Le lactol est insipide. M. Coez en a absorbé un gramme pendant plusieurs jours de suite, sans en éprouver le moindre inconvénient.

A propos du dédoublement possible dans l'intestin, M. Lambling pense que puisque les alcalis n'agissent pas pour le produire, il faut admettre que le sucre pancréatique saponifie cet éther non par son alcali, mais par son ferment et qu'il y a lieu de faire dans ce sens quelques recherches de laboratoire.

Prop. thér. — M. Lemoine pense qu'il y a lieu d'essayer le médicament dans la diarrhée des tuberculeux, contre laquelle l'acide lactique agit bien alors que le benzo-naphtol ne donne rien.

Mode d'emploi. Doses. — On l'emploie à la dose de 0,25 ou 0,50 centigr., en cachets de 0 gr. 50 à la dose de 1 à 4 par jour, ou en suspension dans un liquide sucré.

Lactophénine. — Syn. — Lactylphénétidine. Éther lactique de la paraphénétidine.

Desc. — C'est une poudre blanche, insipide et soluble dans 330 parties d'eau.

Prép. — La lactophénine diffère de la phénacétine par la substitution de l'acide lactique à l'acide acétique.

Prop. phys. — L'action de ce médicament est double : à faible dose, il est analgésique et a donné de bons résultats dans le traitement des névralgies ; à forte dose, il est, de plus, hypnotique.

L'avantage de la lactophénine est d'être bien tolérée par les malades qui ne supportent pas l'antipyrine. Chez quelques sujets, un peu de sueur, quelques étourdissements se sont produits après son administration.

La lactophénine a été bien supportée et n'a jamais causé de collapsus ou de cyanoses. Elle a produit un abaissement considérable et persistant de la température fébrile.

Cet effet antithermique, ne survenant et ne se dissipant que graduellement, ne s'accompagne pas de transpiration abondante et n'est pas non plus suivi de frissons.

Dans les cas traités par la lactophénine, l'urine présente la réaction du para-amidophénol.

PROP. THÉR. — En France, le Dr Landowsky a employé la lactophénine dans le service du Dr Proust, et ces expériences ont montré que la lactophénine possède, outre des propriétés antinévralgiques analogues à celles de l'antipyrine, une action hypnotique réelle.

Cette substance a été administrée, en Allemagne, dans le rhumatisme articulaire, l'influenza, la scarlatine, la septicémie et quelques autres maladies infectieuses.

Von Jaksch, de Prague, a obtenu d'excellents résultats, dans dix-huit cas de fièvre typhoïde, en prescrivant des cachets de 50 centigrammes à 1 gramme.

C'est donc un bon antithermique, mais von Jaksch la recommande surtout comme calmant dans les fièvres typhoïdes. Il a vu, en effet, qu'aucun autre agent thérapeutique n'exerce, chez les typhiques, une action sédative aussi puissante.

Elle a été encore administrée dans 33 cas de maladies diverses comme la polyarthritis, l'influenza, la scarlatine et la sepsis. Là aussi il ne s'est produit sur plus de mille observations particulières aucun effet accessoire nuisible et même désagréable au malade.

Le Dr Jacquet l'a employée dans 42 cas (pneumonie, influenza, érysipèle, fièvre typhoïde, tuberculose aiguë avec fièvre), et il a obtenu bon succès grâce à son action antithermique et calmante.

Le Dr Strauss a expérimenté ce médicament sur 45 malades, et a trouvé son emploi favorable dans la sciatique, la névralgie, le delirium tremens, et il en déduit que la lactophénine est un antithermique et un analgésique actif et se distinguant des autres par ce fait qu'elle n'a donné lieu à aucun effet accessoire nuisible.

Mode d'emploi. Doses. — La dose thérapeutique ordinaire est de 0gr,60, répétée trois fois dans les vingt-quatre heures; la dose maxima, de 1 gramme, répétée également trois fois, qu'on administre en cachets.

Lanoline. — Syn. — Lanaïne. *Adeps lanæ.*

Desc. — Chimiquement, c'est un éther cholestérique, provenant des substances kératinisées.

Prép. — On l'extrait du suint de mouton, qui en contient beaucoup, par saponification. On la retrouve en forte proportion dans le sabot du cheval et dans la peau de l'aï ou paresseux.

Prop. thér. — Cette substance a reçu une application thérapeutique nouvelle, par suite de la propriété qu'elle a d'absorber l'eau et de l'assimilation très grande des pommades à base de lanoline. Étant neutre, ne rancissant pas et ayant la consistance de l'axonge, elle peut servir de véhicule aux pommades. Elle absorbe le double de son poids de glycérine et une fois son poids d'eau. Elle peut servir donc à incorporer à une pommade une solution de sel, d'extrait, d'alcaloïde, d'antiseptique soluble, etc.; de plus, les pommades se conserveront longtemps.

La lanoline possède aussi la propriété d'éteindre le mercure et de pouvoir former directement les pommades mercurielles.

Lantana brasiliensis Link. — Syn. — *Yerba sagrada.*

Desc. — Plante de la famille des Verbénacées, qui croît au Brésil et aux Antilles.

Comp. — Elle contient de la *lantanine*, alcaloïde découvert par Buiza et Neyreta, de Lima.

Prop. thér. — L'alcaloïde agit sur la circulation, et abaisse la température. Les estomacs faibles le supportent bien. 2 grammes, administrés immédiatement après l'accès, guérissent les fièvres intermittentes, quand la quinine reste sans effet.

Mode d'emploi. Doses. — 1 ou 2 grammes en pilules de 10 centigrammes, toutes les 24 heures. — La teinture est tellement amère qu'il serait peu pratique de la prescrire.

Liriodendrum Tulipifera L. — Syn. — Tulipier. Bois blanc. Peuplier jaune.

Desc. — Plante de la famille des Magnoliacées, qui croît dans l'Amérique du Nord et aux Antilles.

Part. empl. — L'écorce de la racine, l'écorce de la tige, etc.

Comp. — Griffith et Procter ont trouvé dans l'écorce : oléorésine, résine (*liriodendrine*), matière colorante, glucose, alcaloïde (*tulipiférine*), glucoside, principe amer.

Prop. thér. — Schœff préconise les graines comme apéritives et l'onguent préparé avec les feuilles fraîches comme très efficace dans les inflammations et la gangrène.

Young et Barton l'emploient comme antipériodique et tonique dans les fièvres intermittentes, et prétendent que l'écorce n'est pas inférieure à celle du quinquina.

Éberlé l'emploie comme antihelminthique et vermifuge.

Chapman utilise les feuilles en topique contre les migraines, les entorses, les contusions, les blessures.

L'écorce est encore employée contre les convulsions des enfants, la jaunisse et le catarrhe intestinal.

Mode d'emploi. Doses. — Extrait fluide : de 0,50 à 2 grammes. — Décoction : 30 grammes par litre d'eau. — Teinture : 1/5 à la dose de 1 à 5 grammes.

Lorétine. — Syn. — Acide métaiodorthoxyquinolinasulfonique.

Prép. — La lorétine est un dérivé de la quinoline, découvert par le Pr Schinzinger, de Fribourg.

Desc. — Poudre cristalline jaune, inodore, peu soluble dans l'eau, l'alcool, l'éther et les huiles.

Prop. thér. — M. Schinzinger emploie la lorétine dans toutes les interventions opératoires qu'il a l'occasion de pratiquer. Pendant l'opération, il absterge la plaie au moyen de petites compresses de gaze sèche stérilisée. La plaie une fois suturée, il la recouvre de coton aseptique imprégné de collodion lorétiné. Pour les plaies cavitaires, il insuffle de la poudre de lorétine, ou bien il les tamponne avec de la gaze lorétinée. Dans les trajets fistuleux, il introduit des crayons de lorétine.

La guérison des plaies sous le pansement lorétiné se fait aseptiquement. Il n'y a d'ordinaire ni fièvre, ni suppuration. La lorétine n'est pas toxique; elle n'irrite pas la peau et ne produit jamais d'érythème ni d'eczéma. Elle amène même rapidement la guérison des eczémas les plus invétérés. Elle exerce une action très favorable sur le lupus. C'est ainsi que M. Schinzinger a guéri plusieurs cas de cette affection au moyen de cautérisations énergiques avec le crayon de nitrate d'argent, suivies d'applications de collodion lorétiné. Il a obtenu aussi d'excellents résultats dans le traitement des furoncles et des phlegmons étendus de la main et de l'avant-bras.

Enfin, la lorétine s'est montrée singulièrement efficace contre un cas d'érysipèle bulleux de la jambe.

Modes d'emploi. Doses.— On s'en sert pour préparer une tarlatane lorétinée qu'on obtient en plongeant dans une solution de chlorure de calcium de la gaze imbibée préalablement d'une solution sodique de lorétine. La lorétine calcique insoluble qui se forme dans ces conditions se dépose sous la forme d'une poudre rouge impalpable dans les mailles du tissu. Cette tarlatane lorétinée sert au tamponnement des plaies.

On l'emploie pure ou mélangée à la magnésie calcinée pour saupoudrer les plaies ou les trajets fistuleux. La solution à 2 p. 100 et 5 p. 100 peut remplacer l'eau phéniquée.

Lycétol. — Syn. — Tartrate de diméthylpipérazine.

Prop. phys. — Ce produit possède, comme la pipérazine, la propriété de dissoudre l'acide urique ; c'est le dissolvant de l'acide urique le plus énergique. Sa saveur acidule est agréable et sa conservation indéfinie.

Prop. thér. — Son emploi, sans inconvénients pour l'organisme général, est suivi d'une diurèse considérable, d'une diminution de la densité de l'urine et de la disparition des symptômes goutteux. Essayé et prôné par Tollenaere et V. Hamonic dans la goutte, et toutes manifestations de la diathèse urique. Dans le diabète, l'associer à l'arséniate de soude.

Doses. — 2 à 3 gr. par jour, avec 1/2 bouteille de Vittel ou Contrexéville. Mais le meilleur mode de prescription est le Lycétol effervescent (Vicario).

Lysidine. $C^4H^8Az^2$. — Syn. — Éthylène-éthényldiamine. Méthylglyoxalidine.

Prép. — C'est une substance identique à l'éthylèneéthényldiamide de A.W. Hofmann. M. le professeur Ladenburg a trouvé un procédé permettant de l'obtenir facilement par la distillation sèche de l'acétate de soude et du chlorhydrate d'éthylène-diamine.

DESC. — La lysidine est un corps cristallin, hygroscopique, fusible à 105°, entrant en ébullition à 198°, de couleur blanc rosé, dégageant une odeur de souris ; elle se dissout facilement dans l'eau et présente une réaction fortement alcaline.

ESSAI. — La solution de lysidine donne, avec le bichlorure de mercure, un précipité blanc ; avec l'iode un précipité brun. Ces deux précipités sont solubles dans un excès de lysidine. Le perchlorure de fer donne, avec la lysidine, un précipité brun soluble dans un excès précipitant.

1 gramme de lysidine exige 5cc d'acide chlorhydrique normal pour faire disparaître la couleur rouge de la phénolphtaléine ajoutée comme indicateur. Avec la teinture de tournesol, 5cc,7 du même acide sont nécessaires pour produire la saturation.

PROP. PHYS. — C'est un dissolvant de l'acide urique. La lysidine n'est pas toxique, elle est bien supportée et ne détermine pas de troubles digestifs ni d'albuminurie.

PROP. THÉR. — On l'administre en dissolution dans de l'eau gazeuse glacée contre les accès de goutte, aux doses progressivement croissantes de 1 à 5 grammes par vingt-quatre heures.

Elle a été employée par le Dr Gerhart, dans le traitement de la goutte et de la diathèse urique en général. On commence par faire prendre 1 gramme par jour. D'après cet auteur, les résultats ont été des plus satisfaisants.

Le Dr Grawitz l'a employée dans la goutte aiguë et morbide et a trouvé une amélioration très notable, et il a observé que l'usage prolongé de ce médicament ne présentait aucun phénomène désagréable.

Mode d'emploi. Doses. — Solution de 1 à 5 gr. de lysidine dans 500 gr. d'eau chargée d'acide carbonique à prendre en 4 ou 5 fois dans la journée.

Malacine. — Syn. — Malakine. Salicylparaphénétidine.

Prép. — Ce corps résulte de la combinaison de l'aldéhyde salicylique avec la paraphénétidine.

Desc. — Petites aiguilles soyeuses, jaune clair, insolubles dans l'eau, l'alcool chaud, de saveur remarquablement douce, d'où le nom qui lui a été donné.

Prop. phys. — Le suc gastrique décompose la malacine en aldéhyde salicylique et en phénacétine.

Les expériences faites sur les lapins ont montré qu'ils supportaient sans inconvénients des doses de 2 grammes.

Elle possède une action sur le rhumatisme articulaire aigu.

Sans avoir les inconvénients de l'acide salicylique, la céphalalgie, les vertiges, les bourdonnements d'oreilles, les sueurs profuses, etc., elle a, en outre, une action antipyrétique un peu moins énergique que celle de l'antipyrine et de la phénacétine.

On peut donc l'employer dans certaines affections fébriles comme la fièvre des phtisiques. Un gramme de malacine abaisse, en une heure et demie ou deux, la température de 0°,7 à 1°,5.

De plus, elle agirait comme analgésique contre la céphalée de la chloro-anémie; mais ici encore son action est moindre que celle de l'antipyrine.

Prop. thér. — La malacine est un médicament d'un effet sûr dans le rhumatisme articulaire aigu. Elle présente, dans cette maladie, l'avantage d'être exempte de toute action désagréable. Pour cette raison, elle est indiquée chez les malades trop sensibles aux préparations salicylées (femmes, enfants), ou ayant à l'égard de celles-ci une idiosyncrasie particulière.

Il résulte des expériences faites par M. Jacquet, de Bâle, qu'elle produit un abaissement de température : mais, contrairement à l'antipyrine et à l'acétanilide, dont l'effet est prompt et énergique, la malakine agit lentement et graduellement. C'est surtout dans les derniers stades de la fièvre typhoïde, à une époque où les malades sont déjà notablement affaiblis, et particulièrement dans toutes les fièvres tuberculeuses, que la malacine a produit les meilleurs effets. Après l'administration de 1 gramme, on observe ordinairement un abaissement de température de 0°,7 à 1°,5 se manifestant une heure et demie à deux heures après l'absorption et durant environ quatre à six heures. En renouvelant la dose, l'effet va en augmentant.

Mode d'emploi. Doses. — M. Jacquet administrait à ses malades la malacine en cachets de 1 gramme, dont il faisait prendre de 4 à 6 par jour ; 4 grammes de malacine seraient à peu près l'équivalent de 2 grammes d'acide salicylique. Les enfants et les adultes qui ne peuvent pas avaler de cachets prennent facilement la malacine incorporée dans la marmelade de pommes ou dans des confitures.

Mammea americana L. — Desc. — Plante de la famille des Guttifères, qui croît aux Antilles et à la Guyane.

Prop. thér. — L'eau distillée des fleurs est rafraîchissante et digestive. La gomme-résine est antiparasitaire. L'écorce en décoction est émolliente et sert en applications locales sur les plaies et blessures. Les graines sont amères. Les feuilles en décoction sont vantées contre les fièvres intermittentes.

Mangifera indica L. —Syn. —Mango. Manguier.

Desc. —Arbre de la famille des Anacardiacées, qui croît aux Antilles, Guyane, la Réunion, Indo-Chine, Madagascar, Tahiti.

Part. empl. —Le fruit et l'écorce, dont on prépare des extraits fluides.

Prop. thér. — Propriétés astringentes efficaces. On l'emploie contre les fièvres, la métrorrhagie, la leucorrhée, la gale et les affections cutanées. Le suc résineux est antidysentérique.

Mode d'emploi. Doses. —Extrait fluide, 10 grammes eau 120 grammes, en gargarisme. — A l'intérieur une cuillerée à café, toutes les deux heures.

Maté. — Syn. — Yerba Matte. *Ilex paraguayensis* St.-Hil.

Desc. — Plante de la famille des Ilicinées.

Comp. — L'analyse a été faite par M. D. Parodi, qui a trouvé : acide cafétannique 30 grammes, caféine ou plutôt matéine 7 grammes pour 1000, résine, graisse, essence.

Prop. thér. — Médicament d'épargne de premier ordre, employé comme fortifiant et reconstituant, et qui jouit de propriétés fébrifuges. Il est un tonique du cœur.

Mode d'emploi. Doses. — En infusion théiforme, à la dose de 30 grammes par litre d'eau.

Méconarcéine. — Syn. — Méconate de narcéine. Combinaison de narcéine et d'acide méconique, proposée par M. le Dr Laborde.

Prép. — On mélange par trituration l'acide méconique et la narcéine à équivalents égaux. Cette poudre, mise en dissolution, donne de suite la méconarcéine. Il serait normalement plus facile de combiner l'acide méconique (acide de l'opium) avec les alcalis de l'opium, plutôt que de choisir un autre acide. En Angleterre d'ailleurs, on se sert du sel méconate de morphine pour injections sous-cutanées.

Desc. — Poudre blanche, fusible à 110°, soluble dans l'eau bouillante et dans l'alcool faible, peu soluble dans l'alcool fort.

L'acide méconique étant un acide bibasique, il se forme en réalité deux sels, l'un, le *monoméconate*, cristallisé en aiguilles jaunes, et le *biméconate*, cristallisé en aiguilles blanches.

Prop. thér. — Sédatif, calmant, hypnotique; employé dans les névralgies et les rhumes.

Mode d'emploi. Doses. — En solutions hypodermiques stérilisées. — En pilules, de 6 milligrammes à 25 milligrammes.

Menthol. — Desc. — Partie concrète de l'essence de menthe produite par la *Mentha piperita*. — D'après le Dr Beckmann, contrairement à l'opinion des chimistes qui ont étudié l'essence de menthe du Japon, la partie liquide, séparée du menthol, ne serait ni du *menthène* ($C^{10}H^{16}$), ni un isomère du menthol ($C^{10}H^{20}O$). Ce liquide, dont la composition peut être représentée par la formule $C^{10}H^{18}O$, est isomère avec le *menthone*, composé obtenu par MM. Morrigan et Atkinson, par oxydation du menthol.

Prop. phys. — Pour être absorbé par la peau, le menthol doit être parfaitement pur et fondre à 91°.

Prop. bact. — C'est un des meilleurs antiseptiques connus.

Prop. thér. — Antinévralgique puissant, agissant d'une façon à peu près infaillible dans la migraine, les névralgies, la sciatique, les douleurs de dents; convient également contre l'asthme humide et les catarrhes des voies respiratoires. — Il s'emploie en outre contre les affections cutanées, les dartres, l'herpès, etc. — Il possède des propriétés antivomitives.

Le Dr Lemnon Mainwright déclare qu'un mélange de menthol et de carbonate d'ammoniaque donné à respirer dans la fièvre de foin a guéri beaucoup de malades.

D'après les Drs Dubreuil et Archambault, le menthol en solution alcoolique à 10 p. 100 fait cesser la démangeaison et l'éruption souvent dans les affections prurigineuses (eczéma, lichen, gale, urticaire, prurit nerveux, prurit de la vulve et de l'anus).

Le Dr Wolff cite deux cas de diphtérie, qu'il a guéris par des applications locales de menthol.

Le Dr Galezowski a préconisé le menthol comme antinévralgique sous forme de pommade. Il formule :

Menthol	1gr,50
Cocaïne	0gr,50
Hydrate de chloral	0gr,30
Vaseline	10 grammes.

F. S. A.

En onction sur la partie douloureuse.

Mode d'emploi. — Applications locales, à l'aide de *crayons de menthol.*

Inhalations, par la bouche et le nez, de vapeurs dégagées par des cristaux de menthol.

Mercure (Asparaginate de). — Syn. — Aspartate de mercure.

Prép. — On le prépare en dissolvant 10 grammes d'asparagine dans de l'eau chaude et ajoutant peu à peu de l'oxyde jaune de mercure jusqu'à refus. On filtre la solution refroidie. On en prélève un volume exact, dans lequel on dose le mercure par précipitation avec l'hydrogène sulfuré. On étend ensuite cette solution avec quantité suffisante d'eau distillée jusqu'à la concentration désirée (1 à 2 p. 100 de mercure). Par l'addition d'eau, ou après quelque temps, la solution peut se troubler. Le trouble disparaît par addition d'asparagine pulvérisée. La solution d'asparaginate de mercure constitue un liquide clair, incolore, inodore, de saveur saline métallique, un peu caustique. Elle se conserve bien (Wolf et Ludwig).

Prop. phys. — Ce qui distingue surtout l'asparaginate de mercure de toutes les autres préparations mercurielles usitées pour injections sous-cutanées, c'est son rapide passage dans la circulation, ce qui rend possible d'agir promptement sur le processus morbide. Son élimination par les reins s'effectue de même en très peu de temps ; vingt-quatre heures après la première injection de 0gr,01 d'asparagine hydrargyrique, on décèle déjà dans l'urine 0gr,0008-0gr,0013 de mercure.

Prop. thér. — Le Dr Neumann a employé la solution aqueuse d'asparagine hydrargyrique (à 1-2 p. 100) pour injections sous-cutanées dans 37 cas de syphilis. Les injections ne sont pas douloureuses et sont bien tolérées par les malades. Pas de phénomènes secondaires fâcheux. Les injections sont répétées ordinairement tous les jours. Sous l'influence de ce traitement, le poids du corps augmente, les exanthèmes pâlissent dès le treizième ou le quatorzième jour et disparaissent après trois à quatre semaines.

Mode d'emploi. Doses. — En injections sous-cutanées. La dose par injection est de 0gr,01 d'asparaginate de mercure pour un centimètre cube d'eau.

Mercure (Succinimide de). Formule $(C^4H^4O^2Az)^2Hg$.

Desc. — Aiguilles longues, soyeuses, incolores, très solubles dans l'eau, assez solubles dans l'alcool.

Prép. — On obtient d'abord la succinimide en faisant réagir le gaz ammoniac sur l'anhydrique mercurique, ou en distillant rapidement du succinate d'ammoniaque. La succinimide se combine en solution concentrée et chaude avec l'oxyde de mercure, et laisse déposer par refroidissement de la succinimide mercurique.

Prop. thér. — Antisyphilitique, recommandé pour les injections hypodermiques, comme ne précipitant pas l'albumine.

M. le Dr Louis Jullien a employé ce sel pour le traitement de la syphilis, dans trente-huit cas, onze fois sous forme de pilules et vingt-sept fois en injections.

Les pilules contenaient 2 à 3 centigrammes de succinimide mercurique préparée par M. Bocquillon-Limousin, les malades en prenaient 2 par jour ; elles n'ont jamais déterminé de stomatite.

Pour les injections hypodermiques, M. le Dr Louis Jullien se sert d'une solution contenant 20 centigrammes de ce sel pour 100 grammes d'eau distillée bouillie, correspondant à 2 milligrammes par centimètre cube. La dose quotidienne est 1, 2 et 2 milligrammes et demi, dose qu'il ne faut pas dépasser. Le lieu de prédilection pour les injections est dans la profondeur des muscles de la région fessière. Le nombre des injections nécessaires varie avec les sujets, il peut être de 22, 25, 32 et même 45.

Mode d'emploi. Doses. — Solution hypodermique :

Succinimide mercurique..............	1gr,30
Eau distillée..........................	1000 grammes.

A la dose de 1 seringue Pravaz. Pour atténuer la cuisson ajouter 1 centigramme de cocaïne par seringue.

Méthacétine. — Syn. — Para-acétanisidine. Formule : $C^6 H^6 \left\langle \begin{array}{l} O, C H^3 \\ Az H. \ C^2 H^3 O. \end{array} \right.$

Desc. — Poudre cristalline, inodore, légèrement

rougeâtre, à goût salin amer; soluble dans l'eau et l'alcool, à froid et à chaud, dans les acides et les alcalis; fondant à 120°.

PROP. BACT. — Antiseptique puissant; une solution à 1 p. 100 arrête la décomposition du lait et la fermentation ammoniacale.

PROP. PHYSIOL. — A dose un peu élevée, elle produit des symptômes analogues à ceux de l'antipyrine. Il faut être prudent sur les doses et surveiller leur action.

PROP. THÉR. — Antipyrétique, expérimenté par le professeur von Jaksch, de Gratz. L'abaissement de température qu'elle produit dans les maladies fiévreuses est remarquable. Le traitement est bien supporté par les enfants.

M. le Dr Seidler l'a employée dans 28 cas de fièvre typhoïde, de pneumonie, de phtisie, d'influenza, à la dose de 0gr,15 quand la fièvre était faible et de 0gr,30 quand la fièvre était forte, et a obtenu de bons succès.

Dans 2 cas de rhumatisme articulaire aigu accompagné de fièvre intense, de gonflement des articulations, la méthacétine a agi promptement et d'une façon fort efficace. Le malade prit 30 centigrammes et le premier jour la douleur disparut.

DOSES. — 15 à 20 centigrammes, mais il ne faut pas dépasser 30 centigrammes.

Méthylal. — SYN. — Diméthylate de méthylène.

Formule : $CH^2 \begin{cases} OCH^3 \\ OCH^3 \end{cases}$.

DESC. — Liquide limpide, très mobile, rougissant légèrement le tournesol; il se dissout dans trois fois son volume d'eau, dans l'alcool et l'éther, dans les huiles grasses et volatiles; ses vapeurs ne sont pas inflammables; son odeur rappelle le chloroforme et l'éther acétique. Il bout à 42° et sa densité est de 0,8551.

Prép. — On distille un mélange d'alcool méthylique, d'acide sulfurique et de peroxyde de manganèse ; il passe un mélange de formiate de méthyle et du méthylal. En agitant ce produit avec de la potasse caustique, on détruit le formiate de méthyle, sans attaquer le méthylal.

Prop. thér. — Employé contre les douleurs nerveuses, stomacales et intestinales. C'est un excellent anesthésique sous forme de pommade ou de liniment. Le prix de revient, encore très élevé, s'oppose à la vulgarisation de son emploi.

Le professeur Krafft-Ebing, de Gratz, l'a administré en injections hypodermiques. Il a obtenu, par ce moyen, le sommeil parfois au bout de deux heures. Si une première dose ne suffit pas, on la renouvelle après un intervalle convenable, pour arriver finalement à provoquer un sommeil profond et réparateur, qui dure quelquefois vingt heures. C'est, d'après l'auteur, le meilleur calmant hypnotique dans le delirium tremens. M. Krafft-Ebing pense que son emploi est indiqué dans les insomnies causées par l'inanition ou l'anémie cérébrale, et qu'il est au contraire contre-indiqué quand il y a hypérémie du cerveau.

Le méthylal n'a pas d'action nocive sur le cœur, et ne laisse, son effet épuisé, aucun trouble dans l'économie.

Mode d'emploi. Doses. — Pommade. — Potion, à la dose de 1 : 100 à 150. — Liniment, à 1 : 6 ou 1 : 10. — Injection hypodermique.

Microcidine. — Desc. — Poudre blanche, très soluble dans l'eau, insipide, inodore.

Prép. — On l'obtient en ajoutant à du naphtol-β en fusion, la moitié de son poids de soude.

Comp. — Ce corps est composé pour les trois quarts de naphtol sodique et un quart de composés naphtoliques.

Prop. bact. — D'après le Dr Berlioz, de Grenoble, il est antiseptique, supérieur à l'acide phénique et l'acide borique.

Prop. thér. — M. Berlioz emploie ce corps pour le pansement des plaies, en solutions à 5 p. 1,000. Il n'est pas caustique ni toxique.

Monsonia ovata et Burkei. — Desc. — Plantes annuelles de la famille des Géraniacées, genre très voisin du genre géranium et ayant le port de nos géraniums, originaires de l'Afrique du Sud.

Prop. thér. — Ayant exercé quelque temps dans le Transvaal, près de Johannesburg, M. le Dr J. Maberly a eu l'occasion d'utiliser ce remède avec succès dans une centaine de cas de dysenterie. Dans ce but, il s'est servi d'une teinture alcoolique préparée avec les plantes entières, y compris les sommités fleuries. Toutefois, pour la racine, comme elle ne paraît pas jouir de propriétés curatives importantes, on peut s'en passer.

En faisant prendre à ses malades de la teinture de monsonia à la dose de 8 à 15 grammes, répétée toutes les quatre à six heures, l'auteur a vu les symptômes dysentériques s'amender plus rapidement que par l'emploi d'autres procédés de traitement, notamment de l'administration de l'ipéca suivant la méthode brésilienne. De plus, il a pu se rendre compte que cette médication est aussi efficace dans la forme aiguë que dans la forme chronique de la dysenterie. En effet, sur les dix sujets atteints de dysenterie chronique, neuf ont guéri et un seul est mort. Dans ce cas mortel, il s'agissait d'un enfant qui succomba non pas à la dysenterie, laquelle fut enrayée grâce à la teinture de monsonia, mais à un noma survenu par suite de l'épuisement extrême causé par la très longue durée de l'affection intestinale.

D'une façon générale, M. Maberly a trouvé que par l'emploi de teinture de monsonia l'on obtient en deux ou trois jours la guérison de la dysenterie aiguë et en huit à dix jours celle de la dysenterie chronique.

Ces résultats permettent de conclure que la teinture de monsonia est douée d'une action spécifique à l'égard de l'agent infectieux de la dysenterie. Mais ce médicament doit être considéré, en outre, comme un calmant de la sensibilité abdominale : c'est ainsi que, par son usage, M. Maberly a pu amender des douleurs violentes causées par des lésions inflammatoires chroniques des annexes de l'utérus.

Mode d'emploi. Doses. — Teinture 1/5 à la dose de 5 à 20 grammes.

Moringa pterygosperma Gaertn. — Syn. — Ben ailé.

Desc. — Plante de la famille des Capparidacées, qui croît au Sénégal, à la Réunion, aux Antilles et aux Indes.

Part. empl. — La racine.

Prop. thér. — Les racines fraîches sont rubéfiantes. La teinture alcoolique préparée de la racine séchée au soleil fut essayée par Henry Sachan comme diurétique, à la dose de 10 gouttes jusqu'à 3gr,75 toutes les trois heures. Les résultats obtenus pendant deux années sont encourageants. L'ascite et l'anasarque de cause rénale, aussi bien que cardiaque ou malarique, disparaissent rapidement. L'effet diurétique de la teinture se manifeste le jour même de l'institution du traitement et persiste même quelque temps après la cessation du remède; sous ce rapport, le moringa est supérieur à la digitale et à la nitroglycérine. Pas de phénomènes secondaires fâcheux; la teinture n'est pas caustique.

En plus de son action diurétique, le moringa relèverait aussi l'appétit.

Muirapuama. — Syn. — Moyrapuama. Murapuama.

Desc. — Cette plante, qui croît au Brésil, a été d'abord décrite par Almeida Pinto et attribuée à une acanthacée. Son origine botanique a été déterminée scientifiquement par M. Carl Hartwich de Zurich, qui l'attribue au *Liriosma ovata* Miers, de la famille des Olacacées.

Comp. — D'après Pekolt cette drogue contient une huile essentielle, du phlobaphene, du tannin, une résine amorphe qui présente les réactions des alcaloïdes, et un corps cristallisé qui réduit la liqueur de Fehling.

Prop. thér. — M. C. Rebourgeon a fait l'étude pharmacologique du Moyrapuama, qui est appelé à rendre service, par son pouvoir excito-réparateur, tonique et aphrodisiaque. Les travaux du prof. Goll, de Zurich, avaient déjà démontré l'action stimulante encéphalo-médullaire du Moyrapuama; les expériences physiologiques et thérapeutiques faites par Rebourgeon, avec les principes actifs, qu'il a isolés de cette plante, sont venues confirmer l'efficacité de ce produit dans le traitement des maladies du système nerveux.

Administré sous forme d'un extrait contenant une quantité dosée du glucoside qui en est le principe spécifique, ce médicament donne des résultats certains dans les asthénies gastro-intestinales et circulatoires, dans l'atonie de l'ovulation et dans l'impuissance des forces génitales. Le Dr Monin a obtenu deux succès rapides dans des cas d'anaphrodisie neurasthénique et post-grippale.

Dans l'ataxie locomotrice, les névralgies anciennes, le rhumatisme chronique et les paralysies partielles, le moyrapuama donne des résultats durables.

Mode d'emploi. Doses. — Extrait fluide préparé à la méthode américaine à la dose de 10 à 20 gouttes avant chaque repas.

Mydrol. — Syn. — Iodométhylphénylpyrazolone.

Desc. — Poudre blanche, inodore, amère, soluble dans l'eau et l'alcool, insoluble dans l'éther.

Prop. thér. — Le Dr Barbiano l'emploie pour ralentir les battements du cœur et dilater la pupille ; il a observé que la mydriase était plus faible qu'avec l'atropine. Ce médicament n'est pas toxique.

Myrtol. — Desc. — Huile essentielle, retirée de la distillation en présence de l'eau des feuilles du *Myrtus communis* L., de la famille des Myrtacées, originaire de l'Afrique.

Essence jaune foncé, d'odeur agréable, dont la partie principale, le myrtol, distille entre 170° et 175°.

Prop. thér. — Usitée contre les bronchites chroniques, la blennorrhagie et la vaginite ; mieux tolérée que les balsamiques. — Sédative et antiputride, elle stimule la digestion et augmente l'appétit.

Mode d'emploi. Doses. — Capsules gélatineuses, à la dose de 1 gramme.

Nandhiroba. — Syn. — Coucourou.

Desc. — Produit par le *Fevillea cordifolia* L., plante de la famille des Cucurbitacées-Nandhirobées, qui croît au Brésil, Antilles, Guyane.

Part. empl. — Les semences.

Comp. — Les semences contiennent huile fixe, résine,

principe amer, mucilage, sucre (Fougère, d'Haïti).

PROP. THÉR. — Purgatif, fébrifuge, vermifuge et même vomitif.

C'est une des plantes rendant le plus de services dans la matière médicale américaine.

R. Brown dit que les semences neutralisent le venin des serpents. On les emploie intérieurement et extérieurement dans ce cas.

Elles sont aussi le contrepoison des substances toxiques végétales, surtout du mancenillier. On s'en sert comme antidote dans l'empoisonnement par les spigélies, le manioc. M. Draprej en a obtenu de bons résultats dans des empoisonnements par la noix vomique, le rhus toxicodendron et la ciguë. En raison de leurs propriétés éminemment purgatives, elles peuvent en effet rendre service dans les empoisonnements, à la condition d'être administrées à temps.

MODE D'EMPLOI. DOSES. — On prépare avec les semences une émulsion donnée sous forme de looch.

Naphtolate de bismuth β. — SYN. — Orphol. Bismuth naphtolé.

PRÉP. — Le naphtol combiné au bismuth est un médicament synthétique des plus précieux : en se combinant au bismuth, le naphtol, tout en conservant ses propriétés antiseptiques, perd ses propriétés toxiques.

PROP. PHYS.— Le naphtolate de bismuth β se décompose dans l'estomac en ses deux constituants, dont le naphtol est éliminé avec l'urine et par l'intestin, tandis que le bismuth, sous forme de sulfure, est rejeté de l'organisme avec les selles. Ce composé est doué de propriétés bactéricides très accusées.

PROP. THÉR. — Le Dr Engel l'a employé, à la dose quotidienne de 1 à 2 grammes, dans le choléra asiatique. Il est en général indiqué contre les diarrhées douloureuses, surtout contre les gastro-entérites des enfants, en un mot, dans tous les cas où il s'agit de fermentations intestinales anormales causées par des micro-organismes pathogènes.

Cette préparation est le meilleur antiseptique intestinal, et il se montre simultanément comme antiseptique et comme astringent. On peut l'administrer longtemps, sans danger, aux adultes aussi bien qu'aux enfants.

Mode d'emploi. Doses. — *Usage interne.* — Cachets de 0,50 à la dose de 1 à 10 par jour. Lavage de l'estomac ou de l'intestin avec eau bouillie 1000 grammes, orphol 5 grammes.

Usage externe. — Poudre d'orphol pour saupoudrer les plaies. Pommade : vaseline, 20 grammes; orphol, 2 grammes.

Naregamia alata W. et A. — Syn. — Ipécacuanha de Goa.

Desc. — Plante de la famille des Méliacées, originaire de l'Inde.

Comp. — Contient une huile, de la cire et un alcaloïde, la *narégamine* (Hooper).

Prop. thér. — Le suc de la plante est employé contre le psoriasis. La racine est émétique et cholagogue, combat les embarras gastriques, le rhumatisme et les indigestions. A petites doses, c'est un expectorant utile dans les affections catarrhales et la bronchite des enfants.

La teinture réussit très bien dans l'emphysème, en fluidifiant les crachats et en diminuant la sécrétion.

Mode d'emploi. Doses. — Poudre, $1^{gr},20$. — Teinture, de 2 à 6 gouttes, toutes les heures.

Nectandra amara L. — Desc. — Arbre de la famille

des Lauracées, qui croît en abondance au Brésil, province de Saint-Paul.

PART. EMPL. — L'écorce de la tige.

COMP. — L'écorce a été analysée par le Dr Peckolt et Ch. Girard, qui ont isolé un alcaloïde analogue à la bébérine.

PROP. THÉR. — Le Dr G. Cameria et P. Barreto l'ont expérimenté dans de nombreux cas d'anémie générale et d'atonie gastro-intestinale. Les Drs Figuiera et Werneck ont trouvé dans le Nectandra amara un excellent remède contre le bériberi, la fièvre jaune et le typhus. On l'a employé avec succès dans le catarrhe intestinal, la lienterie, les coliques, les diarrhées, l'entéro-colite et la mésentérite. On l'emploie vulgairement à Saint-Paul pour la dentition des enfants et le mal de mer.

MODE D'EMPLOI. — M. Antero Leivas, pharmacien à Saint-Paul, a préparé avec le Nectandra amara une teinture 1/5e que l'on administre à la dose de 5 grammes ; un vin à la dose de 3 petits verres par jour ; un élixir à prendre à la dose de 20 grammes ; des pilules d'extrait aqueux de nectandra à la dose de 0gr,20, 2 à 3 fois par jour.

Nectandra Rodiœi. — SYN. — Bibiru. Bebeeru.

DESC. — Arbuste de la famille des Lauracées, qui croît à la Guyane.

COMP. — Contient deux alcaloïdes, la *bibirine* $C^{18}H^{21}AzO^{3}$, et la *nectandrine* $C^{20}H^{23}Az\ O^{4}$ (Maclagan).

PROP. THÉR. — On l'emploie contre les migraines, les névralgies périodiques et les ménorrhagies. L'alcaloïde est usité contre les fièvres intermittentes, dans le cas où la quinine ne peut être supportée.

MODE D'EMPLOI. DOSES. — Décoction et vin, même préparation et même dose que pour le quinquina.

— Poudre d'écorce, de 1 à 3 grammes. — Bibirine, de 0,05 à 0,5 en pilules ou solution.

Neurodine. $C^{11}H^{13}AzO^{4}$.

SYN. — Acétylparaoxyphényluréthane.

PRÉP. — On l'obtient en acétylant le paraoxyphényluréthane, en le chauffant avec l'anhydride acétique (Merck).

DESC. — Ce composé forme des cristaux incolores, inodores, fondant à 87 degrés, peu solubles dans l'eau (1 dans 1400 d'eau à 15 degrés), solubles dans 140 d'eau bouillante.

A la dose de 50 centigrammes, la neurodine abaisse la température de 2°,5 à 3 degrés. Elle baisse graduellement, atteint son point le plus bas trois ou quatre heures après l'ingestion et remonte ensuite légèrement. Cette chute s'accompagne souvent d'une abondante perspiration, et parfois l'élévation ultérieure coïncide avec la cyanose ou les vomissements. On n'a jamais observé de symptômes de collapsus.

PROP. THÉR. — D'après von Mering, les expériences sur les animaux ayant montré l'innocuité à doses quotidiennes de 2 à 3 grammes, la neurodine fut employée chez l'homme dans vingt-quatre cas d'affections fébriles (fièvre typhoïde, pneumonie, pleurésie, érysipèle, scarlatine) et trente cas d'affections névralgiques (migraines, tumeur cérébrale, troubles rhumatismaux, névralgie du trijumeau, sciatique, ataxie locomotrice).

Les observations faites par le Dr von Mering lui font recommander la neurodine comme un antinévralgique prompt et efficace, qui, à la dose de 1 gramme à 1gr,50, serait un succédané de la phénacétine dans le traitement de la migraine et des différentes névralgies. Les douleurs disparaissent une demi-heure après l'absorption de ce médicament.

Ce serait également un antipyrétique ; la dose de 0gr,50 suffit pour faire baisser la température de 2 à 3 degrés. Mais cet effet est si rapide, qu'il produit quelquefois différents accidents : cyanose, transpiration, etc.

Mode d'emploi. Doses. — Ce médicament ne doit pas être employé comme antipyrétique, mais seulement comme antinévralgique à la dose de 1 gramme en cachets. Cette dose pourrait être, dans certains cas, portée jusqu'à 4 et même 6 grammes.

Nosophène. $C^{20}H^{8}I^{4}O^{4}$. — Syn. — Tétraiodophénolphthaléine.

Le sel de soude a été appelé *antinosine* et le sel de bismuth *endoxine*.

Prép. — Ce corps a été obtenu par MM. A. Classen et W. Loeb en faisant agir l'iode sur les solutions de phénolphthaléine.

Desc. — C'est une poudre faiblement jaunâtre, inodore, insoluble dans l'eau et les acides, difficilement soluble dans l'alcool, l'éther et le chloroforme. Fond à 235° en dégageant de l'iode. Il donne des sels stables, solubles quand ce sont des sels alcalins ou alcalino-terreux. Les sels préparés avec les autres métaux sont insolubles dans l'eau.

Le nosophène contient 60 p. 100 d'iode combiné intimement.

Prop. phys. — Cette substance traverse l'organisme sans décomposition, aussi bien employée en usage interne qu'en usage externe. Elle est dépourvue de toute irritation locale et n'est pas toxique. Un chien a reçu pendant 8 jours jusqu'à 300 grammes de ce produit sans qu'il soit survenu aucun phénomène secondaire fâcheux. Dans deux expériences sur l'homme, le Dr Seifert a administré 25 et 50 centigrammes de ce médicament sans provoquer de phénomènes d'irritation du côté de l'estomac ni de l'intestin.

Le nosophène est non toxique et dépourvu de toute action irritante locale. Le Dr Seifert, le recommande pour ses propriétés bactéricides et dessiccantes. Il s'est servi du nosophène pour insufflations dans le traitement des affections de la muqueuse nasale (rhinite avec sécrétion profuse et rhinite aiguë) et pour saupoudrer les chancres mous et en cas de balanoposthite.

Pour prévenir, dans ces derniers cas, la formation des croûtes, ce qui aurait pour résultat la rétention des sécrétions, on aura soin de ne le saupoudrer qu'en couche très mince. Après avoir nettoyé l'ulcère à l'aide du perchlorure de fer, on saupoudrera le nosophène et l'on recouvrira le tout d'une couche mince d'ouate.

On peut aussi se servir des insufflations de nosophène pour le traitement consécutif aux cautérisations par l'acide chromique et l'acide trichloracétique; de la sorte, on s'oppose efficacement à la formation des exsudats fibrineux.

Mode d'emploi. — Poudre de nosophène employée en insufflations ou en l'étalant en fines couches avec un pinceau.

Nutrose. — Syn. — Caséinate de soude.

Desc. — On désigne ainsi une préparation nutritive renfermant 13,8 p. 100 d'azote. C'est un composé neutre à base de caséine et d'alcali.

Prép. — On l'obtient en mélangeant de la caséine sèche avec une proportion calculée d'hydrate sodique ; on fait bouillir le mélange avec de l'alcool à 94° et on sèche.

Prop. thér. — La nutrose est une poudre facilement digestible, soluble dans le lait chaud, dans l'eau et dans le bouillon, que l'on peut administrer à la dose de 30 à 60 grammes par jour.

M. Bornstein, à la suite d'une série d'essais physiologiques institués sur lui-même, a pu reconnaître que le nutrose présente de grands avantages sur la peptone de viande : en effet, cette préparation a un goût agréable, elle est résorbée par l'intestin et n'est pas irritante, tandis que la peptone, dont le goût est répugnant, n'est pas même aussi bien résorbée que la viande de boucherie et irrite à la longue la muqueuse du tube digestif.

Il ressort enfin des expériences que la nutrose présente une valeur nutritive égale à celle de la peptone.

Orthoforme. — Prép. — On combine l'alcool méthylique à l'acide amidoxybenzoïque de façon à avoir l'éther méthylique de cet acide.

Desc. — Poudre cristalline blanche, inodore, insipide, peu et lentement soluble dans l'eau, qui n'en dissout que la quantité strictement nécessaire pour faire une solution dont on fait usage.

Prop. thér. — Appliqué sur les muqueuses en poudre ou en pommade, l'orthoforme y provoque, au bout de quelques minutes, une anesthésie lentement progressive. Il est facile de s'en convaincre en étalant ce médicament d'une manière uniforme sur la langue ou sur la conjonctive oculaire. Cette même action analgésique se manifeste aussi sur les plaies et ulcères douloureux, mais elle ne se produit pas à travers la peau ou une muqueuse épaissie et indurée. L'orthoforme se montre inactif partout où il n'existe pas de solution de continuité du tégument, comme dans les brûlures au premier degré, par exemple, les plaies réunies par suture, etc.

Par contre, l'action analgésique de l'orthoforme est des plus nettes dans les brûlures au troisième degré, dans toutes les plaies douloureuses (cancers, ulcères variqueux de la jambe), les fissures des lèvres, du sein et de l'anus, les excoriations, les ulcérations de la langue, du larynx, etc.

Administré à l'intérieur, l'orthoforme constitue un bon moyen pour calmer les douleurs de l'ulcère rond et du cancer de l'estomac, mais il ne peut servir à combattre les sensations pénibles liées au catarrhe chronique de l'estomac ou à la dilatation de cet organe, la muqueuse gastrique étant intacte dans ces cas.

L'orthoforme, en se combinant avec l'acide chlorhydrique, forme un sel soluble. Ce chlorhydrate d'orthoforme ne convient cependant pas pour l'analgésie de la conjonctive et des muqueuses nasale, buccale et pharyngo-laryngée; il ne peut non plus être employé en injections sous-cutanées, car, par suite de la réaction acide de ses solutions, il irrite fortement les tissus. Néanmoins, on peut l'utiliser à l'intérieur (ulcère et cancer de l'estomac), ainsi qu'en injections intra-urétrales dans les cas de blennorrhagie.

Mode d'emploi. Doses. — A l'intérieur on peut administrer l'orthoforme et son chlorhydrate à la dose de 0,50 à 1 gramme par jour.

Panbotano. — Syn. — *Calliandra Houstoni* Benth., *Feuillea Houstoni* L'Her., *Anneslea Houstoni* Swet.

Desc. — Petit arbuste de la famille des Légumineuses-Schwartziées, qui pousse dans les terres chaudes du Mexique, au Sénégal et au Gabon.

Comp. — M. Nicolas de Arellano et le Dr Moralès au Mexique et M. Villejean en France ont fait l'analyse de la plante ; ils ont trouvé du tannin, des matières grasses, une résine soluble. M. Bocquillon a isolé un glucoside, que M. Altamirano, de Mexico, a obtenu en quantité suffisante pour en faire l'étude et qu'il a appelé *Calliandrine*. M. le Prof. Gab. Pouchet a isolé un alcaloïde et une résine active.

Prop. thér. — C'est un amer de premier ordre et il est employé contre les fièvres. Au Mexique, les Drs Moralès et Labato ont obtenu de bons résultats dans les fièvres paludéennes si communes dans ce pays. En France, M. le Dr Valude (de Vierzon) a obtenu des succès contre les fièvres de toute nature (fièvres paludéennes, fièvre typhoïde, grippe, tuberculose).

Le Dr Crespin, d'Alger, prescrit le Panbotano en décoction à la dose de 80 grammes pour les adultes et de 40 grammes pour les enfants, en administrant en même temps de l'acide carbonique, de l'opium, pour éviter les nausées; sur 20 cas de fièvres intermittentes quotidiennes il obtint 20 succès.

Le Dr Dinan (1) considère l'action efficace du Panbotano comme très rapide, il empêche les rechutes et peut être employé comme préventif du paludisme.

Le Dr A. Roussel, de la Nouvelle-Orléans, a eu des résultats satisfaisants dans 8 cas typiques de malaria.

Mode d'emploi. Doses. — Teinture. — Décoction. Le Dr Valude préconise la décoction avec 70 grammes d'écorce, à prendre en une fois. — Élixir.

Paraforme. CH^2O^3. — Syn. — Trioxyméthylène. Triformol. Aldéhyde formique polymérisé.

Prép. — Le paraforme serait, d'après le Dr Aronson, un polymère du formaldéhyde; on l'obtient en chauffant la solution aqueuse de formaldéhyde (forma-

(1) Dinan, *Thèse inaugurale*.

line, formol) : le formaldéhyde se transforme alors en un polymère qui est le paraforme.

Desc. — C'est une substance blanche, cristalline, insoluble dans l'eau.

Prop. thér. — Le Dr Aronson préconise le paraforme comme antiseptique intestinal. De tous les antiseptiques comparés avec le paraforme, tels que naphtol-β, iodoforme, salol, dermatol et benzonaphtol, ce n'est que le premier qui, par son pouvoir d'arrêter complètement le développement des bactéries, peut être mis en parallèle avec le paraforme, et encore celui-ci agirait-il sur le bacille de la fièvre typhoïde avec plus d'énergie que ne le fait le naphtol-β. C'est ainsi qu'une solution de paraforme à 1 : 5000 l'influencerait aussi efficacement qu'une solution de naphtol-β à 1 : 3000. De même aussi 0 gr. 05 de paraforme stérilisèrent 200 grammes d'urine, tandis que le même but n'était atteint que par 0 gr. 15 de naphtol-β. L'administration de 5 grammes de paraforme ne fut suivie de phénomènes secondaires fâcheux d'aucune nature; de par son action physiologique, il ressemble au calomel. Donné à la dose de 3 à 5 grammes, le paraforme est un bon purgatif, tandis qu'à des doses moins élevées il provoquerait plutôt la constipation. On peut aussi l'employer comme antiseptique pour les pansements.

Le Dr Miquel préconise les vapeurs de paraforme pour désinfecter les appartements.

A cet effet il prépare la pâte suivante :

℞ Paraforme cristallisé................	ãã
Chlorure de calcium...............	

Eau Q. S. pour faire une pâte, qu'on étend sur des bandelettes qu'on suspend dans la pièce à désinfecter.

Mode d'emploi. Doses. — Solution aqueuse 1/1000,

cachets de 0 gr. 10 à la dose de 2 à 10 par jour. Poudre pour saupoudrer les plaies.

Pedalium Murex L. — Desc. — Plante de la famille des Pédaliacées, qui croît dans l'Inde.

Part. empl. — Le fruit.

Prop. thér. — Employé contre la dysurie, la blennorrhagie et les inflammations des voies urinaires. Usité comme lithontriptique et considéré comme aphrodisiaque.

Mode d'emploi. Doses. — Infusion de 30 grammes de fruit concassé, dans 500 grammes d'eau bouillante, on laisse macérer deux heures et on filtre; à prendre en 24 heures, par dose de 60 grammes.

Pental. Formule $(CH^3)^2C^2HCH^3$. — Syn. — Triméthyléthylène. Isoamylène.

Desc. — Liquide mobile, incolore, neutre, facilement inflammable, brûlant avec une flamme très éclairante, doué d'une odeur éthérée particulière et d'une saveur douceâtre. Son poids spécifique est, d'après R. Schiff, de 0,678 à 0°.

Prép. — Le triméthyléthylène se prépare en distillant l'alcool amylique de fermentation en présence de chlorure de zinc fondu. On n'obtient pas ainsi du triméthyléthylène pur, mais un mélange composé surtout de ce carbure (environ 50 p. 100) et de *pentane*, C^5H^{12}. Ce mélange est l'amylène brut. On le refroidit à — 20° et on l'agite avec de l'acide sulfurique étendu de 1/2 volume d'eau (3 vol.) également refroidi à — 20°. En opérant à cette basse température on évite la polymérisation de l'amylène qui se forme toujours à la température ordinaire.

Le triméthyléthylène se dissout en donnant avec l'acide une combinaison que l'on sépare et que l'on distille après l'avoir étendue d'eau. Le produit qui distille est un mélange de triméthyléthylène et d'alcool amylique tertiaire. Ce dernier corps entrant en ébullition vers 100°, tandis que le triméthyléthylène bout à 36-38°, on les sépare aisément par distillation fractionnée.

Prop. thér. — Administré comme le chloroforme sur une compresse à la dose de 20 centimètres cubes, provoque, au bout de trois à quatre minutes, un sommeil peu profond, mais suffisant pour permettre de petites opérations chirurgicales.

Il présente sur le chloroforme les avantages suivants : son odeur est agréable, il ne provoque ni vomissements, ni céphalalgie, ne trouble pas les fonctions du cœur et du poumon. Il ne produirait pas de phénomènes d'excitation chez les buveurs, et la narcose pourrait être prolongée à volonté, car il n'y a pas d'accoutumance. D'après Weber, il permettrait d'opérer avant la résolution complète et déterminerait chez l'opéré un état analogue à l'hypnose.

Péronine. — $C^{17}H^{18}AzO^{2}O\,C^{6}H^{5}CH^{2}HCl$.

Syn. — Chlorhydrate de Benzoylmorphine.

Prép. — On l'obtient en substituant un radical alcoolique à un atome d'hydrogène du groupe OH de la morphine, analogue au groupe phénolhydroxyle (E. Merck).

Desc. — Poudre blanche légère. Soluble dans l'eau et l'alcool faible, surtout à chaud, insoluble dans le chloroforme et l'éther. Se décompose à 200° en dégageant des vapeurs à odeur de benjoin.

La solution aqueuse de péronine additionnée d'acide chlorhydrique dilué est-elle soumise pendant un certain temps à l'ébullition, la péronine se dédouble en morphine et en chlorure de benzyle : la solution bouillie est-elle traitée par des alcalis caustiques, il se produit un précipité de morphine qui se redissout dans un excès d'alcali.

Prop. thér. — Le Dr Schroder dit que c'est un bon narcotique que l'on peut placer entre la codéine et la morphine. Tout en le cédant un peu, de par son action hypnotique, à la morphine, elle lui est supérieure sous plusieurs rapports : le sommeil est plus profond, plus calme et n'est jamais précédé de phénomènes d'excitation. Schrœder la recommande surtout contre la toux opiniâtre survenant dans le cours de la bronchite et de la phtisie. C'est un excellent calmant des douleurs rhumatismales et névralgiques ; on peut la prescrire avantageusement contre les accès asthmatiques. Comme phénomène secondaire fâcheux on n'a observé que de la constipation. La péronine peut être administrée à des doses 2 à 3 fois plus élevées que celles de la morphine, c'est-à-dire, à la dose de 0gr, 02-0gr, 04. La dose maxima est de 0gr, 06 en une seule fois et de 0gr, 2 par vingt-quatre heures.

Mode d'emploi. Doses. — Voici quelques formules :

I. Péronine .... 0, gr. 3
Racine de Réglisse .... } āā q. s.
Suc de Réglisse .... }

Divisez en 30 pilules. — A prendre 2-3 pilules, le soir.

II. Péronine .... 0 gr. 5
Eau distillée .... 100 grammes.

M. S. — A prendre une cuillerée à café le soir.

III. Péronine .... 0 gr. 3
Alcool .... 5 grammes.
Eau distillée .... 50 —
Sirop simple .... 100 —

M. D. S. — A prendre, 3 fois par jour, par cuillerée à café.

Petiveria alliacea L. — SYN. — Racine du Congo, Herbe aux poules.

DESC. — Arbuste de la famille des Phytolaccacées, qui croît au Congo, en Guinée et dans l'Amérique du Sud.

PROP. THÉR. — Les feuilles sont diurétiques, sudorifiques, antispasmodiques, employées dans l'ischurie, l'hystérie, l'hydropisie et la fièvre jaune. Aux Antilles, la racine est employée comme odontalgique ; à Porto-Rico, on la donne aux nouvelles accouchées pour prévenir les accidents des suites de couches.

MODE D'EMPLOI. DOSES. — Décoction, administrée tous les quarts d'heure, par verrée.

Phénates de bismuth. — PRÉP. — En ajoutant une solution de nitrate de bismuth à des solutions de phénates alcalins, on obtient des précipités jaunes ou gris brun, insolubles dans l'eau, et qui, suivant le phénol dont on s'est servi, sont constitués par le phénolbismuth, le métacrésolbismuth ou le naphtolbismuth.

PROP. PHYSIOL. — Des essais faits avec ces produits par M. le Dr F. Jasenski, d'abord au laboratoire de M. le Dr M. Nencki, professeur de chimie biologique à l'Institut impérial de médecine expérimentale de Saint-Pétersbourg, puis sur l'homme sain et sur les malades du service de M. le D[r] Th. Pasternatzky, professeur de clinique thérapeutique à l'Académie militaire de médecine de Saint-Pétersbourg, ont montré que le phénolbismuth, le crésolbismuth et le β-naphtolbismuth, lorsqu'ils ont été ingérés, se décomposent dans l'estomac sous l'influence du suc gastrique, et dans l'intestin grêle sous l'influence du suc pancréatique, d'une part, en phénol, en crésol ou en naphtol et, d'autre part, en bismuth. Le phénol et le crésol ainsi séparés du bismuth sont absorbés en entier dans le tube digestif et sont ensuite éliminés avec l'urine sous forme d'acides sulfoconjugués ou combinés avec l'acide glycuronique. Quant au naphtol, une partie seulement de cette substance passe dans l'urine, tandis que le reste est éliminé avec les matières fécales. Chez l'homme, la presque totalité du bismuth ingéré (96,4 p. 100) est rendue avec les excréments.

Malgré les propriétés toxiques des phénols, le phénolbismuth, le crésolbismuth et le β-naphtolbismuth, administrés à l'homme jusqu'à la dose de 5 grammes par jour pendant plusieurs semaines de suite, n'ont jamais exercé la moindre action nocive. Ce fait, analogue à celui qu'on observe pour l'acide phénique du salol, est dû probablement à la séparation lente des phénols d'avec le bismuth.

Prop. thér. — Les trois phénates de bismuth ont donné, aux doses de 1 à 3 grammes par jour, d'excellents résultats dans les catarrhes aigus et chroniques de l'intestin. Ils ont aussi amendé les troubles gastriques dans un cas de cancer de l'estomac et enrayé la diarrhée et les coliques chez deux malades atteints de cirrhose du foie. Un cas de rectite aiguë a été guéri après l'administration de deux lavements contenant chacun 2 grammes de phénolbismuth pour 60 grammes d'eau.

M. Jasenski pense que les phénates de bismuth sont appelés à rendre aussi des services dans le traitement des maladies infectieuses, surtout de la fièvre typhoïde et du choléra.

Phénocolle. $C^{10}H^{14}O^2Az^2$.

Syn. — Amido-acét-paraphénétidine.

Desc. — Poudre blanche, cristalline, soluble à 17° dans 16 parties d'eau ; la solution est neutre, incolore, devient alcaline au bout de quelques jours.

Sel employé. — Le chlorhydrate.

Prép. — On l'obtient en combinant la phénétidine et le glycocolle.

Prop. phys. — Le chlorhydrate de phénocolle est un antithermique et un analgésique, qui ne serait pas toxique, au dire du professeur Kobert (de Dorpat). On n'a pas signalé d'action nocive sur les reins même après d'assez fortes doses. L'urine prend une teinte rouge brun qui se fonce encore après addition de perchlorure de fer. L'élimination du médicament est très rapide.

Prop. thér. — Employé par le Dr Mering comme antithermique, et il a obtenu d'aussi bons effets qu'avec l'antipyrine ou la phénacétine.

Préconisé par le professeur Kobert dans les fièvres des pthisiques, dans le rhumatisme articulaire aigu et dans les névralgies.

M. Herbel l'a employé avec succès dans plusieurs cas de tuberculose pulmonaire et de rhumatisme articulaire aigu.

Mode d'emploi. Doses. — Il se prend sous forme de poudre en cachets, à la dose de 0gr,50 à 1 gramme. 1 gramme de phénocolle équivaut, au point de vue des effets, à 1gr,50 ou 2 grammes d'antipyrine.

Phénylchinoldine. $C^9H^5(C^6H^5Az)$.

Prép. — Elle est produite par la réaction de l'acide chlorhydrique sur un mélange d'aniline, d'acétophénone et d'aldéhyde.

Desc. — Le chlorhydrate forme des cristaux incolores, facilement solubles.

Prop. thér. — Elle s'emploie contre la malaria.

Mode d'emploi. — Cachets médicamenteux, à la dose de 0gr,10 à 0gr,20.

Phénylpilocarpine. $C^{11}H^{16}N^2O^2,OH,C^6H^5$.

Syn. — Phénate de pilocarpine.

Desc. — Liquide huileux, incolore, soluble dans l'eau et l'esprit de vin, et qui, par la conservation, se colore avec le temps.

Prop. thér. — La phénylpilocarpine a été préconisée par le Dr Cyrus Edson pour le traitement de la phtisie et de la fièvre intermittente. Cet auteur partit du fait suivant : dans les maladies infectieuses on remarque dans l'urine une augmentation de la production des phénols qui doit être regardée comme un moyen, donné par la nature, pour rendre inoffensives les toxines bactériennes. Il parut le plus commode d'introduire le phénol en combinaison avec la pilocarpine, corps qui non seulement agit comme expectorant, mais possède encore la propriété de provoquer la leucocytose et d'exciter l'activité glandulaire.

Mode d'emploi. Dose. — M. Edson se servit d'une solution de 0,02 grammes de phénylpilocarpine dans 100 cmc. d'eau phéniquée à 2,75 p. 100. Cette solution est injectée sous la peau de l'abdomen et ne provoque, outre une douleur cuisante, aucune réaction locale. Dans la phtisie, l'on injecte au début du traitement 3-5 cmc. de cette solution, par jour, en une seule fois. On élève cette dose, de jour en jour, en augmentant de 0,5 cmc. jusqu'à ce que l'on atteigne une dose totale de 6-7 cmc. par jour. En même temps l'on fait inhaler une solution à 10 p. 100 d'iodoforme dans l'éther, ou l'huile d'olive ou une solution d'acide phénique à 10 p. 100 additionnée de glycérine. Dans la malaria, on injecte le premier jour deux fois, 6 cmc. chaque fois, à droite et à gauche de la ligne médiane, sous la paroi abdominale; les six jours suivants l'on donne la moitié de cette dose que l'on n'administre plus.

Phénylquinaldine $C^9H^5(C^6H^5Az)$.

Prép. — La phénylquinaldine résulte de l'action de l'acide chlorhydrique sur l'aniline mélangée à l'acétophénone et à l'aldéhyde.

Desc. — Son chlorhydrate se présente en cristaux incolores, d'une saveur piquante et poivrée, facilement soluble dans l'eau; appliqué localement en solutions concentrées, il est irritant.

Prop. thér. — Le prof. Celli a employé le chlorhydrate de phénylquinaldine dans douze cas de malaria à la dose de 0,10 à 0,20 en dissolution dans l'eau; toutefois Von Ziemssen a trouvé que des doses plus élevées, 0,60 à 0,80, étaient bien tolérées.

Phosphate de bismuth. — Syn. — Bismuthol.

Prép. — On l'obtient en faisant fondre un mélange d'oxyde de bismuth, de soude et d'acide phosphorique.

Desc. — Il renferme environ 20 p. 100 d'oxyde de bismuth, il donne facilement une solution complète dans l'eau, même dans les proportions de 1 à 2 ou 1 à 3. Mais les solutions concentrées se troublent déjà après peu de temps, tandis que la solution au vingtième se conserve plus de vingt-quatre heures, et les solutions plus faibles encore se maintiennent plusieurs jours. La solution est presque neutre, d'une saveur salée et se trouble par les bases, les acides et l'action de la chaleur.

Prop. thér. — Le Dr O. Doffler a préconisé ce sel contre le catarrhe aigu de l'estomac et de l'intestin et comme antiseptique intestinal, à la dose de 0gr,20 à 0gr,50, trois fois par jour. On l'emploie aussi dans le traitement des plaies en saupoudrant.

Le phosphate de bismuth agirait très favorablement dans la gastro-entérite aiguë des enfants. Dans la plupart des cas, les vomissements cesseraient dès la première cuillerée du médicament ; l'odeur spécifique dégagée par les déjections disparaîtrait à partir du moment où les matières fécales se colorent en noir par le bismuth et la guérison s'obtiendrait rapidement. Il y a lieu toutefois de prolonger l'usage du sel bismuthique quelques jours encore après la cessation de la diarrhée.

Mode d'emploi. Doses. — Aux adultes, on le prescrit sous la forme d'une potion ainsi formulée :

Phosphate de bismuth..........	3 à 4 grammes.
Eau	500 —
Sirop diacode................	30 —

F. S. A. — A prendre par cuillerées à bouche d'heure en heure.

Pour les enfants, recourir à la formule suivante :

Phosphate de bismuth............	2 grammes.
Eau............................	90 —
Sirop diacode..................	10 —

F. S. A. — Donner d'heure en heure une demi-cuillerée ou une cuillerée à café.

Phosphate de créosote. — Prép. — On l'obtient en traitant la créosote par l'anhydride phosphorique en présence du sodium.

Desc. — Se présente en une masse sirupeuse, dense, qu'on traite par l'eau, qu'on soumet à une distillation fractionnée pour recueillir le produit qui distille entre 190° et 203°. On le purifie en le dissolvant dans l'alcool absolu d'où on le précipite par l'eau.

De ce traitement résultent plusieurs phosphates de créosote ; — parmi tous ces produits il n'y a que le produit qui distille entre 190°-203° qui est employé dans la médecine interne, parce qu'il est privé de propriétés caustiques ou irritantes. Il contient environ 75 p. 100 de créosote et 25 p. 100 d'acide phosphorique. C'est une huile dense, d'odeur presque imperceptible qui rappelle celle de la créosote, de saveur astringente et amère peu prononcée, non piquante. Ce produit est insoluble dans l'eau, dans la glycérine, dans les solutions alcalines et les huiles (ce caractère le distingue de la créosote), il est soluble dans l'alcool et l'éther.

Prop. thér. — L'absence de causticité, d'action irritante et vénéneuse, doivent faire préférer ce produit à la créosote, puisqu'il est possible de l'administrer à hautes doses, sans produire d'inconvénients. En effet, il ne produit jamais d'intolérance gastrique, ni de diarrhées. Il agit comme astringent; sur l'estomac il exerce une action tonique et apéritive. Il est saponifiable par les liquides organiques alcalins et par le sang: la créosote et les phophates régénérés sont alors plus efficaces, parce qu'ils sont à l'état naissant. On l'administre dans certains cas de localisations tuberculeuses (pulmonaire, laryngée et méningite tuberculeuse) et dans certains cas de bronchite chronique.

Mode d'emploi. Doses. — Capsules. Pilules à la dose de 0gr50 à 1 gramme par jour.

Phosphate de gaïacol. — Syn. — Éther Gaïacol-phosphorique.

Desc. — Corps cristallin, incolore, inodore, insipide. Soluble dans l'alcool fort, il est insoluble dans l'eau, la glycérine et les huiles ; il est fusible à 97°. Sa teneur en gaïacol est de 89, 4 p. 100.

Prop. phys. — Introduit dans le tube digestif de l'homme ou des animaux, le phosphate de gaïacol traverse l'estomac sans subir de modifications et se dédouble dans l'intestin. Il est alors absorbé, puis éliminé principalement par la voie urinaire. Sa toxicité est inférieure à celle du gaïacol.

Prop. thér. — Le docteur Gilbert administre le phosphate de gaïacol à la dose de 40 à 60 centigrammes, par jour, dans un certain nombre de cas de tuberculose pulmonaire. Son action lui a paru comparable à celle du gaïacol et de la créosote.

Comparé aux autres composés du gaïacol, le phosphate offre l'avantage d'être plus riche en gaïacol. Seuls font exception le carbonate et le phosphate dont la teneur en gaïacol est plus élevée.

Le phosphate et le phosphite offrent, d'autre part, l'avantage sur le carbonate de mettre en liberté un radical phosphoré aux lieu et place d'acide carbonique indifférent.

Comparé encore au gaïacol, le phosphate de gaïacol présente plusieurs infériorités dues à son point de fusion et à son insolubilité dans l'huile qui rendent son emploi impossible en badigeonnages cutanés, en injections interstitielles, en suppositoires et en lavements ; mais son absence de goût et d'odeur, son insolubilité et son inaction sur l'estomac, sa faible toxicité lui assurent certains avantages.

Mode d'emploi. Doses. — Cachets. Pilules. Capsules à la dose de 40 à 60 centigrammes par jour.

Phosphergot. — Prép. — Le Dr Luton, de Reims, préconise dans un grand nombre d'affections un mélange fait, dans des conditions déterminées, de phosphate de soude et d'ergot de seigle qu'il considère comme une source d'énergie qui se communique à tous les cas de débilité, sans être le remède d'une maladie en particulier.

On l'administre après le repas, chez l'adulte, en cachets de 30 à 50 centigrammes ; la dose peut être portée jusqu'à 2 grammes dans les vingt-quatre heures. Chez les enfants, la dose est de 10 à 30 centigrammes, suivant l'âge.

PROP. THÉR. — Dans l'ordre pathologique, les applications sont très nombreuses : le phosphergot conviendra, tout d'abord, aux névropathes hypochondriaques, aux mélancoliques ; il combattra heureusement l'algidité névrosique, propre aux hystériques et à ceux qui vivent dans un spasme perpétuel. L'algidité du premier stade des fièvres ou du choléra en sera aussi avantageusement influencée. Il en sera ainsi pour tout état de dépression adynamique, pour l'anémie et pour l'aménorrhée des chlorotiques.

Puis viennent les débilités fonctionnelles, la torpeur cérébrale sénile, tous les cas où on emploie le phosphate de soude.

MODE D'EMPLOI. — Le Dr Luton prescrit le phosphergot sous plusieurs formes :

1° *Mixture.* — C'est la préparation primitive ; dans un demi-verre d'eau sucrée, mélangez une cuillerée à soupe d'une solution de phosphate de soude au dixième et une cuillerée à café de teinture d'ergot ; à prendre en une fois par jour, à jeun. En somme, cela correspond à 1gr,50 de phosphate de soude cristallisé et à 1 gramme d'ergot de seigle en nature.

2° *Poudre.* — C'est la forme la plus commode pour l'usage courant ; voici la formule :

℞ Phosphate de soude effleuri.......	ãa 25 centigr.
Poudre d'ergot de seigle récente....	

M. pour un cachet : à prendre une fois par jour, à jeun.

3° *Pilules.* — Formuler ainsi :

℞ Phosphate de soude effleuri.......	ãa 2 grammes.
Ergotine...........................	

M. F. S. A. 20 pilules. — A prendre par deux à la fois ; une ou deux fois par jour, à jeun.

L'injection hypodermique peut être également employée.

Phtalate de morphine. — Desc. — Corps amorphe, incristallisable.

Prép. — On prépare l'acide phtalique en oxydant la naphtaline par l'acide sulfurique et le bichromate de potasse.

M. Bombelon a combiné l'acide phtalique et la morphine. Il doit être préparé avec des produits absolument purs. La morphine doit être reprécipitée plusieurs fois de ses sels cristallisés, pour servir à la combinaison.

Prop. thér. — Convient pour les injections sous-cutanées de morphine ; se conserve longtemps et l'acide phtalique n'a pas les inconvénients thérapeutiques des acides minéraux combinés à la morphine.

Mode d'emploi. Doses. — Solution à 2 grammes p. 100, on injecte une seringue Pravaz, soit 2 cent. cubes.

Phyllanthus Niruri L. — Syn. — *Yerba de quinino.* Quinine créole.

Desc. — Plante de la famille des Euphorbiacées, qui croît à Porto-Rico, à la Réunion, en Cochinchine et aux Antilles.

Prop. thér. — Excellent tonique amer, diurétique et désobstruant. Très réputé comme spécifique des fièvres intermittentes et que l'on peut employer même comme préventif. — Le suc est usité contre les plaies de mauvaise nature et les maladies parasitaires de la peau. — A doses répétées, il est purgatif et convient alors contre les fièvres intermittentes à forme splénique et hépatique.

Mode d'emploi. Doses. — Poudre, à la dose de

4 grammes. — Teinture 1/5, à la dose de 8 grammes, le matin.

Phytolacca decandra L. — Desc. — Plante de la famille des Phytolaccacées, qui croît aux Antilles, Guyane, la Réunion.

Prop. thér. — La racine est vomitive, purgative et un peu narcotique. Les vomissements sont sans douleurs ni spasmes. Altérant, résolvant, désobstruant, antisyphilitique et antiscorbutique. A l'extérieur, on l'emploie en pommade contre le sycosis et le favus.

Le Dr O'Daniel l'a employé à l'intérieur dans le traitement de l'orchite.

L'extrait, appelé *phytolaccin*, jouit de propriétés cholagogues.

Mode d'emploi. Doses. — Poudre de racine : comme émétique, de 60 centigrammes à 2 grammes; comme altérant, de 5 à 30 centigrammes. — Extrait fluide, de 10 à 30 gouttes, toutes les 3 ou 4 heures. — Extrait (phytolaccin), de 6 à 25 centigrammes. — A l'extérieur, en pommade, seule ou associée à la belladone.

Picronitrique (acide). $C^6H^2(AzO^2)^3OH$.

Desc. — Sous forme de lamelles cristallines, jaunes, de saveur amère, de réaction acide, solubles à la température ordinaire dans 86 parties d'eau, fusibles à 122°, 5, il est également très soluble dans l'alcool et dans l'éther.

Prop. thér. — D'après E. Merck, cet acide possède, comme remède dans le traitement des brûlures, les trois propriétés essentielles que l'on doit exiger d'un médicament destiné à ce genre de plaies. Il est analgésique, antiseptique et kératoplastique. C'est surtout par cette dernière propriété qu'il exerce une influence heureuse sur les brûlures. Toutes les brûlures des 1er, 2e et 3e degrés sont favorablement influencées par ce traitement, pourvu qu'il reste une trace d'épiderme.

Mode d'emploi. Doses. — Solution.

Acide picronitrique	5 gr.
Alcool	80 —
Eau distillée	1000 —

Le pansement est renouvelé vers le troisième ou le quatrième jour.

Cet acide est également recommandé en dermatologie, en gynécologie et dans le traitement de certaines affections des yeux.

Dans l'eczéma et l'érysipèle on se sert de la préparation suivante en badigeonnages :

Acide picronitrique	0,50 à 1 gr.
Éther sulfurique	q. s.
Eau distillée	150 gr.

Usage externe.

Pyoctannate de mercure. — Syn. — Pyoctanin hydrargyrique.

Prép. — On prépare ce médicament en traitant une solution de pyoctanin par une solution de bichlorure de mercure dans le chlorhydrate d'ammoniaque (M. E. Merck).

Desc. — Précipité moins coloré que le pyoctanin, contenant 55 p. 100 de mercure;

Prop. thér. — On l'emploie en solution à 0,5 ou 1 p. 100 contre le favus et la gonorrhée chronique; on peut aussi l'employer comme succédané de l'iodoforme et pour le traitement des brûlures graves. Pour en préparer de la gaze, on prend 100 de gaze non amidonnée et 60 d'une solution contenant 1 gramme de sublimé et 5 grammes de chlorhydrate d'ammoniaque; on imbibe la gaze avec cette solution; on laisse sécher, et on humecte à nouveau avec cette solution à 0,5 p. 100 de pyoctanin. Finalement on abandonne à la dessiccation.

Mode d'emploi. Doses. — Solution alcoolique à 1 p. 100 employée en usage externe en badigeonnages. Injection contre la gonorrhée.

Pyoctannate de mercure................	0 gr. 1
Chlorure de sodium..................	1 gramme.
Eau distillée..........................	200 grammes.

Pipérazine. Formule $C^2H^{10}Az^2$ (At.). — Syn. — Spermine. Diéthylediamine. Pipérazérine.

Prép. — Dans une solution de :

Dinitrosodiphénylepipérazine	10 kilogrammes.
Eau.........................	300 —

On envoie un courant rapide de gaz sulfureux jusqu'à parfaite dissolution du produit nitrosé. On ajoute alors :

Acide chlorhydrique	22kil,600

et on évapore jusqu'à moitié du volume primitif. La liqueur contient alors du chlorhydrate de pipérazine et de l'acide amidophénoldisulfonique qui se séparent en partie par le refroidissement. Pour isoler la pipérazine, on alcalinise la liqueur filtrée avec 70 kilogrammes de lessive de soude caustique à 32 p. On distille avec de la vapeur d'eau jusqu'à ce que le liquide qui passe ne précipite plus par l'acide picrique.

Desc. — M. Finzelbach attribue à ce corps les propriétés suivantes : Poudre cristalline blanche, de réaction très alcaline, très peu soluble dans l'eau, s'emparant cependant de l'eau et de l'acide carbonique de l'air.

Elle a une constitution identique à celle de la diéthylènediamine de Hoffmann. C'est une base forte donnant avec les différents acides de véritables sels.

Avec l'iodure double de bismuth et de potassium, elle donne un précipité cristallin, rouge écarlate, facilement reconnaissable sous le microscope. (Prof. Prunier.)

Prop. phys. — Les expériences faites par M. Van den Klep ont montré qu'on a exagéré l'action dissolvante de la pipérazine, en disant qu'elle était douze fois supérieure à celle du carbonate de lithine, car en expérimentant sur des calculs uratiques et non sur des cristaux d'acide urique, on constate que la pipérazine, au point de vue dissolvant, ne l'emporte pas sur le carbonate de lithine.

De plus, Van den Klep admet, d'après ses expériences, que la pipérazine possède à un très haut degré la propriété d'entraver la désoxydation de l'oxyhémoglobine, ainsi que la peptonification de l'albumine.

Excitant général, elle possède la propriété de dissoudre l'acide urique, de relever la quantité d'urée, d'assurer les échanges physiologiques.

Prop. thér. — D'après le Dr Vogt, la pipérazine donne de bons résultats dans la gravelle urique, la goutte et les coliques néphrétiques.

Le Dr Auguste Voisin et le Dr Schmidt conseillent ce médicament dans le traitement de la goutte :

1° A la dose de 1 gramme par 24 heures dans de l'eau simple ou de l'eau de Seltz.

2° En solution à 1-2 p. 100, la pipérazine ne provoque pas d'irritation des muqueuses : aussi cette solution est-elle propre aux lavages de la vessie et à la dissolution graduelle des calculs uratiques de la vessie.

3° Grâce à sa solubilité facile dans l'eau, on peut se servir de la solution suivante :

Pipérazine..........................	0gr1
Eau distillée........................	1 gramme.

pour faire des injections dans les tophus eux-mêmes.

4° Enfin la solution suivante :

Pipérazine	1-2	grammes.
Alcool	20	—
Eau distillée	80	—

peut être employée, sous forme de *compresses de Priessnitz*, en applications locales sur les tuméfactions goutteuses qu'elle influencera favorablement; ces applications viendront utilement en aide à la spermine administrée par la bouche.

La pipérazine agissant comme dissolvant non seulement sur l'acide urique, mais aussi sur les substances albuminoïdes servant pour la construction des concrétions, elle hâtera aussi la dissolution des calculs composés (urato-phosphatiques et urato-oxaliques). Il serait donc à recommander, dans ces cas, l'emploi prolongé de la spermine.

D. Gruber a étudié comparativement l'emploi du myrtil et de la pipérazine dans le traitement du diabète, ces deux substances ayant été récemment préconisées.

L'extrait de feuilles de myrtil donné à la dose de 30 centigrammes par jour n'a pas abaissé le taux du sucre, tandis que la pipérazine a été très efficace.

L'auteur emploie la pipérazine à la dose de 1gr,10 par jour en 3 doses avant chaque repas. Les résultats obtenus furent très satisfaisants. Grâce à ce traitement, le taux du sucre dans l'urine s'abaissa à 3 p. 100 environ, la soif diminua notablement, les forces se rétablirent. Toutefois le poids du corps, au lieu d'augmenter, diminua même un peu.

Mode d'emploi. Doses. — Injections sous-cutanées à la dose de 30 centigrammes par 1 gramme d'eau.

A l'intérieur, cachets médicamenteux à la dose de 50 centigrammes.

Dose maxima par jour : 1 gramme.

Piscidia Erythrina L. — Syn. — *Jamaica Dogwood.*

Desc. — Arbuste de la famille des Légumineuses, tribu des Dalbergiées, qui croît aux Indes et aux Antilles. Doit son nom (Piscidia) à l'action stupéfiante qu'elle exerce sur les poissons et à la couleur éclatante de sa fleur rouge (ἐρυθρός, rouge).

Prop. thér. — Le Dr Landowski a reconnu à cette plante les propriétés sédatives et soporifiques signalées par le professeur Ott et le Dr Hamilton. Le Dr Landowski s'est servi de l'extrait fluide, préparé par Limousin, en suivant la méthode de la pharmacopée des États-Unis, c'est-à-dire que le poids de l'extrait représente exactement le poids de la substance employée.

Le Dr Hutchison, de Glascow, a employé avec succès l'extrait fluide dans les cas de phtisie, bronchite des mineurs, catarrhe sec, névralgie faciale, insomnie, sciatique et coqueluche. Sédatif dans les névralgies, les migraines, la manie.

Mode d'emploi. Doses. — Extrait fluide, de 30 à 60 gouttes. — Décoction d'écorce, 4 grammes. — Teinture, 2 à 3 grammes par jour. — Sirop, contenant 1 gramme d'extrait par cuillerée :

Teinture de piscidia erythrina......	20	grammes.
— de viburnum prunifolium.	20	—

préconisé par M. le Dr Huchard, à la dose de 50 gouttes dans les vingt-quatre heures, contre les névralgies.

Plantago hispidula Rz. et P. — Syn. — *Plantago recumbens.*

Desc. — Graines de l'Inde, de la famille des Plantaginées, semblables au psyllium ; elles sont très légères ; 160 graines pèsent 20 centigrammes et donnent beaucoup de mucilage.

PROP. THÉR. — Antidiarrhéiques. Employées contre la toux et les rhumes. Mélangées avec le sucre, elles constituent un régal pour les Chinois.

DOSE. — 10 grammes de poudre de semences dans de l'eau sucrée.

Plumbago zeylanica L. — SYN. — Dentelaire.

DESC. — Plante de la famille des Plumbaginées, originaire de l'Inde et de la Réunion.

PROP. THÉR. — A l'état frais, les tiges sont vésicantes et caustiques. — Après dessiccation, elles activent la digestion, provoquent l'appétit et sont utiles contre la diarrhée, les hémorrhoïdes, la dyspepsie et les maladies de peau. On leur a attribué des propriétés abortives. La teinture est un antipériodique et un sudorifique énergique.

Plumieria alba L. — SYN. — Frangipanier. Bois de lait.

DESC. — Plante de la famille des Apocynacées, qui croît aux Antilles et à la Réunion.

PROP. THÉR. — Altérant, dépuratif, purgatif et antisyphilitique. L'écorce agit efficacement dans la blennorrhagie. — Le suc laiteux est toxique et irritant, à la façon du suc des Euphorbiacées.

MODE D'EMPLOI. — On emploie la décoction aux repas, au lieu de boisson ordinaire, à la dose de 1/2 litre par jour.

Poinsettia pulcherrima Grah. — SYN. — Fleur de feu. Poinsettie éclatante. Cataline.

DESC. — Plante de la famille des Euphorbiacées, qui croît dans l'Amérique centrale et aux Antilles.

COMP. — Elle contient essence, résine, matière colorante, acide tartrique, acide gallique, gomme glucose, sucre, fécule (Dr de Artegos, Mexico).

Prop. thér. — Suc caustique. Fleurs galactogènes. Plante éméto-cathartique.

On emploie aussi la plante entière en cataplasmes résolutifs ou en fomentations pour guérir l'érysipèle. On utilise le suc dilué en collyre contre les maladies des paupières.

Mode d'emploi. Doses. — Suc concret. Suc dilué à 1 dixième. Infusion de fleurs à la dose de 8 grammes pour 500 grammes d'eau bouillante.

Pyoktanin. — Syn. — Pyoktanine. Pyoctène et Bactérioktène; de πῦον, pus; κτεινειν ou κτενειν, tuer.

Desc. — Couleurs d'aniline préparées par M. E. Merck (violet de méthyle, auramine).

Prop. bact. — Le professeur Stilling, de Strasbourg, a étudié l'action antibactérienne des couleurs d'aniline. Dans les recherches qu'il a faites avec le Dr Vortmann, il s'est servi du violet de méthyle. Dans une solution au millième, la viande se conserve plus de six jours à la température de 25° sans qu'il se développe de bactéries.

Dans une solution à 1 gramme pour 3 000 grammes d'eau renfermant de l'extrait de viande et du sucre, il ne se forme pas de Penicillium glaucum. Les bactéries du pus sont tuées par le contact d'une solution à 1 gramme pour 64 000 grammes d'eau.

Prop. thér. — Ces auteurs ont obtenu les meilleurs résultats de l'application de ce corps à la chirurgie et à l'oculistique pour le traitement des plaies et ulcérations. Il serait, d'après eux, un produit supérieur au sublimé. Ils ont expérimenté un pyoktanin bleu pour les usages chirurgicaux, et un pyoktanin jaune (auramine) pour l'oculistique. Ils ne sont pas toxiques; ils sont inodores et cicatrisants.

M. Bresgen a essayé la pyoktanine dans 18 cas de cautérisations nasales pour influencer favorablement l'inflammation et la suppuration post-opératoires.

La pyoktanine bleue sous forme de tablette fut employée en solution de 2 : 1000. Immédiatement après la cautérisation on badigeonnait la muqueuse avec de l'ouate imbibée de cette solution.

Le résultat de ce traitement consistait dans une diminution de l'inflammation et des douleurs, et la sécrétion purulente fut diminuée.

Usité contre la blennorrhagie en solution à la dose de 1 p. 100 en injections.

Inconvénients. — Ils colorent la peau, mais on peut faire disparaître les taches par une solution d'hypochlorite de soude ou par de la teinture de savon.

Mode d'emploi. Doses. — Poudre. — Pommade de 1 à 2 p. 100. — Coton et gaze à 1 p. 100.

Pyramidon. — Syn. — Diméthyl-amido-phénil-diméthyl-pyrazolone, ou diméthyl-amido-antipyrine.

Desc. — Poudre blanc jaunâtre, cristalline, soluble dans 10 parties d'eau et presque insipide. La solution, incolore, devient, sous l'influence du perchlorure de fer, bleu violacé, puis violette, puis pâlit et redevient incolore. Avec l'hypoazotate de soude et l'acide sulfurique elle donne également une coloration très fugace. L'acide azotique fumant la colore en violet, puis en couleur améthyste sale, tandis que l'antipyrine se colore d'abord en vert, puis, après ébullition, en rouge.

Prop. thér. — D'après le Dr Filhem le pyramidon agit sur le système nerveux, sur la pression sanguine et la déperdition du calorique, comme l'antipyrine.

Il existe cependant, entre ces deux substances, quelques différences, assez importantes en pratique. Ainsi le pyramidon agit en dose beaucoup plus faible que l'antipyrine ; cette action est aussi plus progressive et persiste plus longtemps. Les essais chimiques faits avec cette substance ont donné des résultats encourageants.

Le Dr Legendre considère le pyramidon comme un médicament analgésique d'une valeur certaine, il l'a employé chez une vingtaine de malades; il n'a eu qu'à s'en louer. Il n'a jamais observé qu'il causât quelque accident ou même un inconvénient quelconque, bien qu'il ait poussé la dose chez un tabétique jusqu'à 3 grammes par jour. Ce malade souffrait de douleurs fulgurantes intolérables. Or le pyramidon, ingéré à la dose de 0gr,70 ou 0gr,80 trois ou quatre fois par jour, lui a procuré un bien-être absolu pendant plusieurs semaines. Au bout de ce temps, la période de douleurs fulgurantes avait cessé.

Chez les autres nerveux chez lesquels M. le Dr Legendre a employé le pyramidon, il s'est contenté d'une dose de 0gr,25, répétée quatre ou cinq fois par jour, si c'était nécessaire. Tous ont vu disparaître ou diminuer considérablement la douleur.

Mode d'emploi. Doses. — Cachets médicamenteux à la dose de 0,25 à 3 grammes. Solution.

Aux adultes on peut en donner de 30 à 50 centigrammes une à deux fois par jour; on peut le donner dans l'eau (1 : 30) et en donner une cuiller à café ou une cuiller à soupe si l'on ne veut administrer qu'une seule dose, et par 10 cc. à intervalles de quatre heures, s'il faut en donner deux doses.

Pyrantine. — Syn. — Phénosuccine, paraéthoxylphényl succinimide.

Prép. — On soumet à la fusion le chlorhydrate de paraamidophénétol ou la phénacétine avec l'acide succinique et on traite par l'alcool.

Desc. — Aiguilles cristallines incolores, fusibles à 155°; il est insoluble dans l'éther, il se dissout dans

83,6 p. d'eau bouillante et dans 1317 p. d'eau froide.

Prop. thér. — Antipyrétique, qui, par ses propriétés thérapeutiques, est très voisin de la phénacétine, mais qui n'en présente pas les inconvénients.

D'après le Dr Renzi, c'est un antipyrétique recommandé dans les rhumatismes aigus, qui abaisse la température de 1° à 3° à doses moyennes.

Le Dr Giovanni préconise la pyrantine en particulier dans les fièvres rhumatismales.

Mode d'emploi. Doses. — Cachets médicamenteux à la dose de 0gr,25 à 0gr,50 de une à quatre fois par jour.

Québracho. — Syn. — *Aspidosperma quebracho.*

Desc. — Arbre de la famille des Apocynacées, qui croît au Chili.

Comp. — Contient du tannin en grande quantité, un alcaloïde, l'*aspidospermine* $C^{44}H^{28}Az^{2}O^{4}$. Les sels sont solubles dans l'eau. Elle contient deux sucres, la *québrachite* $C^{14}H^{14}O^{12}$ et l'*inosite* lévogyre (Tanret).

L'alcaloïde, soluble dans l'alcool et l'éther, peu soluble dans l'eau, possède le goût, l'action physiologique et presque la composition de la quinine.

Part. empl. — Les racines.

Prop. thér. — Fébrifuge et tonique, au même degré que le quinquina. Usité dans les maladies des voies respiratoires, agit comme antipyrétique dans la dyspnée; son action est bonne dans l'emphysème, la bronchite et la pleurésie. La teinture hâte la cicatrisation des plaies et des brûlures, elle empêche l'inflammation et la formation du pus.

Prop. phys. — Tous les alcaloïdes du québracho sont toxiques; ceux qui le sont le plus sont la *québrachine* et l'*hypoquébrachine*, qui agissent sur la motilité et produisent des convulsions et de la paralysie. L'*aspidospermine pure* est la moins toxique.

PROP. THÉR. — MM. Huchard et Eloy ont signalé ses propriétés antithermiques; d'autres ont vanté ses effets dans les affections pulmonaires, contre la dyspnée, quand elle est d'origine fonctionnelle.

Tous les alcaloïdes du québracho provoquent l'hypersécrétion des reins, des glandes intestinales et salivaires; tous sont antithermiques, mais c'est la *québrachine* qui jouit de cette propriété au plus haut degré.

L'*aspidospermine pure*, seule, est antidyspnéique.

MODE D'EMPLOI. DOSES. — Poudre d'écorce, à la dose de 30 à 50 centigrammes par jour; teinture (à 1 p. 5) à la dose de 2 à 4 gr.; extrait fluide à la même dose que la poudre.

Aspidospermine pure, à la dose de 5 à 10 centigrammes par jour; souvent on l'administre par voie hypodermique, et on injecte alors une seringue (1 gramme) d'une solution de chlorhydrate d'aspidospermine contenant 50 centigrammes de ce sel pour 10 grammes d'eau.

MODE D'EMPLOI. DOSES. — Écorce de la racine, en prises ou cachets, 4gr,50 par jour. — Extrait fluide, 4 grammes. — Teinture 1/5, de 2 à 8 grammes.

Quinine (Chlorhydrophosphate de). — PRÉP. — On le prépare en dissolvant 35 grammes de chlorhydrate de quinine dans un mélange modérément chauffé de 70 grammes d'acide phosphorique concentré (densité 1.154) et de 9 grammes d'acide chlorhydrique dilué.

DESC. — Liquide sirupeux clair légèrement verdâtre, qui, au bout de quelques heures, laisse déposer des cristaux à saveur amère solubles dans deux parties d'eau. Il renferme 8,79 p. 100 d'eau,

6,01 p. 100 d'acide chlorhydrique, 32,04 p. 100 d'acide phosphorique et plus de 50 p. 100 de quinine.

Prop. thér. — Il a été employé avec succès contre la malaria et les céphalalgies nerveuses.

Quinine (Chlorhydrosulfate de).

Formule : $(C^{20}H^{24}Az^2O^2)2\,HCl,SO^4H^2,3\,H^2O$.

Syn. — Sulfochlorhydrate de quinine.

Descr. — Le *chlorhydrosulfate*, préparé par M. Grimaux à la suite de conceptions théoriques, est bien une espèce chimique et non un mélange. Ce sel est très facilement soluble dans l'eau : il se dissout dans son poids d'eau à la température ordinaire; il est donc dans des conditions très favorables pour être absorbé par les voies digestives, tandis que le sulfate médicinal exige plus de 700 parties d'eau, et ne paraît se dissoudre dans l'estomac qu'à la faveur de l'acide du suc gastrique.

Prop. thér. — Ce sel double est appelé à rendre de véritables services dans le traitement des fièvres intermittentes, surtout dans les cas qui exigent une action rapide et sûre, et en général dans les indications qui, par la périodicité du phénomène morbide, ressortissent à l'action de la quinine.

Cette facile solubilité le rend aussi très maniable pour les injections hypodermiques : une solution préparée avec 5 grammes de sel et 6 centimètres cubes d'eau renferme, par centimètre cube, 50 centigrammes de sel.

Enfin, un autre de ses avantages, c'est que, pour le même poids, il renferme la même quantité de quinine que le sulfate médicinal cristallisé, avec 7 molécules d'eau : il contient, en effet, pour 100, 74,2 de quinine, et le sulfate médicinal à $7\,H^2O$ en contient 74,3 ; il doit, conséquemment, être prescrit aux mêmes doses que ce dernier.

Quinosol. — Syn. — Chinosol.

Prép. — Composé neutre d'oxyquinoline : dégagée par le quinosol, l'oxyquinoline à l'état naissant posséderait des propriétés antiseptiques très énergiques.

Desc. — L'odeur du quinosol est très peu accusée et nullement désagréable. Tout en étant relativement non toxique, il empêche le développement des bactéries : ainsi, une solution à 1 pour 40 000 entrave encore le développement du staphylocoque pyogène doré.

Prop. thér. — Le Dr Kossmann recommande le quinosol comme antiseptique. Il s'en est servi comme d'un succédané de l'acide phénique et du sublimé : jamais il n'a observé de phénomènes d'intoxication, ni eczéma. Employé en poudre pour le traitement des plaies sécrétant en abondance, le quinosol n'a exercé d'action irritante ni caustique d'aucune sorte. On peut, sans danger, laver à plusieurs reprises par jour, et avec une brosse, les mains plongées dans une solution très concentrée (à 1 p. 500 et même au-dessus). Le seul inconvénient du quinosol, ce sont les taches jaunes qu'il laisse aux mains et sur le linge ; du reste, elles s'enlèvent par un lavage à l'eau simple.

Le Dr Kossmann attire l'attention sur le fait que le quinosol pourrait bien être de grande utilité dans la pratique des sages-femmes, car il est si peu toxique que l'eau de lavage pourrait être absorbée sans danger ; tout en ne le cédant pas, par son pouvoir antiseptique, au sublimé, il n'abîme pas les mains ; étant en pastilles facilement solubles dans l'eau, il peut être dosé aussi exactement que le sublimé.

Résine de Kaori. — Desc. — Cette résine provient d'une Conifère, le *Dammara australis* Don., originaire de la Nouvelle-Zélande et de la Nouvelle-Calédonie. On en distingue deux sortes : l'une, fossile, plus appréciée dans le commerce; l'autre, que l'on récolte sur l'arbre, qui est soluble dans l'alcool à 90° et l'éther, et à peine soluble dans l'essence de térébenthine.

COMP. — L'étude chimique a été faite par Thomson en Angleterre, Dulk en Allemagne, et H. Bocquillon en France. Ils ont trouvé, par distillation sèche, une essence appelée *dammarol* par Thomson et *dammarylène* par Bocquillon, formule $C^{40}H^{28}O^{3}$ ou $C^{45}H^{36}$. Il reste une résine acide, *acide dammarique*, $C^{40}H^{30}O^{6}$, formant des sels transparents cristallisés, et une résine neutre, le *dammaryle* de Dulk, carbure d'hydrogène ayant pour formule $C^{45}H^{12}$.

PROP. THÉR. — Préconisée par M. le Dr Forné dans les affections cutanées, où elle peut remplacer le collodion et la traumaticine.

Donnée à l'intérieur, elle aurait aussi une action favorable contre le catarrhe vésical.

La solution alcoolique, sirupeuse, d'odeur agréable, peut remplacer le collodion dans le pansement des plaies, et la teinture de benjoin dans le pansement de la carie dentaire.

La solution de cette résine dans son essence peut être employée pour les préparations histologiques, comme le baume de Canada.

Rhus aromatica Ait. — SYN. — Sumac odorant.

DESC. — Arbuste de la famille des Térébinthacées, originaire de l'Amérique septentrionale.

PROP. THÉR. — Aux États-Unis, on en fait usage contre le diabète. Il agit comme excitant de la fibre musculaire de la vessie et de l'utérus. Le Dr Unna le recommande comme spécifique dans l'incontinence d'urine des enfants. On l'emploie aussi contre la ménorrhagie, les hémorrhagies, les sueurs et la diarrhée des phtisiques.

MODE D'EMPLOI. DOSES. — Extrait mou, de 15 à

60 centigrammes, matin et soir. — Extrait fluide, 3 grammes. — Poudre de plante, 2gr,50 par jour.

Salantol. — Prép. — D'après le Dr Bourget, le salantol est composé d'acide salicylique et d'acétone.

Prop. phys. — Il possède la même action que le salol, il n'est pas attaqué par le suc gastrique, il est seulement décomposé dans les intestins en acide salicylique et en acétone.

Prop. thér. — Ce remède est surtout employé dans le traitement de la diarrhée.

Mode d'emploi. Doses. — Cachets médicamenteux de 0gr,25 à la dose de un à quatre par jour.

Salicylacétol. — Syn. — Salacétol.

Prép. — Il est obtenu par l'action de la monochloracétone sur le salicylate de soude.

Desc. — Il cristallise dans l'alcool en longues aiguilles fusibles à 71°, insolubles dans l'eau froide, difficilement solubles dans l'eau bouillante, dans l'alcool froid, la ligroïne, facilement solubles dans l'alcool chaud, dans l'éther, le sulfure de carbone, le chloroforme, le benzol.

Prop. phys. — Dans cette combinaison, l'acide salicylique est combiné à un corps non toxique.

Ce produit possède, au point de vue de l'antisepsie intestinale, toutes les propriétés du salol sans en avoir les inconvénients, représentés surtout par la toxicité du phénol qui entre dans la composition de cette dernière substance.

Le salacétol, composé de 75 p. 100 d'acide salicylique et de 25 p. 100 d'acétol, ne peut en aucune façon devenir toxique, l'acétol s'éliminant rapidement sous forme d'acétone.

Prop. thér. — Dissous dans l'huile de ricin (2 à 3 grammes pour 30), le salacétol est un médicament de choix contre toutes les infections intestinales : diarrhées estivales, affections cholériformes, choléra nostras. A la dose indiquée, il coupe dès le deuxième ou troisième jour les diarrhées infectieuses. M. Bourget a abandonné l'usage du laudanum et préfère le salacétol qui lui a également fourni de bons résultats pour la désinfection des voies urinaires, ainsi que dans le cas de rhumatisme subaigu ou goutteux. L'huile de ricin en augmente l'efficacité, en provoquant une sécrétion abondante de sucs alcalins, qui favorisent la dissociation du salacétol en ses deux principes constituants.

Mode d'emploi. Doses. — M. Bourget l'administre à la dose de 2 à 3 grammes aux adultes, et de 50 centigrammes aux enfants, dans les cas de diarrhée estivale ou cholériforme, dans le rhumatisme articulaire subaigu ou chronique, et pour réaliser l'antisepsie des voies urinaires.

Grâce à l'absence du phénol, le salacétol est moins dangereux que le salol, et les enfants le supportent très bien ; c'est ainsi que l'on peut donner 0gr,5, et même davantage sans danger aucun, à un enfant âgé d'un an.

Saligénine. — Prép. — On l'obtient artificiellement avec le phénol et la formaldéhyde. On la prépare aussi en faisant bouillir de la salicine avec un acide minéral étendu d'eau.

Prop. thér. — Le Dr Lederer a employé la saligénine dans 8 cas de rhumatisme et de goutte aigus. Les résultats obtenus furent excellents, disparition rapide de la douleur, de la fièvre et de la tuméfaction des articulations. La guérison se maintint et on n'a pas eu de phénomènes secondaires fâcheux.

Le Dr Leclère a trouvé qu'elle agit d'une façon très efficace dans le rhumatisme aigu et dans des maladies infectieuses, fièvre typhoïde, choléra, influenza, malaria, dysenterie.

Le Dr P. Walther a obtenu de bons et prompts succès avec l'emploi de la saligénine dans le rhumatisme articulaire.

MODE D'EMPLOI. DOSES. — Cachets de 0,25 à la dose de deux à quatre par jour. — Solution :

Saligénine	4	grammes.
Alcool	30	—
Eau distillée	200	—

Une à deux cuillerées toutes les heures.

Salinaphtol. Formule $C^{20}H^8(C^{14}H^6O^6)$. — SYN. — Salicylate de naphtol.

DESC. — Corps solide, blanc, insoluble dans l'eau, ne possédant ni odeur, ni saveur.

PRÉP. — On combine l'acide salicylique et le naphtol-β, de la même manière que le salol (voir ce mot).

PROP. PHYS. — Se dédouble dans l'intestin seulement en ses composants sous l'influence du suc intestinal; se retrouve dans l'urine sous forme d'acide salicylurique.

PROP. THÉR. — Étudié par Kobert et Lépine, qui lui ont reconnu des propriétés antipyrétiques, antirhumatismales et antiseptiques. Proposé pour remplacer le salol et mieux supporté dans le rhumatisme articulaire aigu. Il ne fatigue pas l'estomac et n'occasionne ni céphalalgie, ni bourdonnements d'oreilles.

MODE D'EMPLOI. DOSES. — En cachets, à la dose de 30 à 50 centigrammes, quatre fois par jour.

Salipyrine. Formule $C^{22}H^{12}Az^2O^2.C^{14}H^6O^6$.

DESC. — Elle cristallise de ses solutions alcooliques en lames hexagonales qui fondent à 91°,5. Elle est soluble dans l'alcool et le benzol, peu soluble dans l'éther et à peine soluble dans l'eau. L'eau bouillante en dissout 4,4 p. 100 et l'eau froide 0,4 seulement. Chauffée avec l'acide sulfurique dilué, elle donne de l'acide salicylique et, avec la soude, de l'antipyrine.

Prép. — Préparée pour la première fois par Lüttke, qui l'obtient en chauffant au bain-marie poids moléculaires égaux d'acide salicylique et d'antipyrine et ajoutant ou non un peu d'eau. Les deux composants fondent et donnent ainsi naissance à une huile qui cristallise par refroidissement. On purifie par cristallisation dans l'alcool.

On la prépare aussi en agitant une solution aqueuse d'antipyrine avec une solution éthérée d'acide salicylique; la salipyrine se sépare lentement en beaux cristaux.

On obtient encore de très beaux cristaux en mélangeant une solution pas trop concentrée d'antipyrine dans le chloroforme avec une solution éthérée d'acide salicylique.

Prop. thér. — Préconisée par le professeur Spica comme antipyrétique et agissant avec succès contre le rhumatisme articulaire aigu.

Le Dr von Monsengeil avait remarqué que dans de nombreux cas d'influenza les malades ne présentaient aucune élévation de température et que lorsque à ces malades on ordonnait l'antipyrine il se produisait de l'abattement et de la dépression. M. von Monsengeil trouva que dans les cas d'influenza sans fièvre, le vrai spécifique est la salipyrine. Il l'essaya sur beaucoup de malades et toujours avec succès, et sans les inconvénients que produisaient l'antipyrine ou la quinine. De même il a employé la salipyrine dans les cas de catarrhes de nature infectieuse, comme catarrhes de la muqueuse nasale ou les soi-disant refroidissements. Dans tous ces états la salipyrine lui a paru le spécifique par excellence.

D'après le Dr Guttmann, la salipyrine trouve son emploi dans le rhumatisme chronique et les névralgies. Certains malades en ont absorbé plus de 100 grammes en plusieurs jours sans en éprouver d'inconvénients. Cependant, dans un cas, la salipyrine a déterminé l'apparition d'un exanthème analogue à ceux que provoque l'antipyrine.

Mode d'emploi. Doses. — Cachets, à la dose de 50 centigrammes à 2 grammes par jour.

Salocolle. — Syn. — Salicylate de phénocolle.

Desc. — Ce composé jouit des mêmes propriétés que le chlorhydrate de phénocolle, sans que son emploi soit suivi des phénomènes secondaires déterminés par ce dernier. Le salocolle possède une saveur sucrée; étant peu soluble dans l'eau, sa résorption dans l'organisme est plus difficile.

Prop. phys. — C'est un antipyrétique à action douce et certaine, un antinévralgique, un antirhumatismal. On le considère également comme un spécifique de l'influenza.

Mode d'emploi. Doses. — On l'administre en poudre à la dose de 1 à 2 grammes.

Salophène. $C^{15}H^{13}AzO^{5}$. — Syn. — Éther salicylique de l'acétylparamidophénol.

Desc. — Cristaux lamellaires, blancs, inodores et insipides, insolubles dans l'eau, solubles dans l'alcool, l'éther. Il renferme 51 p. 100 d'acide salicylique.

Prép. — 1° On dissout dans l'alcool bouillant le paraamidophénol acétylique ou paraacétophénétidine, puis on ajoute l'éther salicylique; par refroidissement et par évaporation de l'alcool on obtient le salophène.

2° On le prépare encore en faisant réagir l'oxychlorure de phosphore sur un mélange à parties égales d'acide salicylique et de paranitro-phénol, réduisant l'éther formé pour transformer le groupement AzO^2 en AzH^2, et acétylénant finalement le paraamidosalol.

Prop. phys. — Il se dédouble en ses composants dans un milieu alcalin et non dans un milieu acide. C'est ainsi qu'il passe par l'estomac et se dédouble au niveau de l'intestin. Il se dédouble même en présence de la plupart des tissus organiques. Le salophène non dédoublé passe avec les matières fécales sans être absorbé.

Sa toxicité est notablement moindre que celle du salol (7 grammes par kilog. d'animal). On peut dire qu'elle est nulle.

Prop. thér. — Le Dr Guttman l'a employé avec succès dans le rhumatisme articulaire aigu, moins dans la fièvre typhoïde, la tuberculose, comme antipyrétique; moins aussi dans le rhumatisme articulaire chronique, la cystite, les névralgies.

Le Dr Caminer eut l'idée de s'en servir dans 10 cas de céphalée habituelle, rebelles à tous les antinévralgiques usités. Il prescrivit le salophène en cachets de 1 gramme chacun, à prendre 1 cachet toutes les 2 heures jusqu'à effet produit. Les résultats furent bons : les douleurs s'amendèrent petit à petit et cessèrent ordinairement après le troisième cachet, parfois même déjà après le deuxième cachet. — Même succès dans 2 cas de névralgie faciale (nerf sus-orbitaire); échec dans 1 cas de sciatique (22 grammes de salophène sans résultat aucun). — Dans quelques cas de migraine, l'auteur parvint à faire disparaître, par 2 ou 3 cachets de 1 gramme, toutes les deux heures, les prodromes de l'attaque; l'accès avait-il déjà éclaté, sa durée fut abrégée : au lieu d'une journée entière, il ne persista que pendant plusieurs heures. Les intervalles entre les accès ne devinrent pas plus rapprochés par suite du traitement par le salophène.

Les Drs de Buch et Vanderlinden ont employé avec succès le salophène contre les douleurs névralgiques de toutes sortes; ils le prescrivent à la dose de 4 grammes en 4 paquets par jour; souvent à la deuxième dose les névralgies ont disparu.

Le Dr Holzchneider a employé le salophène dans le rhumatisme articulaire aigu avec intolérance absolue du salicylate de soude, il a observé la disparition des douleurs et la tolérance de l'estomac pour cette substance.

Le Dr Richard Drews a expérimenté le salophène dans la clientèle infantile et il l'a trouvé très actif dans le rhumatisme musculaire aigu et la chorée de Sydenham, ainsi que dans la fièvre typhoïde, la scarlatine et l'angine folliculaire chez les enfants. Il n'a observé comme inconvénient que quelques sueurs abondantes, mais passagères.

La sphère d'action du salophène est surtout le rhumatisme articulaire *aigu* et les névralgies (Claus, Lavrand, Marie, Huot, etc.) Le Dr Galliard en a obtenu les meilleurs résultats dans le rhumatisme articulaire *aigu*. Le Dr Balzer de même, dans le rhumatisme blennorrhagique.

Contre les migraines et névralgies rebelles, il faut allier le salophène à la phénacétine :

Salophène..............	1 gr.	p. 2 cachets.
Phénacétine............	0 gr. 50	

Mode d'emploi. Doses. — En paquets ou cachets, à la dose de 4 à 5 grammes par jour.

Sambucine. — Desc. — Extrait sirupeux de sureau (*Sambucus nigra*).

Prop. thér. — M. le Dr Lecocq a fait des expériences qui semblent indiquer que le sureau, très vanté autrefois comme diurétique, étudié en 1889 par MM. Lemoine et Combemale, peut rendre de réels services. D'après ces auteurs, la seconde écorce, blanche et mince, qui revêt directement le bois, est la seule qui possède des propriétés diurétiques, et encore à condition qu'elle soit fraîche, car vieille, elle les perd presque complètement. Ils l'emploient en décoction en faisant bouillir une poignée d'écorces dans un litre d'eau et en donnent un demi-litre à un litre et demi par jour.

MODE D'EMPLOI. DOSES. — M. Lecocq l'a employé en extrait sirupeux et en donnait à tous ses malades 10 à 15 grammes par jour. Le médicament est titré de telle façon que 10 grammes de sirop sont l'équivalent de 10 grammes d'écorce.

On pourrait surtout l'employer comme succédané de la caféine, de la digitale, et on l'a même vu réussir là où le premier de ces médicaments avait échoué.

Son innocuité permettra d'en prolonger indéfiniment l'usage.

Sanoforme. $C^8H^6O^3I^2$. — SYN. — Diodosalicylate de méthyle. Sémoforme. Ether méthyldiodosalicylique.

PRÉP. — On l'obtient en faisant agir l'iode sur l'essence de Wintergreen.

DESC. — Ce médicament renferme 62,7 p. 100 d'iode et forme une poudre blanche, cristalline, inodore et insipide, fusible à 110°, soluble dans l'alcool, l'éther, la vaseline.

PROP. THÉR. — D'après Langgaard, le sanoforme est inoffensif et ne détermine aucune irritation, ni locale, ni générale.

Tout en jouissant du même pouvoir antiseptique que l'iodoforme, il possède sur ce dernier l'avantage d'être inodore. Il se dissout assez bien dans l'alcool, très facilement dans l'éther et dans la vaseline, propriétés qui permettent la préparation facile de gaze, de collodion et de pommade au sanoforme. La stérilisation de la gaze est facile, puisque le point de fusion du sanoforme se trouve supérieur à 100 degrés, et qu'à cette température il ne se décompose ni ne se volatilise.

Mode d'emploi. — Poudre pour saupoudrer les plaies ou pommade à la vaseline sanoformée.

Sarracenia purpurea L. — Syn. — Herbe vivace de Terre-Neuve.

Desc. — Plante de la famille des Nymphæacées, qui croît dans les marais de l'Amérique du Nord, de Terre-Neuve, de Saint-Pierre et Miquelon.

Prop. thér. — Les Indiens la considèrent comme un spécifique certain contre la variole et lui attribuent le pouvoir d'empêcher les cicatrices de cette maladie. Diaphorétique et diurétique, employée contre la petite vérole. Elle est surtout usitée contre la goutte et la dyspepsie; elle stimule l'estomac et le cœur.

Mode d'emploi. Doses. — Poudre de rhizome, de 2 à 3 grammes par jour. — Extrait fluide, de 20 à 30 gouttes. — Infusion faite avec la poudre, à la dose de 1 à 2 cuillerées à café; on doit avaler le marc.

Schinus Molle L. — Desc. — Plante de la famille des Térébinthacées-Anacardiées, qui croît au Chili, au Pérou et en Algérie.

Les fruits produisent une huile qui a l'apparence de la térébenthine de Venise.

Prop. thér. — La résine, que l'on appelle *mastic américain*, jouit de propriétés purgatives. Le fruit séché en poudre a les mêmes usages que le cubèbe.

Senecio Jacobœa L. — Syn. — Jacobée. Grande Jacobée. Herbe de Saint-Jacques.

Desc. — Plante de la famille des Composées-Senecionidées, qui croît dans l'Europe centrale.

Comp. — Contient un principe actif, la *sénécine*, qui a la couleur et la consistance de la résine.

Prop. thér. — Il paraît que ce médicament est très employé en Angleterre dans les troubles menstruels. M. W. Murell a employé avec succès l'infusion de cette plante dans différentes formes d'aménorrhée, en particulier dans les cas où la fonction menstruelle s'était arrêtée sous l'influence d'un refroidissement.

L'auteur employait en outre l'extrait aqueux de cette plante.

Le médicament, sous n'importe quelle forme, doit être pris pendant 10 à 15 jours pour voir les règles revenir et l'aménorrhée cesser. Il a rendu de grands services dans l'aménorrhée survenant après les couches, mais il ne paraît pas avoir beaucoup de prise sur celle qui reconnaît pour cause l'anémie. Dans plusieurs cas, il a même fait disparaître les douleurs accompagnant les menstrues. Dans un cas, il a guéri une malade souffrant de leucorrhée rebelle depuis plusieurs mois.

Le Dr Murell estime que cette plante et ses préparations présentent un excellent moyen pour provoquer la menstruation et qu'elles doivent occuper en ce sens le même rang que le permanganate de potasse et le bioxyde de manganèse.

Mode d'emploi. Doses. — Extrait aqueux à la dose de 0gr,05, quatre fois par jour. Extrait fluide à la dose de 20 gouttes, quatre fois par jour. Teinture 1/5 à la dose de 1 gramme, trois fois par jour ; on élèvera la dose jusqu'à 10 grammes par jour.

Sénécine à la dose de 0gr,15, trois fois dans la journée.

Senecio vulgaris L.. — Syn. — Seneçon vulgaire.

Desc. — Plante de la famille des Composées. Senecionidées, qui croît en Europe.

Comp. — Contient deux alcaloïdes : la sénécine et la sénécionine, isolés par MM. Granvaux et Lajouin.

Prop. thér. — Les Drs Dalché et Heim ont employé avec succès l'extrait de senecio vulgaris comme emménagogue. Ils ont trouvé son effet supérieur à celui du senecio Jacobœa.

Les Drs Bardet et Bolognesi ont observé que le seneçon calme les douleurs qui précèdent, accompagnent ou suivent la venue des règles ; ils ont constaté que c'est un bon remède contre l'aménorrhée, mais qui ne réussit que quand les organes sont sains.

Mode d'emploi. Doses. — Extrait mou à la dose de 2 grammes à 2gr,50 par jour par bols de 25 centigr. Extrait fluide de 2 à 4 grammes par jour.

Siegesbeckia orientalis L. — Syn. — Herbe divine.

Desc. — Plante de la famille des Composées, qui croît en Perse, au Japon et à l'île Maurice.

Comp. — Contient un principe amer, la *darutyne* (Auffray).

Prop. thér. — Altérant, dépuratif énergique, d'une grande efficacité dans le traitement des dartres et des ulcères ; employé à l'intérieur comme antisyphilitique et contre les affections des organes génito-urinaires ; à l'extérieur, contre l'herpès circiné et la teigne faveuse ; de plus sudorifique.

Mode d'emploi. Doses. — Extrait aqueux, 60 centigrammes dans un sirop. — Teinture à 1/8, de 4 à 8 grammes.

Simaba Cedron Pl. — Desc. — Arbre de la famille des Rutacées, qui croît au Vénézuéla, à la Nouvelle-Grenade et à la Guyane.

Comp. — Contient un alcaloïde, la *cédrine* (Lévy).

Prop. thér. — Tonique, stomachique, antispasmodique, antipériodique et fébrifuge, employé dans la malaria et les dyspepsies. W. Hooker dit que c'est une plante précieuse comme tonique amer.

Du Coignard loue son action fébrifuge qu'il a observée, étant à la Nouvelle-Grenade, mais son action n'est pas aussi certaine que celle de la quinine. Il constate aussi que c'est un excellent remède contre les troubles de l'estomac.

Le Dr Purple, de New-York, a constaté ses bons effets dans les fièvres intermittentes.

Rayer affirme son efficacité dans les fièvres intermittentes à la dose de 50 centigrammes à 1 gramme par jour. A dose plus élevée, il occasionne des nausées et de la diarrhée.

Le cédron a été préconisé contre la rage.

Employé comme alexipharmaque contre la morsure des serpents. M. le Dr Saffray à la Nouvelle-Grenade et le Dr Bousseau en France ont obtenu des cures dans des cas désespérés.

D'après le Dr Guier, de Costa-Rica, le cédron lui aurait rendu de signalés services contre le choléra, les coliques et les névralgies faciales.

Le Dr Thomson l'a administré avec succès contre la goutte.

Mode d'emploi. Doses. — Comme alexitère, une noix pulvérisée dans 50 grammes de vin blanc, à prendre en une seule fois, avec le marc. — Usage externe, lavage de la plaie avec une macération d'une noix pulvérisée dans 10 grammes d'alcool. — Extrait fluide, de 25 centigrammes à 1 gramme. Toutes les quatre heures, comme fébrifuge. — Poudre de graine, de 20 centigrammes à 1^{gr},50.

Simaruba officinalis D. C. — Syn. — *Simaruba amara* Aubl. *Simaruba guyanensis* Rich. *Quassia simaruba* L.

Desc. — Arbre de la Guyane et de l'Inde.

Comp. — L'écorce contiendrait, d'après M. Morin, de la résine, des huiles éthérées, des traces d'acide gallique et une substance amère identique peut-être à la quassine.

Prop. phys. — Donnée à petite dose, elle augmente l'appétit à la manière des amers ; prise à doses élevées, elle provoque du vomissement et de la diarrhée.

Prop. thér. — Le Dr F. Uhle a obtenu de bons résultats dans le traitement de la dysenterie et des diarrhées estivales.

Voici sa manière de traiter la dysenterie aiguë ou chronique : outre le régime diététique approprié, il prescrit l'huile de ricin pour évacuer complètement l'intestin (en cas de besoin, on fera prendre un lavement au tannin à 0,5-1 0/0), après quoi, il administre la décoction de simaruba suivante :

Décoction de simaruba	8-170 grammes.
Cognac	āā 10 —
Mucilage de salep	āā 10 —
Teinture d'opium	0 gr. 5-1 gr.
Sirop d'écorces d'oranges	25 grammes.

A prendre, par cuillerée à soupe, toutes les deux heures.

Grâce à ce traitement, les phénomènes morbides de la dysenterie disparaissent rapidement.

La décoction de simaruba est encore plus efficace contre les diarrhées estivales des adultes aussi bien que celles des enfants. La seule différence observée, c'est que l'on administrera la décoction de simaruba sans évacuation préalable de l'intestin. Le régime sera rigoureusement observé.

L'opium pouvant être dangereux aux enfants, surtout s'ils sont en bas âge, on le remplacera par le tannin :

Décoction de simaruba...........	2,5 : 70 grammes.
Tannin...........................	0,5-1 —
Vin de Grenache.................	10 gr.
Mucilage de salep................	āā 15 grammes.
Sirop d'écorces d'oranges.........	

A prendre, toutes les heures, par cuillerée à café. Le Dr Gelpke recommande la simaruba sous la forme suivante :

Écorce de racine de grenadier.....	āā 10 grammes.
Écorce de simaruba...............	
Vin de Bordeaux..................	750 —

Macérez pendant 24 heures et filtrez ensuite. — A prendre 6 à 8 cuillerées à soupe (adultes) ou à café (enfants).

D'après M. le Dr Hagge, l'écorce de simaruba, qui est d'un usage courant contre la dysenterie, ne serait vraiment efficace que lorsqu'on l'emploie à haute dose, sous forme d'une macération dont le mode de préparation peut se formuler ainsi :

Vin blanc..........................	750 grammes.
Eau................................	250 —

Mêlez et ajoutez :

Écorce de simaruba concassée..... 35 grammes.

Faites macérer pendant six heures, puis évaporez au bain-marie, à une température n'excédant pas 65°, jusqu'à ce qu'il reste 750 grammes de liquide.

Ajoutez :

Alcool absolu....................... 40 grammes.

Laissez macérer encore pendant quatre heures, puis filtrez, exprimez et ajoutez :

Laudanum de Sydenham......... 2 grammes.

F. S. A. — Prendre toute la mixture en quatre fois, à quatre heures d'intervalle.

Le premier jour, pendant qu'on prépare la macération de simaruba, le patient avale une forte dose d'huile de ricin, puis, après que l'huile a agi, on lui donne du laudanum pour calmer les douleurs. On lui applique aussi des cataplasmes chauds sur l'abdomen. Comme aliment, on ne permet que le lait, le thé de bœuf et le cacao.

Le second jour, on administre la macération de simaruba. Au bout de vingt-quatre heures, le malade est délivré de ses douleurs abdominales et de ses épreintes, et les selles perdent leur caractère sanguinolent tout en restant encore muqueuses. Après une nouvelle période de vingt-quatre heures, la diarrhée cesse, l'appétit revient et la guérison définitive s'établit.

Tel a été le résultat, aussi bien chez les Européens que chez les sujets de race jaune, pour le traitement desquels M. Hagge a employé la macération ci-dessus formulée.

Simulo. — Desc. — Plante de la famille des Capparidacées, attribuée suivant Hale White au *Capparis coriacea* et suivant d'autres au *Capparis oleoides*. Elle croît au Pérou et en Bolivie. Le fruit est une baie, ressemblant à une groseille.

Prop. thér. — Cette plante possède des propriétés antiscorbutiques et stimulantes. Elle est surtout antispasmodique et antinerveuse ; elle possède une vertu hypnotique. Dans l'épilepsie, M. Hale White en a obtenu de bons effets, sans guérison. M. le Dr Larrea et M. le Dr V. Poulet ont obtenu des succès dans l'épilepsie et surtout dans l'hystérie fruste.

Elle remplace avec avantage les bromures, dans les cas où ils sont nuisibles ou contre-indiqués.

Le Dr Poulet en a obtenu de bons effets dans l'ovaro-salpingite qui se manifeste assez fréquemment chez les hystériques, après les époques menstruelles. Il recommande d'en faire usage aussitôt que possible et de l'administrer à la dose de 3 à 4 grammes de teinture par jour. Ce médicament calme rapidement la douleur intolérable de la partie tuméfiée et la résolution s'opère en quelques jours. Ces conclusions sont tirées de trois observations favorables.

Mode d'emploi. Doses. — Teinture à 1/8, de 2 à 8 grammes. — Extrait fluide, de 9 à 14 grammes, trois fois par jour. — Pilules de simulo.

Fruits de simulo..................	10 grammes.
Excipient..........................	q. s.

Faites 50 pilules de 20 centigrammes, 6 par jour.

Soja hispida Mœnch. — Desc. — Plante de la famille des Légumineuses, originaire du Japon et de l'Indo-Chine, acclimatée en Autriche. Utilisée comme aliment.

Prop. thér. — Préconisée par M. Lecerf pour l'alimentation des diabétiques, cette graine ne contenant pas d'amidon.

Mode d'emploi. — M. Lecerf a préparé des pains, gâteaux et biscuits pour l'usage des diabétiques.

Solanum paniculatum L. — Syn. — Jurubeba. Jurubèbe.

Desc. — Arbuste de la famille des Solanacées, qui croît au Brésil.

Part. empl. — Les feuilles.

Prop. thér. — L'extrait de cette plante passe au Brésil pour être le remède des affections du foie.

Le Dr Michaelis constata une première fois les bons effets de cet extrait chez une femme atteinte de coliques hépatiques avec dyspepsie. Une dose de 50 centigrammes à 1 gramme, prise trois fois par jour, améliora la dyspepsie et les accès de coliques hépatiques, en même temps que la tuméfaction de la vésicule biliaire disparaissait.

Il administra ce médicament, à la dose de 1 à 3 grammes trois fois par jour, dans les coliques hépatiques. Au bout de huit à dix jours, il constata l'augmentation de l'appétit.

On emploie aussi la poudre de feuilles en application sur les ulcères et les plaies.

Mode d'emploi. — Doses. — Extrait fluide, de 2 à 5 gouttes quatre fois par jour. Infusion de feuilles, 5 grammes pour 500 grammes d'eau.

Somatose. — Prép. — Matière alimentaire, contenant, d'après Goldmann, 88 p. 100 d'albumose extraite de la viande, contre 12 p. 100 de peptone.

Desc. — Poudre jaune, finement granuleuse, sans odeur et presque sans saveur, soluble dans l'eau, contenant beaucoup d'azote et ne produisant aucun dégoût.

Prop. thér. — Le Dr Gardes la recommande aux individus affaiblis, aux anémiques, ainsi que dans les cas de troubles intestinaux ou de dyspepsie nerveuse.

Son emploi provoque presque toujours une sensible augmentation de poids; elle est indiquée dans les cas où il y a débilité et où une suralimentation s'impose: Anémie, chlorose, convalescence, etc. Alimentation des phtisiques et tuberculeux; elle est recommandée aussi dans la phase de dénutrition des syphilitiques, dans les vomissements incoercibles de la grossesse.

Chez les chlorotiques, on nota la disparition des troubles de la menstruation, la cessation de la céphalée, du vertige, etc. Dans quelques cas, la somatose eut pour résultat l'amélioration de la digestion; comme phénomène constant, on observa le relèvement de l'appétit qui persista même après la suspension de la somatose.

Vu son insipidité presque absolue, la somatose peut être surtout ajoutée aux substances alimentaires des enfants difficiles dans le choix des aliments, et chez les hystériques : en effet, la somatose n'altère en rien le goût des aliments.

Enfin, la somatose en solution concentrée sera prescrite avec avantage aux sujets atteints de carcinome de l'estomac ou de l'œsophage, soit avant l'opération quand les malades ne doivent prendre que des aliments liquides, soit que la somatose soit introduite directement dans l'estomac après gastrostomie préalable. C'est un galactogène de premier ordre.

Mode d'emploi. Dose. — On la prescrit à la dose de 10 à 15 grammes par jour, dans un véhicule quelconque (éviter le vin), et associée à un régime non complètement dépourvu d'albuminoïdes. On peut l'aromatiser. Pour enfants, de 3 à 6 gr.

Soymida febrifuga Juss. — Syn. — *Swietenia febrifuga* Roxb.

Desc. — Arbre de la famille des Méliacées, qui croît dans l'Inde.

Comp. — Contient une résine amère, du tannin et de l'amidon.

Prop. thér. — Astringent tonique et antipériodique dans les fièvres intermittentes, la débilité, la diarrhée, la dysenterie, la gangrène et la fièvre typhoïde, les maladies infectieuses et la cachexie.

Mode d'emploi. Doses. — Poudre d'écorce, 3 grammes, deux fois par jour. — Décoction de 80 grammes d'écorce par 500 grammes d'eau, en gargarismes, injections, lavages.

Sozoiodol. — Syn. — Acide diiodoparaphénylsulfurique.

Desc. — Il a une composition chimique qui lui permet de s'allier avec presque tous les métaux. Les composés de sodium, d'aluminium, de magnésium, de plomb et de zinc se dissolvent aisément dans l'eau et dans la glycérine, tandis que les sels de potassium, d'ammonium, de baryum, de mercure et d'argent sont difficilement solubles.

Prép. — On l'obtient en traitant la benzine biiodée par l'acide sulfurique fumant, saturant par du carbonate de plomb, filtrant, et décomposant le sel de plomb par l'hydrogène sulfuré et évaporant la solution aqueuse, d'où il cristallise. Il contient 42 p. 100 d'iode.

Prop. thér. — C'est un puissant antiseptique, succédané inodore de l'iodoforme. Il surpasse l'iodoforme par son action rapide dans les ulcérations tuberculeuses et scrofuleuses, dans les affections des organes de la génération, telles que la gonorrhée et la syphilis. Les sels de sozoiodol ont aussi donné d'excellents résultats dans les maladies invétérées de la peau, le catarrhe chronique du nez, l'ozène, la laryngite. Comme antiseptiques, en chirurgie, ils sont très utiles, accélérant la guérison sans produire d'accidents, qu'on les emploie purs ou mélangés avec l'amidon, la vaseline ou l'axonge.

Spinol. — Prép. — Extrait d'épinard. *Spinacia oleracea.*

Comp. — La composition du spinol serait, d'après Aufrecht, la suivante :

Eau	40,02 0/0
Substances organiques	52,16
Sucre de canne	25,00
Sels minéraux	7,82
Oxyde de fer	0,076
Acide phosphorique	0,72

La préparation ainsi obtenue, le *spinol*, se présente sous forme d'un liquide brun sirupeux, à odeur très particulière et à saveur non désagréable.

Il est très stable et ne s'altère pas, même conservé pendant longtemps.

Le Dr Shoschein, ayant observé que l'épinard contenait une grande quantité de fer et de phosphates, s'est attaché à extraire de la plante ces parties constituantes et à les présenter sous une forme concentrée qu'il serait facile d'employer thérapeutiquement.

Mode d'emploi. Doses. — Le spinol s'emploie à la dose de 2 à 10 grammes dans de l'eau sucrée, ou dans du vin de Grenache.

Strontium (Salicylate de). — Prép. — On l'obtient en traitant l'acide salicylique par l'oxyde de strontium hydraté.

Desc. — Sel blanc peu soluble dans l'eau.

Prop. thér. — D'après le prof. H. Wood, l'élément strontium atténuerait certains inconvénients de l'acide salicylique, tels que son action irritante sur le tube digestif, et son effet hyperthermisant sur le cœur.

Le salicylate de strontium lui aurait donné d'excellents résultats comme antiseptique intestinal à la dose de 25 à 30 centigrammes, résultats supérieurs à ceux du salol, du naphtol. L'estomac le tolérerait fort bien.

Dans le rhumatisme articulaire aigu, il serait moins efficace que les préparations salicylées ordinairement employées, et de plus, les doses élevées qu'on est obligé de donner produisent des phénomènes d'intoxication salicylique, tels que bourdonnements d'oreilles, vertiges, céphalalgies.

Par contre, dans le rhumatisme et la goutte chroniques, accompagnés de troubles digestifs, le salicylate de strontium à la dose de 60 centigrammes à 1 gramme serait le meilleur remède à employer.

Mode d'emploi. Doses. — Cachets de 25 centigrammes à la dose de 1 à 4 dans la journée.

Strophanthus. — Desc. — Plante grimpante de la famille de Apocynacées, qui croît en Guinée, au Sénégal, au Gabon et dans l'Afrique équatoriale.

La tige, dont l'épaisseur diamétrale varie de cinq à quinze centimètres, forme sur le sol des cercles qui font penser à un boa constrictor, puis s'élance sur les arbres voisins, courant de branche en branche. Les fruits croissent deux à deux horizontalement et arrivent à maturité en septembre.

Les naturels s'en servent pour la préparation d'un poison de flèches (*Kombe*).

Plusieurs variétés ont été décrites par M. Blondel. Les seules qui présentent de l'intérêt sont : 1° *Strophanthus-hispidus* D. C. (Guinée et Sénégal); 2° *Strophanthus kombé* (centre de l'Afrique); 3° *Strophanthus glabre* (Gabon).

Comp. — MM. Hardy et N. Gallois ont découvert, dans l'aigrette de la semence, l'*inéine*, glucoside ayant une action sur le cœur.

M. Catillon le premier a extrait de la *strophanthine* cristallisée du Kombé.

La formule est $C^{31}H^{48}O^{12}$, d'après l'analyse qu'en a faite M. Arnaud.

M. Catillon et M. Arnaud ont prouvé que le strophanthus glabre contenait 45 à 50 grammes de strophanthine par kilogramme, tandis que le strophanthus Kombé en donnait seulement 4gr,5 à 9 grammes.

M. Catillon a montré que la strophanthine du Kombé et la strophanthine du glabre sont des corps différents. La première cristallise en aiguilles et dévie à droite le plan de polarisation. La seconde se présente sous forme de belles tablettes aplaties, rectangulaires, et dévie à gauche. Selon M. Arnaud, elle est identique à l'ouabaïne.

Prop. physiol. — M. Gley a montré que les deux

strophanthines et l'ouabaïne avaient les mêmes effets physiologiques.

PROP. THÉR. — M. Fraser emploie la teinture de semences : elle possède des propriétés analogues à la digitale, elle accélère les mouvements du cœur; de plus elle a l'avantage de ne pas contracter les artérioles.

MM. Huchard (en 1886), Dujardin-Beaumetz (en 1887) ont constaté que le strophanthus était un excellent tonique du cœur, aussi actif que la digitale et réellement diurétique. M. Huchard s'est servi d'une teinture au cinquième, qu'il nomme *teinture française*, pour la distinguer des *teintures anglaises;* il l'a prescrite d'abord à la dose de dix gouttes et a pu continuer jusqu'à quatorze et seize gouttes par jour.

M. Bucquoy prescrit de 2 à 4 granules à un milligramme d'extrait de strophanthus; il obtient des effets très utiles sur les cœurs fatigués et les asystoliques. La diurèse est plus rapide que celle que produit la digitale, mais non moins énergique.

Dans 5 cas de goitre, S. T. Yount-Lafayette a obtenu des succès avec le traitement par la teinture de strophanthus. Il commence par prescrire la teinture à la dose de 10 gouttes par jour répétée trois fois par jour; petit à petit il l'augmente jusqu'à 16 gouttes, trois fois par jour. Ordinairement le traitement demande deux mois environ.

MODE D'EMPLOI. DOSES. — On se sert de la teinture à divers titres, de l'extrait hydro-alcoolique et du glucoside en granules.

M. Fraser prépare la teinture en prenant 1 partie de semences et 8 parties d'alcool concentré.

M. Martindale prend 1 partie de semences et 20 parties d'alcool.

La formule de Helbing paraît meilleure et devrait être suivie pour obtenir un produit uniforme. On doit sécher la semence à 45°, sans employer l'aigrette ni l'enveloppe; pulvériser et extraire l'huile au moyen de l'éther; le résidu est séché de nouveau et on prépare la teinture par macération de 1 partie sur 20 parties d'alcool à 90°.

On prescrit la teinture, de 5 à 20 gouttes, à prendre deux fois par jour, seule ou avec de l'eau de laurier-cerise. La teinture est très amère, légèrement colorée en jaune.

M. Catillon indique des granules d'extrait hydro-alcoolique à 1 milligramme, à la dose de 1 à 4 granules par jour.

La strophanthine est tellement active que son pouvoir toxique est de 1/2 milligramme pour 1 kilo d'animal; on doit la donner avec précaution. La dose habituelle est de 1 granule à 1/10 de milligramme; dose maxima 1/2 milligramme.

Sublimophénol. — Prép. — Phénolate de mercure chloré, ou mieux, un chlorure et phénolate mixte de mercure, que M. le Dr Desesquelle obtient en chauffant légèrement une solution aqueuse renfermant une molécule de phénolate de potasse avec une solution aqueuse contenant une molécule de bichlorure de mercure. Il se forme un précipité tout d'abord de couleur rouge brique qui passe successivement au jaune et au blanc.

Desc. — Ce produit essoré à la trompe, et convenablement lavé, est traité par l'alcool à 95° bouillant. Par refroidissement de la liqueur alcoolique, il se dépose des cristaux incolores, qui entrent en fusion et se décomposent vers 210°. Ils sont très solubles dans le phénol en fusion et dans une solution aqueuse ou alcoolique bouillante de phénol.

Prop. thér. — Antiseptique de haute valeur, jouissant des propriétés bactéricides de ses composants acide phénique et sublimé corrosif.

Sucupira. — SYN. — *Bowdichia major.*

DESC. — Arbre de la tribu des Sophorées, famille des Légumineuses-Papilionacées, qui croît au Brésil.

PART. EMP. — L'écorce.

COMP. — M. H. Petit a retiré de l'écorce un alcaloïde nettement défini.

PROP. THÉR. — L'alcaloïde a une action stupéfiante mydriatique.

L'écorce est employée dans les affections goutteuses et rhumatismales; elle est regardée comme dépurative, fébrifuge et comme utile dans toutes les formes de l'arthritisme.

La racine est employée contre les affections syphilitiques.

Sulfanilique (Acide). $C^6H^4AzH^2.SO^2.OH$. — SYN. — Acide amidophénylsulfureux.

PRÉP. — On obtient cet acide en dissolvant 1 partie d'aniline dans 2 parties d'acide sulfurique et on chauffe jusqu'à ce qu'il se dégage de l'acide sulfureux. On laisse refroidir, on verse dans l'eau et on fait cristalliser dans l'eau après purification au noir animal.

DESC. — L'acide sulfanilique se présente sous la forme de cristaux rhombiques brillants, solubles dans 115 parties d'eau, insolubles dans l'alcool et l'éther.

PROP. THÉR. — L'acide sulfanilique avait été recommandé par MM. Erlich et Kronig contre l'iodisme.

D'après le Dr Vautrin, ce corps agit très favorablement et très rapidement sur certains symptômes des catarrhes aigus. La tuméfaction des cornets dans le coryza aigu, de même que la sécrétion aqueuse profuse, sont notablement diminuées et parfois même disparaissent complètement; en moins de deux heures, la rougeur s'atténue d'une manière frappante. De même aussi (quoique d'une façon un peu moins sûre), l'acide sulfanilique agit dans la laryngite aiguë : on note ordinairement l'atténuation de la rougeur écarlate de la muqueuse; quant à l'otite moyenne, la douleur, il est vrai, diminue rapidement, mais la guérison complète ne survient pas. Les douleurs névralgiques concomitantes survenant dans les diverses formes de catarrhes, surtout dans celles qui ressemblent à l'influenza, sont rapidement atténuées ; mais le remède est inactif contre les névralgies vraies.

L'action de l'acide sulfanilique n'est que passagère : pour prévenir la réapparition du catarrhe, la dose administrée doit être répétée après vingt-quatre à quarante-huit heures.

Dans les catarrhes chroniques où l'on peut administrer le médicament à doses peu élevées pendant un temps prolongé, on réussit du moins à rendre moins fréquentes les exacerbations si douloureuses surtout dans l'otite moyenne chronique; mais, en revanche, l'action thérapeutique du remède est moins accusée que dans les formes aiguës.

Administré pendant quatre à six semaines consécutives, à la dose de 1 à 2 grammes par jour, l'acide sulfanilique ne trouble nullement la digestion, ni les autres fonctions vitales; tout au plus survient-il, dans les derniers jours, une légère diarrhée. Pas de phénomènes d'intoxications rappelant ceux de l'aniline ou d'autres corps de la série aromatique (E. Merck).

Dans le cas de coryza aigu, l'action de 2 à 4 grammes d'acide sulfanilique se manifeste deux heures environ après l'administration.

Mode d'emploi. Doses. — La meilleure formule est la suivante, dans laquelle l'acide sulfanilique est saturé par le carbonate de soude :

Acide sulfanilique pur.............	10 grammes.
Carbonate de soude...............	8 gr. 5 cent.
Eau distillée........................	200 grammes.

A donner 40 à 80 grammes (3 à 6 cuillerées à dessert par jour, de préférence en deux fois).

On peut donner aussi une solution de sulfanilate de soude préparée de la manière suivante :

Sulfanilate de soude pur..........	10 grammes.
Eau distillée de fenouil...........	200 —

Trois cuillerées à bouche 2 fois par jour.

Sulfocaféate de soude. — Syn. — On a dénommé symphorol ou nasrol les caféinesulfates ou sulfocaféinates. Ainsi le caféinesulfate de soude est appelé « symphorol de sodium », celui de lithine « symphorol de lithine » et celui de strontium « symphorol de strontium ».

Prop. phys. — Heinz, privat-docent et assistant à l'Institut pharmacologique de la Faculté de médecine de Breslau, a préparé un acide sulfocaféique dont les sels de soude, de lithine et de strontium n'influencent nullement le centre vaso-moteur, tout en permettant à la caféine qu'ils contiennent d'exercer sur les reins son action diurétique.

Après s'être convaincu de l'innocuité de ces sels chez les animaux, l'auteur les a expérimentés sur l'homme. Il a trouvé que les sulfocaféates de soude, de lithine et de strontium, administrés à la dose de 4 à 6 grammes par jour, arrivent presque à doubler chez l'homme sain la quantité d'urine émise en vingt-quatre heures. Le médicament est toujours bien supporté par l'estomac. Il ne produit aucun trouble de l'appétit, de la digestion, ni du péristaltisme intestinal, et n'altère nullement les urines, qu'il ne rend jamais albumineuses ni sucrées. L'état général, le pouls, la pression sanguine et la respiration n'accusent aucune modification appréciable.

Prop. thér. — En dehors des différentes formes de l'hydropisie, les sulfocaféates paraissent trouver leur indication dans le traitement de l'obésité et de la dégénérescence graisseuse du cœur, dans lesquelles ils doivent agir favorablement, en déshydratant l'organisme.

Le sulfocaféate de lithine conviendrait peut-être particulièrement pour le traitement de la goutte et de la gravelle.

Le symphorol de lithine sert contre les rhumatismes, les calculs, la diathèse urique. Le sel de strontium contre les inflammations des reins.

Le Dr Heinz a employé ce produit pour remédier aux inconvénients ou à l'insuffisance des diurétiques connus, et il l'emploie sous forme de sulfocaféinate de soude. Cette combinaison n'exerce pas d'action excitante sur le système nerveux central, ne modifie pas la pression sanguine et augmente notablement la sécrétion urinaire. Elle se dissout lentement dans l'eau froide et rapidement dans l'eau chaude. Les solutions à 10 p. 100 ne se maintiennent que quelques heures après le refroidissement. Les solutions à 5 p. 100 se maintiennent pendant une journée.

Mode d'emploi. Dose. — Solution à 500 à la dose de 10 grammes, cachets de 25 à 50 centigrammes.

Sulfophénylate de chaux. $(C^6H^5SO^4)^2Ca$.

Desc. — Poudre blanche, presque inodore, d'une saveur amère et astringente, facilement soluble dans l'eau et l'alcool.

Prop. thér. — Le Dr G. Tarrozzi recommande le sulfophénylate de chaux comme antiseptique et astringent excellent, dans tous les cas où l'on cherche à activer la cicatrisation de plaies externes ou internes.

MODE D'EMPLOI. DOSE. — On donne ce médicament d'après la formule suivante :

Sulfophénylate de chaux...........	2	grammes.
Eau distillée.......................	150	—
Sirop de framboises................	50	—

Une cuillerée à bouche toutes les 2 ou 3 heures.

Syzygium Jambolanum D. C. — SYN. — Jambol ou jambul.

DESC. — Plante de la famille des Myrtacées, qui croît dans l'Inde, Antilles, la Réunion, Nouvelle-Calédonie.

COMP. — M. Gerrard en a retiré une substance cristalline, à laquelle il a donné le nom de *jambosine* et assigné la formule $C^{10}H^{15}AZO^{3}$.

Les cristaux blancs, sans saveur, fondent à 77°, sont solubles dans l'éther, l'alcool et le chloroforme, insolubles dans l'eau froide et peu solubles dans l'eau chaude.

Le principe actif du *Myrtus jambosa* n'est pas constitué par la jambosine, mais par une résine à déterminer, qui, d'après Lyons, existe dans la résine, à côté d'un alcaloïde et d'un acide particulier.

PART. EMPL. — L'enveloppe des fruits et l'écorce.

PROP. THÉR. — Le suc exprimé des feuilles est antidysentérique.

M. Baneha préconise ce médicament pour combattre le diabète ; la disparition du sucre se manifeste dans les quarante-huit heures, et tant que l'on se sert de ce médicament, on peut impunément faire usage d'une alimentation amylacée. Il est stomachique, carminatif et astringent. M. Scott prétend que sa présence dans l'estomac retarde et diminue l'action saccharifiante de la salive et du suc pancréatique.

Le Dr Rosemblat, à Vilna, et le Dr Zevasker ont

employé le jambul sous forme de poudre et d'extrait fluide, ont guéri plus de dix cas de diabète, et ils attribuent ce succès à la drogue elle-même.

Le fruit et l'écorce sont employés aux Indes comme astringents, dans la dysenterie, la blennorrhagie et la leucorrhée.

Mode d'emploi. Doses. — Fruit pulvérisé, 30 centigrammes, trois fois par jour, en cachets. — Capsules, contenant 12 centigrammes de poudre.

Tachia guianensis Aubl. — Syn. — Caférana.

Desc. — Plante de la famille des Gentianacées, qui croît à la Guyane.

Part. empl. — La racine.

Prop. thér. — D'après les Drs Oliveira, Mello de Saint-Paul, la racine est un antipyrétique efficace et tonique.

Mode d'emploi. Doses. — Poudre à la dose de 1 gramme ; — infusion (4 : 250 gr.) ; — teinture alcoolique à la dose de 4-8 grammes.

Tanguin. — Desc. — Poison d'épreuve, extrait du *Tanghinia venenifiua* Poir., plante de la famille des Apocynacées, qui croît dans l'île de Madagascar.

Prép. — Il est préparé avec l'amande du fruit.

Comp. — M. Arnaud a retiré des noyaux un corps cristallisé, qu'il a nommé *tanghinine*. Corps soluble dans 200 p. d'eau, très soluble dans l'alcool et l'éther, et dévie à gauche le plan de polarisation. En présence de l'eau, il se gonfle en donnant un mucilage épais et tenace.

Prop. phys. — Son action physiologique se rapproche de celle de la strophanthine et de l'ouabaïne, et en fait un poison cardiaque, avec cette différence qu'il provoque des convulsions générales.

Tannalbine. — Syn. — Albuminate de tannin. Tannate d'albumine.

Prép. — On obtient, d'après M. le docteur R. Gottlieb, de Heidelberg, la tannalbine, en soumettant de l'albuminate de tannin pendant cinq à six heures à une température de 110° à 120°.

Desc. — Poudre jaune pâle, absolument insipide et contenant 50 p. 100 de tannin.

Prop. phys. — Ce corps résiste à l'action du suc gastrique et ne se décompose que dans l'intestin en éliminant lentement le tannin qui peut ainsi agir sur la presque totalité du tube digestif, à l'exception de l'estomac.

Prop. thér. — La tannalbine a été employée avec succès par M. le docteur R. von Engel, de Brunn, chez une quarantaine de malades atteints de diarrhée. Dans tous ces cas, sauf quelques-uns où il s'agissait d'altérations profondes du tube digestif, telles que dégénérescence amyloïde, etc., le Dr von Engel a obtenu la disparition du flux abdominal, et cela dans les diarrhées aiguës, comme dans les diarrhées chroniques d'origine tuberculeuse ou autre, chez les adultes aussi bien que chez les enfants.

Chez les malades de M. von Engel, la tannalbine n'a jamais provoqué le moindre trouble stomacal, même dans les cas où ce médicament a été administré pendant plusieurs semaines de suite.

Mode d'emploi. Dose. — La dose efficace du médicament est de 1 gramme pour l'adulte et de 0gr,50 pour les enfants au-dessous de quatre ans. Cette dose doit être répétée trois ou quatre fois par jour. Le mieux est de la donner à des intervalles de deux heures et même d'une heure lorsqu'il s'agit de diarrhée très intense ; puis, après avoir administré ainsi trois ou quatre prises, attendre jusqu'au lendemain pour recommencer la même médication.

Tannigène. — Syn. — Acétyltannin.

Prép. — Ce corps est une combinaison chimique du tannin et d'acétyle obtenue par M. le Dr Meyer. Il a réussi à obtenir un éther acétique du tannin, en modifiant le procédé de Schiff qui avait obtenu une combinaison pentacétylique du tannin, en le faisant bouillir avec un mélange à parties égales d'acide acétique glacial et d'anhydride acétique, le tout étant traité ensuite par une solution sodique diluée et froide. Ce pentacétyltannin peut être obtenu à l'état de pureté. Au contact du fer, il ne donne pas de réaction sous forme de changement de couleur. Il se dissout très lentement et en très petites quantités dans les carbonates et les phosphates alcalins. Il ne précipite pas la gélatine de ses solutions neutres ou légèrement acides.

Desc. — Cette combinaison se présente sous les dehors d'une poudre d'un jaune grisâtre, sans odeur, sans saveur, à peine hygroscopique.

Insoluble dans l'eau froide, peu soluble dans l'eau chaude, mais se dissolvant assez facilement dans les liquides alcalins, tels que les solutions de phosphate, de carbonate et de borate de soude. Bouilli avec ces solutions alcalines ou laissé en contact avec elles pendant plusieurs jours, le tannigène se décompose en acide acétique et acide gallique.

Prop. phys. — Les expériences de M. Meyer ont montré qu'on peut faire ingérer aux lapins plusieurs grammes de tannigène sans observer aucune action nuisible du médicament sur l'estomac, telle que perte de l'appétit, etc. Par contre, l'effet astringent de cette substance sur l'intestin est incontestable et se traduit par une diminution de la sécrétion intestinale, les matières fécales devenant manifestement plus dures sous son influence. On constate la présence dans les fèces d'une certaine quantité de tannigène même lorsqu'on administre aux animaux de petites doses de ce médicament. On peut en conclure que, contrairement à ce qui a lieu pour le tannin ordinaire, l'action astringente du tannigène s'exerce même dans le gros intestin.

Prop. thér. — M. le Dr F. Müller a expérimenté les effets du tannigène chez des malades atteints de diverses affections du tube digestif: il a pu se convaincre que ce médicament donne d'excellents résultats dans les diarrhées chroniques, notamment dans celles des tuberculeux. Des doses de 0gr,20 à 0gr,50 de tannigène sont suffisantes pour obtenir l'effet désiré. Mais le médicament peut être donné sans inconvénient même à la dose de 3 à 4 grammes par jour, continuée pendant longtemps. En général, le tannigène paraît être une substance absolument anodine.

Dans les diarrhées aiguës des adultes et les diarrhées infantiles, l'action du tannigène est incontestable. M. Comby relate seize succès remarquables dans les diarrhées infantiles, chez des enfants de différents âges. Mais on sait que dans ces affections les astringents ont en général peu d'effet.

Enfin M. Müller a pu constater que, dans la pharyngite chronique, des badigeonnages de la muqueuse enflammée, pratiqués avec une solution de phosphate de soude à 5 p. 100 et contenant 3 p. 100 de tannigène, donnent de bons résultats.

Formule pour diarrhées infantiles (Eschericht, Biedert) :

Tannigène...............................	5 grammes.
Sucre de lait...........................	5 —

Une pincée de 3 en 3 heures.

Doses. — Enfants, de 0gr,10 à 0gr,30 ; adultes, de 0gr,50 à 0gr,75. — 4 à 6 fois par jour.

Tannoforme. $2C^{14}H^{10}O^{9}+HCOH$.

Prép. — On n'avait jusqu'ici que des procédés imparfaits pour extraire le tannin propre à chaque espèce végétale. M. Merck a trouvé dans le formaldéhyde une substance qui, mise en présence de l'acide chlorhydrique, extrait facilement le tannin des extraits végétaux aussi épurés que possible. Il a ainsi préparé un produit de condensation du gallo-tannin et du formaldéhyde, ou *tannoforme*. M. Merck a préparé, de façon identique, les tannoformes du chêne, du québracho, du ratanhia et des myrobolans.

Desc. — Il se présente sous forme d'une poudre légère, blanc rougeâtre, se décomposant vers 230°, insoluble dans l'eau et les dissolvants organiques usuels à part l'alcool, donnant avec l'ammoniaque diluée ou la lessive de soude ou de potasse un liquide rouge brun; il est précipité de ces dernières solutions par l'addition des acides.

Prop. thér. — Le tannoforme agirait comme un excellent remède contre le prurit vulvaire des diabétiques; il combattrait efficacement, et sans exposer à aucun danger, l'hyperhydrose sous toutes ses formes; il se montre aussi un excellent médicament pour le traitement du chancre mou; il rendrait également des services contre l'ozène.

Mode d'emploi. — On le prescrit, soit pur, soit mélangé au quart avec de l'amidon.

Tannosal. — Prép. — On prépare l'éther tannique de la partie de la créosote qui entre en ébullition entre 200 et 210 degrés.

Desc. — Poudre brune, amorphe, facilement fusible, très soluble dans l'eau, l'alcool, la glycéri ne sa saveur n'est ni brûlante, ni corrosive.

Prop. thér. — On l'emploie contre la tuberculo se avec d'autant plus de succès que ses composants sont très efficaces contre cette maladie. Le tannosal se décompose dans le canal intestinal en tannin et créosote.

Mode d'emploi. Doses. — Solution contenant 1 gramme de tannosal par cuillerée à bouche et pilules renfermant 0gr,33 de ce composé.

Tayuya. — Syn. — *Trianosperma ficifolia* Mart.

Desc. — Plante volubile de la famille des Cucurbitacées, qui croît au Brésil, au Paraguay et à la Plata.

Part. empl. — Les racines.

Comp. — Contient un alcaloïde, la *trianospermine*, et une résine, la *tayugine* (Yvon).

Prop. thér. — Les principes actifs de la racine sont utilisés dans les cas graves d'hydropisie, de paralysie, les affections cutanées incurables et les accidents tertiaires de la syphilis.

Mode d'emploi. Doses. — Poudre de racines, 4 gr. — Décoction ou infusion, 12 à 36 centigrammes. — Teinture, de 6 à 15 gouttes.

Tellurate de potasse. $TeK^2O^4 + 2HO$.

Prép. — On l'obtient en décomposant le tellurate de baryum par une solution de sulfate de potasse, on filtre, on évapore et on fait cristalliser.

Prop. thér. — Expérimenté par le Dr. Neusser dans le traitement de la phtisie, dans l'espoir qu'il y avait un parti avantageux à tirer de ses propriétés bactéricides. Le sel a été administré dans cinquante cas et, presque toujours, les sueurs nocturnes ont été supprimées ou considérablement diminuées. Il a été parfois nécessaire de doubler la dose. Pour que des symptômes d'intoxication se produisent, il faut donner 1 centigramme par jour pendant longtemps, encore l'effet se réduit-il à une indigestion. Toutefois le médicament a le grave inconvénient de communiquer à l'haleine l'odeur alliacée qui caractérise tous les composés du tellure.

Mode d'emploi. Doses. — Pilules, à la dose de 3 milligrammes, une par jour.

Tétronal. $C^{18}H^{20}S^{4}O^{8}$. — Syn. — Tétraéthylsulfondiméthylméthane. Diéthylsulfone-diéthylméthane.

Prép. — On combine à l'éther mercaptan deux groupes d'éthyl à l'aide d'iodure d'éthyle, puis de l'acétone.

Desc. — Corps analogue au sulfonal, qui contient deux groupes d'éthyl de plus que le sulfonal, qui en contient deux.

Prop. thér. — D'après MM. Baumann et Kart, le tétronal aurait des propriétés hypnotiques plus grandes que le sulfonal. Mais le fait n'est pas établi par la pratique. Il est préférable d'employer le trional.

MM. Barth et Rumpel disent que les indications thérapeutiques du tétronal sont probablement les mêmes que celles du sulfonal, et que dans quelques états nerveux réfractaires à celui-ci, il a été plus efficace. Le tétronal employé dans 220 cas n'a produit aucun phénomène fâcheux. Il est sans action sur le délire alcoolique, même à la dose de 4 grammes par jour.

Mode d'emploi. Doses. — En cachets médicamenteux, à la dose de 1 gramme en deux doses, matin et soir.

Teucrium Scordium L. — Syn. — Germandrée aquatique. Chamaras.

Desc. — Plante de la famille des Labiées, qui croît le long des ruisseaux ou des marais d'Europe.

Part. empl. — Les feuilles.

Prop. phys. — La plante jouit de propriétés excitantes et antiputrides. Elle stimule l'appétit, calme l'irritation nerveuse et fait disparaître les démangeaisons vulvaires et anales. L'extrait administré en injections hypodermiques produit une élévation rapide de température et augmente la circulation du sang dans la partie malade.

PROP. THÉR. — Le Dr Lebel a préconisé le *teucrium scordium* contre les démangeaisons insupportables qui accompagnent parfois les hémorroïdes. Le Dr J. Brinton a employé avec succès cette plante contre le prurit hémorroïdaire et contre le prurit vulvaire à la condition que ce prurit ne soit pas d'origine diabétique. Le professeur Mosetig, de Vienne, emploie l'extrait sous le nom de *teucrine* dans le traitement des abcès froids et des adénites fongueuses.

MODE D'EMPLOI. DOSES. — Poudre de feuilles à la dose de 0gr,50 par jour délayée dans un peu d'eau sucrée.

EXTRAIT. — On l'obtient en faisant une décoction avec la plante sèche; la liqueur obtenue est concentrée jusqu'à consistance de miel et purifiée par un traitement à l'alcool; la solution filtrée est alors évaporée jusqu'à ce que sa densité soit devenue égale à 1,15; on stérilise l'extrait et on l'enferme dans des flacons de 3 grammes. On l'emploie en injections hypodermiques ou en capsules gélatineuses à la dose de 0gr,50.

Thermodine. $C^{13}H^{17}O^{4}$. — SYN. — Acétyléthoxyphénsyluréthane.

PRÉP. — Merck obtint ce corps en prenant la paraéthoxyphényluréthane qu'il acétyla en la chauffant avec l'acide acétique anhydre. Il obtint ainsi la thermodine (E. Merck).

DESC. — Cristaux aiguillés insipides, inodores, solubles dans 2 600 p. d'eau à 20 degrés et dans 450 p. d'eau bouillante. Son point de fusion est de 86 à 88 degrés.

Prop. thér. — Le Dr von Mering a constaté, après deux ans d'observations (fièvre typhoïde, pneumonie, pleurésie, influenza, tuberculose, érysipèle, diphtérie), que la thermodine était un bon antithermique.

Il n'a jamais observé d'effets fâcheux ultérieurs.

La température s'abaisse de 2 degrés à 2°,5, après l'ingestion de 50 centigrammes. Cet effet se produit dans la première heure et atteint son maximum au bout de quatre heures, puis la température s'élève graduellement. La perspiration est inodore. Le pouls devient moins fréquent, moins fort.

La thermodine n'est pas un aussi bon antinévralgique que la neurodine. Elle agit plus doucement et, pour les adultes, il faut porter la dose à 1gr,50. Ce serait donc plutôt un antipyrétique.

Mode d'emploi. Doses. — A la dose de 1gr,5, la thermodine agit d'une façon incontestable comme antinévralgique, quoique pas aussi puissamment que la neurodine qui, par conséquent, doit lui être préférée dans ce cas. Dans l'influenza, la thermodine a été essayée et a donné de bons résultats aux doses de 0gr,5, répétées deux à trois fois par jour ; on obtint ainsi l'abaissement de la température et la diminution des phénomènes nerveux pénibles.

Thialdine et Carbothialdine. $(C^2H^4)^3S^2AzH$.

Prép. — La thialdine résulte de l'action de l'ammoniaque sur la trithialdéhyde dans laquelle un atome de soufre est remplacé par un d'ammoniaque.

La carbothialdine est obtenue par l'action combinée du sulfure de carbone et de l'ammoniaque sur l'aldéhyde.

Desc. — La thialdine est en gros cristaux aromatiques, fondant à 43°, volatils sans décomposition à la température ordinaire, un peu solubles dans l'eau, très solubles dans l'alcool, l'éther et les acides.

La carbothialdine est en petits cristaux insolubles dans l'eau et l'éther, légèrement solubles dans l'alcool froid, plus solubles dans l'alcool chaud, décomposés dans l'eau bouillante.

PROP. PHYS. — Le professeur Lusini a expérimenté la thialdine et la carbothialdine. Ces deux composés ont une action tout à fait différente : la carbothialdine est un agent tétanique énergique qui ne provoque pas d'irrégularité dans le fonctionnement du cœur, lequel s'arrête en diastole ; la thialdine au contraire est un paralysant général, qui donne au cœur des mouvements irréguliers et le fait arrêter en systole.

Thiocamphre. — PRÉP. — C'est un liquide découvert par Emerson Reynolds et résultant de l'action de l'acide sulfureux gazeux sur le camphre.

PROP. THÉR. — Possédant la propriété de dissoudre l'acide benzoïque, légèrement chauffé, il dégage du gaz sulfureux ; et il est usité comme désinfectant de l'atmosphère.

Son principal emploi est comme antiseptique intestinal et comme antiparasiticide pour les affections cutanées.

MODE D'EMPLOI. — Pour l'administration interne, on le mélange au beurre pur, dans la proportion de 1 p. 100.

Thioforme. — SYN. — Dithiosalicylate basique de bismuth.

DESC. — Poudre très légère, de couleur jaune grisâtre, insipide, inodore et complètement insoluble dans l'eau, l'alcool et l'éther.

PROP. THÉR. — Il possède les mêmes propriétés thérapeutiques que l'iodoforme, sans en avoir les inconvénients : il est inodore, non toxique et n'irrite pas les plaies.

N'étant pas toxique et possédant en même temps des propriétés antiseptiques et siccatives, il peut être employé avec avantage pour le pansement des surfaces bourgeonnantes. M. le Dr J.-J. Schmidt dit en avoir obtenu d'excellents résultats dans le traitement des brûlures et des ulcères de jambe. Le thioforme pourrait aussi être administré à l'intérieur, comme antiseptique intestinal, à la dose de 0gr,30, répétée trois fois par jour. C'est surtout un antiseptique chirurgical.

Thiol. — Syn. — Sulfothyolate d'ammonium.

Produit très analogue à l'ichtyol, préparé par M. Jacobson.

Desc. — Soluble dans l'eau ou dans un mélange d'alcool ou d'éther.

Prép. — On utilise, pour préparer le thiol, l'huile de gaz du commerce, qui renferme, outre des carbures saturés de la série grasse, des carbures des séries éthylénique et acétylénique. On charge ce produit au bain d'huile à une température d'environ 215°, et on ajoute peu à peu de la fleur de soufre. La sulfuration des carbures se fait avec dégagement d'hydrogène sulfuré. Suivant la plus ou moins grande quantité de soufre ajouté, on obtient plus ou moins de carbures sulfurés. On sulfonise ensuite la matière à l'aide de l'acide sulfurique concentré, ce qui donne l'acide thiolsulfonique, et on neutralise avec l'ammoniaque. Ce sel ammoniacal est le thiol de Jacobsen.

Prop. thér. — Mêmes propriétés que l'ichtyol.

D'efficacité égale, mais il a sur celui-ci l'avantage d'être absolument inodore.

M. Gothchalk, qui l'a employé dans le traitement gynécologique, a obtenu des succès à l'aide d'une solution de 20 p. 100 dans la glycérine, dans des exsudats de métrite et de périmétrite.

Mode d'emploi. — A l'extérieur, pommade à 1/20. — A l'intérieur, de la même façon que l'ichtyol.

Thiosinnamine. — Syn. — Allylsulfocarbamide. Allylsulfo-urée.

Prép. — Elle prend naissance en faisant réagir l'ammoniaque sur l'essence de moutarde.

Desc. — Se présente sous forme de cristaux blancs, à saveur amère, fusibles vers 70°, peu solubles dans l'eau froide, plus solubles dans l'eau chaude, très solubles dans l'alcool et l'éther.

Prop. thér. — Au Congrès de dermatologie de 1892, Hebra a rendu compte des expériences qu'il a faites avec la thiosinnamine pour guérir le lupus. Il s'est servi de cet agent contre les carcinomes et affirme avoir obtenu de bons résultats.

En injections hypodermiques, son action se limite à certains tissus anormaux dont elle amène l'absorption ou la transformation en tissu normal. Son efficacité est douteuse dans le cas de lupus et dans certaines maladies de la peau. Mais la thiosinnamine est de grande valeur quand il s'agit de faire disparaître les contractures cicatricielles qui sont la conséquence d'un lupus ou d'une perte de substance.

Toddalia aculeata Pers. — Syn. — Lopez root.

Desc. — Plante de la famille des Rutacées, qui croît dans l'Inde, à Madagascar et à la Réunion.

Prop. thér. — Les feuilles fraîches sont employées contre les douleurs abdominales. Tonique puissant, contre la débilité constitutionnelle, la diarrhée chronique et dans la convalescence des fièvres graves. On peut lui adjoindre la médication ferrugineuse.

Mode d'emploi. — Teinture 1/5, de 6 à 20 grammes par jour. — Infusion (10 gr. p. 100 gr. d'eau), de 30 à 60 grammes, deux ou trois fois par jour.

Toluol. C^7H^8. — Syn. — Toluène. Méthylbenzine. Hydrure de benzyle.

Prép. — Le toluol est le premier homologue de la benzine ; il est retiré du goudron de houille et il passe à la distillation avec les huiles légères (formées de benzine, de toluène, de xylène, etc.), dont on le sépare par distillation fractionnée.

Desc. — Liquide incolore, très réfringent, à odeur particulière moins désagréable que celle de la benzine ; il est à peine soluble dans l'eau, soluble dans l'alcool, l'éther ; il entre en ébullition à 110°. Son poids spécifique à $+ 13° = 0{,}872$.

Prop. thér. — Le toluol a été préconisé à cause de ses propriétés microbicides par le professeur Löffler. Il l'emploie dans le traitement local de la diphtérie en badigeonnant avec ce produit les fausses membranes.

Tolypyrine.—Syn.— Paratolydiméthylpyrazolone. Tolylantipyrine.

Prép. — En méthylant le groupe phénylique de l'antipyrine en situation para, M. Guttman a obtenu un composé nouveau, le *tolyldiméthylpyrasolone*, auquel il a donné le nom de *tolypyrine*. Au point de vue chimique, ce composé se rapproche de l'antipyrine.

Desc. — Il se présente sous forme de cristaux incolores, à peine solubles dans l'eau, solubles dans l'alcool.

Prop. phys. — D'après M. Guttman, la tolypyrine, donnée à la dose quotidienne de 4 grammes, abaisse la température de 1/2° centigrade au moins et le plus souvent de 2° centigrades et même au-dessus. L'abaissement de la température commence dès la première heure et continue jusqu'à atteindre le minimum la cinquième et la sixième heure, après quoi elle commence à se relever lentement. On voit donc que, administrée à midi, la tolypyrine pourra maintenir la température normale presque jusqu'au lendemain matin. La chute de la température est accompagnée d'une transpiration plus ou moins intense; son relèvement survient sans aucun frisson. La fréquence du pouls suit la température. Pas de phénomènes secondaires fâcheux, à part le vomissement qui se montre parfois. En résumé, comme antipyrétique la tolypyrine ne le cède en rien à l'antipyrine : 4 grammes de tolypyrine donnent un abaissement de la température égal à celui que fournissent 5-6 grammes d'antipyrine.

Prop. thér. — Le Dr Guttmann a étudié l'action antirhumatismale de la tolypyrine, elle est très manifeste : 4 grammes de ce médicament en vingt-quatre heures en 4 fois sont suivis, dans les cas légers de rhumatisme articulaire aigu, d'amendement de tous les symptômes morbides (fièvre, douleur, tuméfaction) dès les premières vingt-quatre à quarante-huit heures. Il est vrai que dans les cas plus graves l'amélioration se fait attendre plus longtemps et alterne avec des exacerbations ou avec la localisation de l'affection à d'autres articulations, au lieu et à la place des articulations dégagées; mais il ne faut pas oublier que, sous ce rapport, ni l'antipyrine ni le salicylate de soude ne se montrent supérieurs à la tolypyrine.

Sur 12 cas de céphalée de diverses natures, la tolypyrine s'est montrée efficace dans 6 cas : sous l'influence d'une dose de 2 à 4 grammes par jour (parfois même 8 grammes), souvent répétée, les douleurs cessèrent chaque jour. Quant aux 4 cas rebelles, l'antipyrine ne soulageait la céphalée que dans deux d'entre elles.

En résumé, comme antipyrétique, antinévralgique

et antirhumatismal, la tolypyrine est au moins l'égale de l'antipyrine et peut la remplacer avantageusement, surtout son prix de revient étant inférieur à celui de l'antipyrine.

Mode d'emploi. Doses. — S'emploie aux mêmes doses que l'antipyrine et s'administre de même.

Traumaticine. — Solution de gutta-percha dans du chloroforme.

Prép. — On met 10 grammes de gutta-percha dans 90 grammes de chloroforme. Au bout de 24 heures, la gutta-percha est complètement dissoute; on ajoute alors 18 grammes d'acide chrysophanique à la solution.

Prop. thér. — Auspitz recommande, dans le psoriasis, de faire des badigeonnages avec de la traumaticine, contenant un dixième d'acide chrysophanique.

On peint les plaques de psoriasis avec cette préparation, et on laisse sécher; il se forme une couche de gutta-percha contenant de l'acide chrysophanique, qui permet aux malades de vaquer à leurs occupations. Tous les deux jours, on renouvelle la couche médicamenteuse. On voit bientôt se former le cercle érythémateux de l'acide chrysophanique, et les plaques de psoriasis semblent disparaître avec une grande rapidité (Dr Besnier).

Mode d'emploi. — Peut servir de véhicule à un grand nombre de substances médicamenteuses et surtout à l'acide chrysophanique 10 p. 100.

Tribromure d'allyle. $C^6H^5Br^3$. — Syn. — Tribromhydrine. Bibromure d'éther allylbromhydrique. Éther tribromhydrique de la glycérine.

Prép. — On l'obtient en faisant agir l'iodure d'allyle sur une fois et demie son poids de brome. On enlève l'iode précédent par la potasse. On distille et on recueille ce qui distille entre 210° et 220°. On congèle le liquide et on essore les cristaux, puis on rectifie.

DESC. — Liquide incolore, neutre, bouillant à 217°, se solidifiant à + 10°.

PROP. THÉR. — Employé contre l'asthme, l'angine de poitrine. Recommandé dans la médecine infantile contre la coqueluche et les convulsions.

MODE D'EMPLOI. DOSES. — Capsules gélatineuses contenant 25 centigrammes de tribromure d'allyle, à la dose de 2 à 4 par jour.

Tribulus lanuginosus L. — SYN. — *Nerings fruit. Burra gokeroo.*

DESC. — Plante de la famille des Rutacées, tribu des Zygophyllées, qui croît dans l'Inde et en Cochinchine.

PROP. THÉR. — Émollient et diurétique, antispasmodique, employé contre la dyspnée, la colique, la gonorrhée, l'irritation des voies urinaires.

Les extraits alcooliques et éthérés de fruits pulvérisés de tribule donnent un résidu cristallin, dont le principe actif peut être précipité d'une de ses dissolutions, au moyen de l'acide chlorhydrique ou des chlorures alcalins. Les fruits renferment également un corps gras et une résine. C'est à cette dernière sans doute que les fruits du tribule sont redevables de l'odeur aromatique qu'ils dégagent lorsqu'on les fait brûler. On ŷ trouve en outre une grande quantité de principes minéraux.

Les fruits du tribulus lanuginosus ont été vantés en Europe, principalement en Angleterre, comme un remède spécifique contre les pertes séminales et les troubles mentaux en rapport avec ces pertes. On en a fait deux préparations :

Une décoction préparée avec 1 partie de fruits pour 7 parties de véhicule ; dose, de 4 à 7 grammes.

Un extrait fluide, préparé avec parties égales de fruits et de véhicule; dose, 1 à 2 grammes.

Mode d'emploi. — Poudre de fruit, 50 grammes, eau 500 grammes, faire bouillir jusqu'à réduction à 250 grammes. — Infusion, à la dose de 4 à 8 gr., pour 500 grammes d'eau.

Trichloracétique (Acide). $C^4HCl^3O^4$. — Syn. — Acide acétique trichloré.

Desc. — Corps solide cristallisé, déliquescent. Point de fusion 55°, ébullition 195°.

Prép. — On traite le chloral hydraté par trois fois son poids d'acide azotique fumant, on expose le mélange deux jours au soleil et on chauffe en distillant et en recueillant ce qui passe à 190°.

Réaction. — Donne du chloroforme étant chauffé avec un excès de carbonate de soude. Ne doit pas contenir d'acide chlorhydrique libre.

Prop. thér. — M. le Dr Ehrmann a obtenu des succès avec l'acide trichloracétique employé comme caustique dans les affections de la gorge et du nez, sous forme d'applications directes. Ce traitement fut employé dans 140 cas renfermant l'hypertrophie polypoïde circonscrite, la tonsillite hypertrophique, la pharyngite folliculaire, l'hypertrophie des glandes linguales, etc. Dans 54 de ces cas, il fit une seule cautérisation, 2 dans 30 cas, et de 3 à 6 dans les 23 autres.

Ehrmann regarde l'acide trichloracétique comme préférable à l'acide chromique, parce que la cautérisation qu'il produit est plus localisée et que les eschares sont plus nettes.

Le Dr Pierce a préconisé cet acide pour dissoudre le tartre dentaire. On humecte avec la solution un morceau de bois, et on frotte jusqu'à dissolution complète du tartre. On doit effectuer cette opération avec précaution à cause de la causticité de l'acide.

Le Dr Cozzolino recommande l'emploi de la solution à 3 p. 100 d'acide trichloracétique contre l'épistaxis rebelle. On peut ajouter une solution de cocaïne à 2 p. 100. On entoure l'extrémité d'une sonde avec un tampon de coton imprégné de cette solution et l'hémorragie cesse immédiatement.

Le Dr Fuggiani l'emploie contre l'alcalinité de l'urine dans la cystite chronique. Il donne trois fois par jour dans de l'eau sucrée 5 à 6 gouttes de solution d'acide trichloracétique à 25 p. 100.

Mode d'emploi. — Ehrmann emploie cet acide comme astringent sous la forme suivante :

Iode	0gr,10
Iodure de potassium	0gr,15
Acide trichloracétique	0gr,30
Glycérine	30 grammes.

Enfin M. Boymond le préconise en urologie pour la précipitation complète de certaines albumines.

Trichlorophénol. — Desc. — Aiguilles fines; peu soluble dans l'eau, soluble dans la glycérine, l'alcool et l'éther. Il fond à 44° et bout à 250°.

Il se combine avec les oxydes pour former des sels. Les sels usités en thérapeutique sont les sels de calcium et de magnésium.

Prép. — Obtenu par Laurent en combinant du chlore avec de l'huile de houille bouillant de 170° à 180°.

On l'obtient aussi par l'action prolongée du chlore sur le phénol, jusqu'à ce que le phénol se prenne en masse de cristaux, qu'on égoutte et qu'on exprime.

Prop. thér. — Antiseptique, non irritant pour les tissus, pouvant être substitué avantageusement au phénol.

On emploie la solution de trichlorophénate de magnésie contre l'ophtalmie purulente; la guérison est assurée et rapide.

Mode d'emploi. Doses. — Solution de 2 grammes p. 100 de sel de magnésie dans l'eau, en collyre.

Tricrésol. — Desc. — Préparation concentrée de crésols, qui tend à remplacer l'acide phénique. Ce composé se présente sous l'aspect d'un liquide clair, à odeur de créosote, miscible à l'eau jusqu'à concurrence de 2,25 à 2,50 p. 100 ; mais pour la pratique chirurgicale on n'emploie guère que des solutions à 1 p. 100. On pourrait obtenir des préparations plus concentrées à l'aide de savons ou d'alcalis.

Prop. thér. — Les Drs Frankel et Gruber ont montré que la solution de tricrésol à 1 p. 100 était équivalente comme désinfectant à une solution d'acide phénique à 3 p. 100.

Le tricrésol ne contiendrait pas, paraît-il, d'acide phénique ; il serait composé de crésols ortho, méta et para dans les proportions respectives de 35, 40 et 25 p. 100. Il a sur l'acide phénique l'avantage de n'être pas toxique.

Trinitrine. $C^6H^5(AzO^6)^3$. — Syn. — Nitroglycérine. Angioneurosine.

Prép. — On l'obtient en mélangeant avec précaution de la glycérine avec de l'acide azotique fumant. On projette le mélange dans l'eau et on recueille dans le fond les gouttes huileuses de trinitrine.

Prop. thér. — Les Drs Huchard, Potain et Hérard ont démontré que le summum d'action thérapeutique de la trinitrine était dans son application à la cure de l'angine de poitrine. C'est un médicament vaso-dilatateur, qui non seulement est utile dans l'angine de poitrine résultant d'une ischémie du muscle cardiaque, mais encore dans toutes les affections de l'aorte, qui produisent de l'ischémie cérébrale (rétrécissement et insuffisance). La trinitrine est employée avec avantage dans la chlorose très intense, dans les névralgies de cause anémique, chez certains hypocondriaques, lorsque les troubles vaso-moteurs, par leur exagération, amènent une véritable anémie cérébrale. Le Dr Huchard en a indiqué l'emploi dans l'anémie cérébrale, la maladie de Stokes-Adam (bradycardie avec attaques apoplectiformes).

M. le Dr Gauthier, de Charolles, propose le procédé suivant pour annihiler les accidents dangereux de la cocaïne sans nuire à son action locale. C'est en associant la trinitrine à la cocaïne qu'il obtient ce résultat.

A l'encontre de la cocaïne, la trinitrine est le médicament vaso-dilatateur par excellence, agissant merveilleusement contre les symptômes d'ischémie cérébrale et cardiaque, et produisant ses effets avec la même rapidité que la cocaïne.

La formule dont fait usage M. Gauthier est la suivante :

Chlorhydrate de cocaïne..................	0gr,20
Solution de trinitrine à 1/100.............	10 gouttes.
Eau distillée..............................	10 grammes.

Chaque seringue de Pravaz de cette solution renferme 2 centigrammes de cocaïne et une goutte de solution de trinitrine. A la suite des injections pratiquées avec la solution ci-dessus formulée, M. Gauthier dit n'avoir jamais observé aucun de ces accidents dont il avait été maintes fois témoin, après avoir injecté des doses semblables de cocaïne sans trinitrine.

L'amélioration suivit rapidement ; au bout de dix jours le malade reprit ses occupations ; une guérison complète suivit.

Mode d'emploi. Doses. — Solution alcoolique diluée, donnée à l'intérieur (Dr Huchard) :

Solution alcoolque de trinitrine au centième.	30 gouttes.
Eau distillée..............................	300 grammes.

Une cuillerée à bouche le matin, à midi, le soir.

Injection sous-cutanée, on se sert de la solution suivante (Dr Huchard) :

Solution alcoolique de trinitrine au centième.	40 gouttes.
Eau distillée de laurier-cerise..............	10 grammes.

La seringue contient quatre gouttes de trinitrine. La dose ordinaire sera de une à quatre gouttes.

Trional. — Syn. — Diéthylsulfonméthylméthane.

Ce médicament diffère du sulfonal en ce que le groupe méthyle (CH^3) y est remplacé une fois par le groupe éthyle (C^2H^5). C'est ainsi que le trional

$$\begin{matrix} C^2H^5 \\ C^2H^3 \end{matrix} > C < \begin{matrix} SO^2C^2H^5 \\ SO^2C^2H^5 \end{matrix}$$

est un diéthylsulfonméthylméthane.

Desc. — Le trional se présente sous forme d'écailles brillantes fondant à 76° C., peu solubles dans l'eau froide (1 : 300), plus solubles dans l'eau chaude et l'alcool. La solution dans l'eau chaude, le lait et le vin, de même que l'émulsion dans la gomme, ont une saveur légèrement amère.

Prop. phys. — Les effets secondaires et les phénomènes d'intoxication consécutifs à l'emploi du trional consistent dans les phénomènes de dépression du côté de la motilité et des organes des sens : incoordination des mouvements, marche titubante, faiblesse, somnolence, céphalée, lourdeur de tête, etc. Ils ne se produisent d'ailleurs qu'après l'ingestion de doses élevées, ou après un emploi très prolongé.

Prop. thér. — Le trional a été expérimenté par MM. les Drs Barth, Schulze, Horvath, Schaefer, Ramon, Bœttiger, Galliard, Muller, Darier, Vogt, Marie : les auteurs concluent que, chez les hommes aussi bien que chez les animaux, le trional exerce surtout son influence sur le cerveau ; mais sur les hommes, on ne constate plus le même rapport (1 :

1 1/2 : 3) entre le sulfonal, le trional et le tétronal. Quant à l'action toxique de ces trois disulfones, elle conserve rigoureusement le rapport sus-indiqué (1 : 1 1/2 : 3). — Donné à doses peu élevées, le trional n'influence nullement la sécrétion de la sueur, ni la température. Le sommeil est tout à fait tranquille; pendant toute sa durée, la respiration reste normale. — Le trional ne provoque pas d'accoutumance du côté des malades ; aussi pour obtenir l'effet hypnotique désiré, n'est-on pas obligé d'avoir recours à des doses de plus en plus élevées. Mais il ne faut pas perdre de vue la possibilité des effets cumulatifs et, par suite, la possibilité des phénomènes d'intoxication après la répétition des mêmes doses de ces médicaments. Le trional est supérieur au sulfonal : il agit plus rapidement à dose moindre. Il est moins toxique et produit rarement des effets secondaires.

Ce médicament sera supprimé dès l'apparition des accidents suspects ; l'intoxication est-elle bien accusée, on commencera par laver l'estomac. — Il résulte des observations faites sur des sujets atteints d'affections de diverses natures et sur des aliénés, que, pris à petites doses (0gr,5-1-2 grammes), le trional est parfois suivi de sommeil.

Du reste, pour se mettre sûrement à l'abri de tout danger d'intoxication, on ne prescrira pas le trional à doses élevées (2-4 grammes) ou à doses moindres souvent répétées : il vaut mieux commencer par donner une dose élevée pour se rendre maître en une seule fois de l'insomnie ; si on est ensuite obligé de répéter le médicament, on diminuera les doses suivantes d'un demi ou d'un tiers de leur quantité initiale.

Mode d'emploi. Doses. — La dose moyenne est de 0gr,5 à 2 grammes en une seule fois ; l'émulsion gommeuse ou les solutions dans le lait et le vin agissent plus rapidement que la solution aqueuse. — Le trional est pris par les malades le soir, un quart d'heure ou une demi-heure avant de se coucher.

Dans les insomnies provenant de douleurs violentes, on obtient le sommeil, avec :

Trional.	1 gramme	ou	Trional.	1 gramme.
Codéine.	0,025		Morphine.	0gr,01.

On donnera le trional dans un liquide chaud pour hâter l'effet.

Triphénine. — $C^6H^4 \langle {OC^2H^5 \atop AzH.CO.CH^2CH^3}$

SYN. — Propionylphénétidine.

PRÉP. — Obtenu en chauffant un mélange de paraphénétidine et d'acide propionique.

DESC. — Il fond à 120° e est peu soluble dans l'eau froide 1/2000.

PROP. PHYS. — La triphénine abaisse la température de 2 à 3 degrés, à la dose de 0gr,50.

PROP. THÉR. — D'après le Dr von Mering, la triphénine est un antipyrétique et un antinévralgique de grande valeur. Dans les maladies fébriles telles que le typhus, la pneumonie, la pleurésie, l'influenza, l'érysipèle, etc., des doses de 0gr,5 à 0gr,6 de ce médicament suffisent à produire un abaissement de la température de 2-3° C. ; chez les phtisiques le même effet est déjà obtenu avec des doses de 0gr,3. Pour obtenir un effet analgésique, des doses plus fortes de ce remède (1 gr.) sont nécessaires. Dans 35 cas de céphalée, migraine, sciatique et douleurs tabétiques, l'effet alnagésique se montra environ une demi-heure après l'administration de la triphénine et se maintint pendant plusieurs heures. La dose de 1 gr. peut être répétée 3 à 4 fois dans l'espace de 24 heures. Cette préparation a, sur d'autres analgésiques, l'avantage d'être promptement efficace et de n'être que lentement absorbée par suite de sa difficile solubilité; elle doit par conséquent être regardée comme un succédané inoffensif de cette classe de médicaments. On n'a jamais observé de phénomènes accessoires désagréables, tels que nausées, vomissements, cyanose, collapsus, par l'ingestion de la triphénine.

MODE D'EMPLOI. DOSES. — On ordonnera de préférence cette préparation sous forme de poudre de la manière suivante :

Triphénine	0,3-0,5-1,0

Divisez en 10 cachets. — A prendre, selon le besoin, de 1 à 4 cachets par jour.

Triphénine	0,3-0,5-1,0
Benzoate de caféine sodique	0,2

Divisez en 10 cachets. — A prendre, selon le besoin, de 1 à 4 cachets dans le courant de la journée.

Tylophora asthmatica Wight et Arn. — DESC. — Plante de la famille des Asclépiadacées, qui croît dans l'Inde et à la Réunion.

PART. EMP. — On a utilisé d'abord la racine; maintenant on lui a substitué les feuilles.

PROP. THÉR. — Possède des propriétés émétiques, diaphorétiques et expectorantes; elle remplace avec avantage l'ipéca dans la dysenterie. On fume des feuilles pour procurer du soulagement dans l'asthme.

MODE D'EMPLOI. DOSES. — Feuilles pulvérisées, à la dose de 1gr,50 à 2 grammes, comme émétique, et à la dose de 15 à 30 centigrammes, comme expectorant.

Urane (Acétate d'). — DESC. — Sel jaune, soluble dans l'eau.

PROP. THÉR. — Dans le coryza aigu, S. Stein regarde comme indiqués les médicaments qui produisent un abondant écoulement de sécrétions nasales, car, par cette action, on arrive à apaiser les phénomènes subjectifs et l'on évite quelquefois les inflammations de l'oreille. A cet effet, Stein a fait usage jusqu'à présent d'une solution tiède à 0,1 p. 100 d'acide trichloroacétique, dont il faisait renifler une demi-cuillerée à thé par chaque narine. Plus tard Stein trouva que l'action sécrétoire d'une solution tiède d'acétate d'uranium était supérieure à l'acide trichloroacétique. Il fit renifler 2-3 gouttes par jour, dans chaque narine, de la solution suivante, préalablement tiédie.

L'action favorable de l'acétate d'urane s'explique, d'une part, par son action bactéricide, d'autre part par la propriété qu'il exerce sur le flux des sécrétions par lesquelles les bactéries sont éliminées.

MODE D'EMPLOI. DOSES.

Acétate d'urane	0gr,05 — 0gr,1
Eau distillée	10gr,00

Usage externe.

Acétate d'urane	0gr,05
Poudre de café torréfiée	5gr,00

Mêlez. — Poudre à priser.

Urane (Nitrate d'). — PRÉP. — On sature l'hydrate d'oxyde d'urane par de l'acide azotique pour avoir le nitrate d'urane.

DESC. — Ce sel se présente sous forme de cristaux d'un jaune serin solubles dans l'eau, l'alcool et l'éther.

PROP. THÉR. — Employé depuis longtemps en analyse chimique, en photographie et pour la fabrication de plusieurs matières colorantes, le nitrate d'urane est entré en thérapeutique dans le traitement du diabète sucré.

MODE D'EMPLOI. DOSES. — La dose est de 1 à 2 centigrammes répétés trois fois par jour. La dose maxima est de 10 centigrammes. — Vin.

Nitrate d'urane.....................	0gr,40.
Vin de Grenache...................	300 grammes.

1 à 3 cuillerées à soupe dans les 24 heures.

Urée. — DESC. — L'urée pure doit se présenter sous forme de beaux cristaux incolores (prismes rhombiques), fusibles à 132° quand elle est desséchée, fusible entre 120 et 124° lorsqu'elle n'a pas été desséchée.

Chauffée à une température plus élevée, elle dégage de l'ammoniaque, de l'ammélide, du biuret, de l'acide cyanurique. Elle est très soluble dans l'eau ; elle se dissout dans son poids d'eau froide, dans 5 parties d'alcool et est presque insoluble dans l'éther.

L'urée, chauffée avec de l'eau à 110° ou mise à bouillir avec des acides ou des alcalis, se décompose en acide carbonique et en ammoniaque.

La solution est neutre aux réactifs, elle entre en combinaison avec l'oxyde de mercure, en donnant CH^4Az^2O2HgO ; avec l'acide nitrique, elle donne du nitrate d'urée ; elle se combine également avec certains sels : le chlorure de sodium, par exemple, pour donner un composé qui répond à la formule $CH^4Az^2O,NaCl$.

RÉACTIONS. — Les réactions spécifiques de l'urée sont les suivantes :

1° Sa solution aqueuse, traitée par l'acide nitrique concentré et pur donne un précipité cristallin de nitrate d'urée qui se présente en cristaux incolores brillants ;

2° Sa solution aqueuse, au contact de l'acide oxalique, donne de l'oxalate d'urée en poudre blanche cristalline peu soluble dans l'eau froide;

3° En chauffant quelques cristaux d'urée dans un tube à essai un peu au-dessus de son point de fusion, il se dégage de l'ammoniaque, et le résidu agité avec de l'eau et traité par quelques gouttes de solution de sulfate de cuivre, donne la réaction violette du biuret.

Prop. thér. — L'urée est employée en médecine comme succédané de la lysidine et de la pipérazine.

Klemperer a signalé ses bons effets dans divers cas de lithiase urinaire en solution aqueuse à 10 p. 100, une cuillerée toutes les heures. Comme diurétique, l'urée était autrefois recommandée à la dose de 0gr,50 jusqu'à 2 grammes.

Uréthane. $CO^2,AzH^2C^2H^5$. — Syn. — Éther éthylique de l'acide carbamique. Carbamate d'éthyle. Éther carbamique. Éthyluréthane.

Desc. — Il se présente en cristaux incolores, de saveur un peu amère; très soluble dans l'eau et l'alcool. Il ressemble au salpêtre.

Prép. — On obtient ce corps : 1° en faisant agir l'ammoniaque sur le chlorocarbonate d'éthyle; 2° par l'action de l'ammoniaque anhydre sur le carbonate d'éthyle (éther carbonique); 3° par l'action de l'alcool sur le chlorure de cyanogène.

Prop. thér. — Étudié d'abord par Schmiedeberg, puis par Huchard, enfin par J. Gordon. Ses avantages sur les autres agents hypnotiques sont les suivants : absence de toute action secondaire, facilité avec laquelle les malades le prennent, et enfin sommeil tranquille, ressemblant tout à fait au sommeil naturel. Il conviendrait surtout dans la thérapeutique infantile, chez les individus atteints de délire alcoolique et chez ceux qui sont sujets à des accès de manie. Son grand avantage est sa parfaite solubilité, mais il est en réalité fort peu actif.

Doses. — On prescrit 1 à 2 grammes aux adultes et 0gr,50 à 1 gramme aux enfants, dans une potion de 150 grammes. Il n'est toxique qu'à doses élevées (10 grammes).

Uréthane	3 à 4	grammes.
Sirop de fleurs d'oranger	20	—
Eau de tilleul	40	—

à prendre en une fois.

Urisolvine. — Prép. — Combinaison d'urée chimiquement pure et de citrate de lithium.

Desc. — Poudre blanche très soluble dans l'eau.

Prop. thér. — Le Dr Mendelsohn l'a employé avec succès contre les manifestations de la diathèse arthritique, goutte, gravelle, calculs du rein et de la vessie.

Le Dr Mohl le préconise contre le rhumatisme articulaire et la cirrhose du foie.

Mode d'emploi. Doses. — Solution, cachets, tablettes, 0gr,20 par dose de 10 à 24 par jour.

Urophérine.— Syn. — Lithion-diurétine de Merck. Salicylate de théobromine et de lithine.

Prép. — Ce corps est obtenu par la saturation à équivalents égaux de l'acide salicylique par la théobromine et la lithine (E. Merck).

Prop. thér. — Le Dr Gram, de Copenhague, remarque que la lithion-diurétine est plus assimilable que la diurétine ordinaire et qu'il faut employer des doses diminuées de 1/4 pour obtenir les mêmes résultats. Elle n'a pas d'action anormale sur le cœur, tandis qu'au contraire l'association de la digitale, infusion (1-100) une cuillerée à bouche 4 fois par jour, et de l'uraphérine produit d'excellents effets. Dans le cas où le rein serait imperméable et que l'on redouterait l'action de l'acide salicylique, on le remplacerait par l'acide benzoïque.

MODE D'EMPLOI. DOSES. — Les doses de lithion-diurétine (Merck) sont de 3-4 grammes par jour ; la dose est la même pour la combinaison benzoïque.

La préparation se prescrit de la manière suivante

Salicylate de théobromine et de lithine.. 10 grammes.

Dissolvez dans :

Eau distillée........................... 150 grammes.

Dose : Une cuillerée à bouche 3-4 fois par jour, ou bien :

Salicylate de théobromine et de lithine.. 1 gramme.

Faites 10 doses semblables et enrobez-les en cachets ou en capsules gélatineuses. Une capsule 3-4 fois par jour, boire après chaque capsule un verre d'eau.

Urotropine. $(CH^2)^6Az^4+6H^2O$. — SYN. — Hexaméthylène-tétramine.

PRÉP. — On l'obtient par combinaison de l'aldéhyde formique avec l'ammoniaque.

PROP. PHYS. — L'urotropine a pu être administrée à des adultes, à la dose de 6 grammes par jour sans inconvénient. Elle augmente la diurèse. Sous son influence, il ne se produit plus de dépôt d'acide urique ou d'urates, non pas seulement parce que la diurèse est augmentée, mais parce que le médicament agit d'une façon particulière sur l'acide urique et ses sels.

Enfin, ayant observé qu'à la suite de l'emploi de l'urotropine les microorganismes de la fermentation ammoniacale et le *Bacterium coli* ne se développaient pas dans l'urine, le Dr Nicolaier a pensé que ce médicament pourrait être utilisé dans les maladies microbiennes de l'urètre. Il l'a essayé chez deux malades atteints de cystite, dont l'urine était fortement ammoniacale et, dans les deux cas, il a obtenu une amélioration.

Prop. thér. — D'après le Dr Nicolaier, l'urotropine serait particulièrement propre au traitement de la pierre, car on aurait constaté, après ingestion de ce produit, que l'urine, sans que sa réaction acide fût modifiée, présente des propriétés dissolvantes de l'acide urique. Donne-t-on, par exemple, à un adulte dont l'urine, à la température de 37°, ne dissout pas les sédiments uriques, même dans l'espace de plusieurs jours, une dose suffisante d'urotropine, on remarque que l'urine devient capable de dissoudre les sédiments en question. Elle perd d'ailleurs ces propriétés dès qu'on cesse le médicament.

L'ingestion de fortes doses n'a pas amené d'accidents du côté des reins. Chez quelques malades dont l'urine, avant l'emploi du médicament, renfermait de l'albumine et laissait déposer des globules rouges et des cylindres, l'albumine et les éléments figurés diminuèrent durant la médication.

Mode d'emploi. — Dose quotidienne de 1 gramme à 1gr,50, que l'on fait prendre en une fois, le matin, en solution dans l'eau.

Vandellia diffusa S. — Syn. — *Torenia diffusa* H. B.

Descr. — Plante de la famille des Solanacées, qui croît au Paraguay, dans l'Inde et à la Guyane.

Part. empl. — Les feuilles.

Prop. thér. — Émétique constituant un excellent vomitif et de plus drastique. Employé pour combattre la fièvre maligne, la dysenterie et les maladies du foie.

Mode d'emploi. — Infusion d'une poignée de feuilles fraiches. — Extrait aqueux, à la dose de 1 gramme à 1gr,50 centigrammes.

Vaseline liquide médicinale. — Syn. — Huile de vaseline. Paraffine liquide.

Desc. — Elle n'est pas soluble dans l'eau, l'alcool faible ou fort, la glycérine, les alcools méthylique, amylique.

Essai. — Elle doit être neutre au tournesol, d'un goût franc, ne présentant pas d'acidité à la langue. La densité à + 15° est 0,875 ou 76° à l'alcoomètre de Gay-Lussac. Elle ne doit pas donner de vapeurs avant 200° (Bocquillon).

Prop. thér. — La vaseline liquide ne sert que de véhicule à des corps qui conservent leurs propriétés thérapeutiques.

Vernonia nigritiana Ol. — Syn. — Batiator.

Desc. — Plante de la famille des Composées, qui croît dans le Niger et le Sénégal.

Comp. — Contient un glucoside, la *vernonine;* peu soluble dans l'éther et le chloroforme, $C^{10}H^{24}O^{7}$.

Prop. thér. — Agit sur le cœur comme la digitale, et son activité est environ quatre-vingts fois plus faible que celle de la digitale, ce qui permet de graduer l'action. La racine est fébrifuge.

Viburnum prunifolium L. — Desc. — Plante de la famille des Caprifoliacées, qui croît aux États-Unis.

Part. empl. — Les racines.

Comp. — Elle contient de la *viburnine*, de l'acide valérianique et du tannin.

Prop. thér. — Usitée contre la dysménorrhée et pour prévenir l'avortement et les fausses couches. Elle est aussi antispasmodique, astringente, diurétique, tonique, sédatif nervin et utérin.

Mode d'emploi. Doses. — Extrait fluide, de 30 à 50 gouttes. — Extrait mou, de 10 à 20 centigrammes en pilules. — Viburnine, de 6 à 15 centigrammes.

Xanthoxylum caribæum Gaert. — Syn. — Épineux jaune. Clavelier jaune.

Desc. — Plante de la famille des Xanthoxylées, qui croît à la Guyane et aux Antilles.

Comp. — Huile fixe, essence, résine, matière colorante, tannin, alcaloïde. L'alcaloïde a été isolé par M. Schlagdenhaufen qui l'a appelé *xanthoxyline.*

Prop. thér. — Antirhumatismal, sudorifique, diurétique. — L'écorce est très employée, en odontologie, comme masticatoire. — Elle produit une sensation de chaleur à l'estomac, avec excitation et tendance à la diurèse. C'est de plus un tonique dans l'anémie et la débilité. — La décoction des feuilles est un puissant diaphorétique, employé dans le tétanos.

Mode d'emploi. Doses. — Extrait fluide, de 10 à 20 gouttes. — Poudre, de 0gr,50 à 2 grammes, deux ou trois fois par jour. — Décoction de 30 grammes p. 500, après réduction, en vingt-quatre heures.

Xéroforme. — Prép. — C'est un tribromophénol-bismuth, susceptible d'être dédoublé par un acide énergique en tribromophénol, corps éminemment antiseptique, et en oxyde de bismuth donnant avec les toxalbumines, ptomaïnes et autres toxines, des composés insolubles qui, par là même, perdent leur toxicité.

Desc. — Poudre très fine de couleur jaune. Il est insoluble, insipide, ne dégageant qu'une très faible odeur de phénol. Il est en outre neutre et stable, et ne se décompose qu'au delà de 120° centigr.

PROP. BACT. — C'est tout à la fois un agent antiseptique, antizymotique et dessiccant, non toxique, presque inodore, non irritant, mais son action vis-à-vis des plaies ne se fait sentir qu'après son dédoublement. Des expériences avec des cultures virulentes ont démontré l'intensité de l'action antibactérienne du xéroforme.

PROP. THÉR. — Le Dr Hueppe l'a administré à l'intérieur et avec succès dans des cas de choléra asiatique, à la dose quotidienne de 5 à 7 grammes.

Mais c'est surtout à van Heusse qu'il a donné de bons résultats dans les traitements de chancres mous simples ou phagédéniques, de plaies infectées, de panaris, bubons suppurés, ulcères, etc. Ce serait aussi, dans le pansement des brûlures, un analgésique au moins aussi puissant que l'iodoforme et il serait même supérieur à ce dernier en ce qu'il ne provoquerait ni irritation ni inflammation.

MODE D'EMPLOI. DOSES. — Le xéroforme est d'un mode d'emploi assez facile ; on peut l'appliquer en poudre ou à l'état de gaze xéroformée, en onguent ou pâte à 10 et 20 p. 100 et de préférence en émulsion aux mêmes doses, car son mélange avec les graisses est moins favorable.

Zinc (Permanganate de). — PRÉP. — On l'obtient en traitant une solution de permanganate de baryte par une solution de sulfate de zinc. On filtre, on évapore et on fait cristalliser.

DESC. — Cristaux semblables au permanganate potassique ; très hygroscopique, facilement soluble dans l'eau.

PROP. THÉR. — M. Berkeley Hill a employé avec succès le permanganate de zinc pour le traitement de toutes les formes d'urétrite, mais surtout pour les formes aiguës. Ce qui est remarquable dans l'action de cette préparation, c'est qu'elle est dépourvue des effets irritants sur les muqueuses. On fait bien de ne jamais ordonner le permanganate de zinc en olutions concentrées.

Doses. — 5 décigrammes pour 2000 grammes d'eau.

Incomp. — Il faut écarter des formules l'alcool, les extraits végétaux, etc., avec lesquels le permanganate de zinc forme des composés explosibles.

Zincohémol. — Syn. — Hémol zincique.

Desc. — Le zincohémol est d'une couleur brun chocolat ; il possède le spectre de l'oxyhémoglobine, sans avoir cependant sa solubilité dans l'eau. Il se dissout dans les alcalis étendus, ainsi que dans les sels organiques d'ammonium en donnant une belle couleur rouge. On peut le récupérer lorsque l'on étend les solutions et qu'on les neutralise de nouveau ; sa contenance en zinc reste constante, elle est de 1,01 p. 100 (E. Merck).

Prop. thér. — Le zincohémol est presque sans saveur et mérite, à cause de son action non irritante, la préférence sur le valérianate de zinc et d'autres préparations zinciques assimilables. Il est surtout recommandable comme antidiarrhéique doux et dans les cas de chlorose, où, d'après Hösslin, il existe dans l'intestin de petites ulcérations donnant de temps en temps du sang. On l'emploie contre les diarrhées et la chlorose.

Mode d'emploi. Doses.

Zincohémol	0gr,5
Poudre aromatique	0gr,1

Faites 20 doses semblables. — Trois fois par jour un paquet.

SUPPLÉMENT

Europhène. — Syn. — Iodure d'isobutylorthocrésil. Crésoliodide.

Desc. — Poudre jaune à odeur safranée légère. Formule : $C^{44}H^{29}IoO^{4}$.

Prép. — On l'obtient en faisant agir l'iode sur l'isobutylorthocrésol, en solution alcaline. L'isobutylorthocrésol est obtenu en faisant agir l'alcool isobutylique sur l'orthocrésylol à une température élevée en présence du chlorure de zinc.

Prop. phys. — Insoluble dans l'eau et la glycérine; assez soluble dans l'alcool; très soluble dans l'éther, le chloroforme, le collodion et les huiles fixes. Très stable à l'air sec, l'europhène, au contact de l'humidité à la température ordinaire, libère, comme l'iodoforme, de petites quantités d'iode à l'état continu. Ce dégagement d'iode est beaucoup plus intense en présence d'un alcali. Il n'est pas toxique, on a pu en donner 3 grammes à des chiens sans inconvénient ; il passe dans l'urine.

Prop. thér. — Remplace l'iodoforme. Employé avec succès pour le pansement des chancres mous ou indurés; des plaies scrofuleuses, ulcères variqueux, dermatoses humides, en poudre ou sous forme de pommade à 5 p. 100. Siebel et Lichoff l'ont administré aussi en injections hypodermiques à des syphilitiques atteints d'accidents secondaires; à cet effet, ils font usage d'une solution huileuse contenant :

Europhène	1 gr.
Huile d'olive	100 gr.

et ils injectent chaque jour un demi ou 1 centimètre cube de solution.

Eichoff a encore appliqué l'europhène au traitement de l'ulcère variqueux, du lupus ulcéré ; ce médicament s'est montré sans efficacité contre l'eczéma, le psoriasis, le favus, etc.

En général, comme l'iodoforme et l'aristol, l'europhène ne paraît avoir d'action manifestement curative que dans les cas où il est appliqué sur des surfaces humides et sécrétantes.

MODE D'EMPLOI. DOSES. — 1° Poudre d'europhène pur (pour saupoudrer).

2° Europhène.......................... 10 gr.
Acide borique porphyrisé.................. 10 à 20 gr.
Pour saupoudrer.

3° Huiles. Pommades :

Europhène.......................... 2 à 5 gr.
H. d'olive.......................... 10 gr.
Vaseline. } āā .... 45 gr.
Lanoline. }
(Siebel, Nolda.)

Europhène.......................... 5 à 15 gr.
Faire dissoudre dans h. d'olive au bain-marie à 60° C.......................... 20 gr.
Vaseline ou canoline q. s. p. f.......................... 100 gr.
(De Molènes.)

Europhène.......................... 5 gr.
H. d'olive.......................... 95 gr.
(Au bain-marie à 60° C.)
(Goldschmidt [Madère].)

4° Collodion. Traumaticine :

Europhène.......................... 10 gr.
Huile de ricin.......................... 10 gr.
Collodion q. s. p. f.......................... 100 gr.
(De Molènes.)

Ferro-Somatose (Fer 2 p. 100).

Prép. — Préparation de somatose et de fer en combinaison organique assimilable.

Prop. phys. — La dose de 5 à 10 grammes par jour, stimule l'appétit, élève la teneur du sang en hémoglobine, augmente le poids du corps, améliore rapidement l'état général. Ne possède pas le goût spécifique du fer, n'a aucun effet sur les dents. Quelque peu laxative au début, mais sans conséquences fâcheuses d'aucune sorte. Toujours parfaitement tolérée.

Mode d'emploi. — La prendre dissoute dans des liquides variés : lait, bouillon, thé, tisanes, café, etc. (Éviter le vin).

Prop. thér. — Expérimentée par Dr Roos, service du professeur Thomas à Fribourg. Convient spécialement aux chlorotiques.

Héparadène. — Prép. — Avec du foie frais (2 gr.) et du sucre de lait (1 gr.).

Ind. — Ictère.

Doses. — Adultes : 2 grammes ; par jour 6 à 10.

Iodothyrine. — Syn. — Thyroïodine de Baumann.

Prép. — Combinaison organique de l'iode qui constituerait le principe actif de la glande thyroïde.

Prop. phys. — Agit aussi efficacement que la glande fraîche, mais son dosage est plus sûr.

Ind. — Goitre parenchymateux, myxœdème, crétinisme, obésité, troubles menstruels, fibromes, dermatoses, etc.

Doses. — Un gramme d'iodothyrine a la même teneur en iode qu'un gramme de glande fraîche d'un mouton de poids moyen.

Le dosage dépend de la tolérance du malade. Commencer par 0gr25 (1 comprimé) et augmenter peu à peu jusqu'à 2, 3, 4 ou 5 grammes par jour selon les cas.

Mode d'emploi. — Comprimés contenant 25 centigrammes chaque d'iodothyrine et correspondant par conséquent à 25 centigrammes de glande fraîche.

Liénadène. — Prép. — Avec de la rate fraîche (2 gr.) et du sucre de lait (1 gr.).

Ind. — Hypertrophie de la rate, anémie palustre et leucémie.

Doses. — 10 à 15 grammes par repas.

Médulladène. — Prép. — Avec de la moelle osseuse rouge.

Desc. — Poudre brun foncé, représentant une combinaison d'albuminate de fer.

Ind. — Anémie pernicieuse, chlorose, neurasthénie.

Doses. — Prise en pulpe, à la dose de 1 à 4 grammes pour les enfants et 2 à 9 grammes pour les adultes.

Ossagène. — Prép. — Sel gras de chaux de la moelle osseuse rouge.

Desc. — Poudre blanche.

Ind. — Rachitisme, ostéomalacie.

Doses. — Prise en pulpe, à la dose de 2 à 6 grammes par jour pour les enfants.

Ovaradène. — Prép. — Avec ovaires frais (2 gr.), et du sucre de lait (1 gr.).

Ind. — Aménorrhée, chlorose.

Mode d'emploi. Doses. — Tablettes de 50 centigrammes à la dose de 2 à 12 par jour pour les adultes.

Pancréadène. — Prép. — Avec pancréas frais (2 gr.) et carbonate de chaux (1 gr.).

Ind. — Diabète sucré d'origine pancréatique.

Mode d'emploi. Doses. — Tablettes de 1 gramme, à la dose de 1 à 15 par jour pour adultes.

Prostadène. — Prép. — Avec prostate fraîche (1 gr.) et sucre de lait (1 gr.).

Ind. — Hypertrophie de la prostate.

Mode d'emploi. Doses. — Tablettes de 25 centigrammes, à la dose de 2 à 8 par jour.

Protargol. — Prép. — Le protargol contient 8,3 p. 100 d'argent (nitr. arg. : 63,5 p. 100 ; argonine, 4 p. 100 ; argentamine, avec 10 p. 100 nitr. arg. : 6,35 p. 100.

Desc. — Combinaison d'argent avec les substances protéiques, sous forme d'une poudre fine, jaunâtre, facilement soluble dans l'eau froide ou tiède. Les solutions sont d'une clarté absolue et ne se coagulent pas sous l'influence de la chaleur. Sa solution ne précipite pas par l'addition des alcalis, des sulfures alcalins, des sels, — surtout du chlorure de sodium — et de l'albumine.

Prop. phys. — N'irrite pas et ne provoque aucune douleur. Les solutions sont facilement obtenues, et ne tachent ni la peau, ni le linge.

Prop. thér. — Antigonococcique, antiseptique. Expérimenté avec succès par le professeur Neisser dans les blennorrhagies, dès le début de l'affection ; injections très prolongées de 1/2 à 2 p. 100.

Comme antiseptique chirurgical, a donné de très bons résultats. Enfin, dans les affections oculaires, remplace avantageusement le nitrate d'argent (sol. à 10 p. 100), puisqu'il ne provoque ni douleur ni irritation.

Renadène. — Prép. — Avec un rein frais (2 gr.) et sucre de lait (1 gr.).

Ind. — Urémie, néphrite chronique.

Doses. — 2 à 8 grammes par jour pour adultes.

Suprarenadène. — Prép. — Avec capsules surrénales fraîches (2 gr.) et sucre de lait (1 gr.).

Prop. phys. — Augmente considérablement la tension artérielle.

Ind. — Diabète insipide, maladie d'Addison, ménopause.

Mode d'emploi. Doses. — Tablette de 50 centigrammes, à la dose de 1 à 3 par jour pour adulte.

Testadène. — Prép. — Avec substance testiculaire fraîche (2 gr.) et sucre de lait (1 gr.).

Ind. — Neurasthénie, maladies de la moelle épinière.

Mode d'emploi. Doses. — Tablettes de 50 centigrammes, à la dose de 4 à 16 par jour pour adultes.

Thyradène. — Prép. — Avec glande thyroïde fraîche (2 gr.) et sucre de lait (1 gr.).

Ind. — Myxœdème, crétinisme, obésité, psoriasis, cachexie thyroïdienne.

Mode d'emploi. Doses. — Tablettes de 30 centigrammes, à la dose de 1 à 5 tablettes par jour pour adultes.

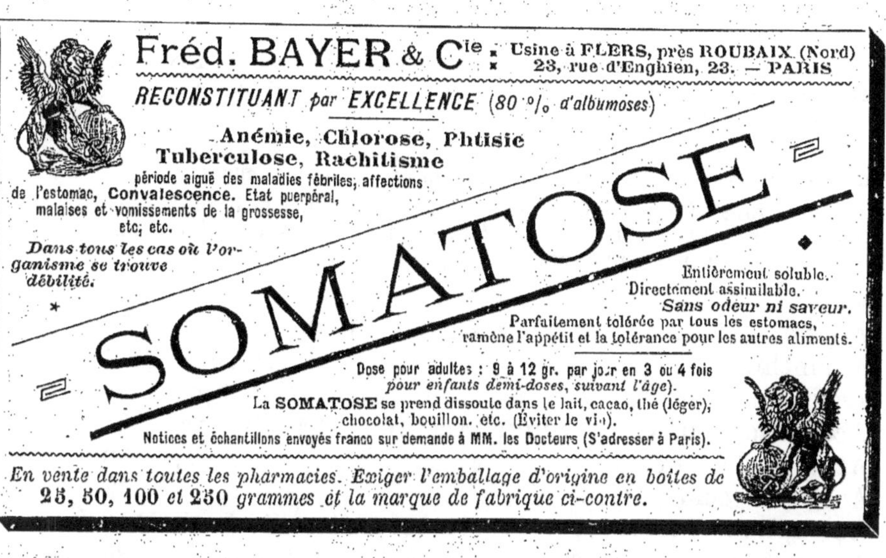

Fréd. BAYER & Cie : Usine à FLERS, près ROUBAIX (Nord)
23, rue d'Enghien, 23. — PARIS
RECONSTITUANT par EXCELLENCE (80 °/o d'albumoses)
Anémie, Chlorose, Phtisie
Tuberculose, Rachitisme
période aiguë des maladies fébriles, affections de l'estomac, Convalescence. Etat puerpéral, malaises et vomissements de la grossesse, etc. etc.
Dans tous les cas où l'organisme se trouve débilité.
SOMATOSE
Entièrement soluble.
Directement assimilable.
Sans odeur ni saveur.
Parfaitement tolérée par tous les estomacs, ramène l'appétit et la tolérance pour les autres aliments.
Dose pour adultes : 9 à 12 gr. par jour en 3 ou 4 fois
pour enfants demi-doses, suivant l'âge).
La SOMATOSE se prend dissoute dans le lait, cacao, thé (léger), chocolat, bouillon, etc. (Éviter le vin).
Notices et échantillons envoyés franco sur demande à MM. les Docteurs (S'adresser à Paris).
En vente dans toutes les pharmacies. Exiger l'emballage d'origine en boîtes de 25, 50, 100 et 250 grammes et la marque de fabrique ci-contre.

TABLE ALPHABÉTIQUE

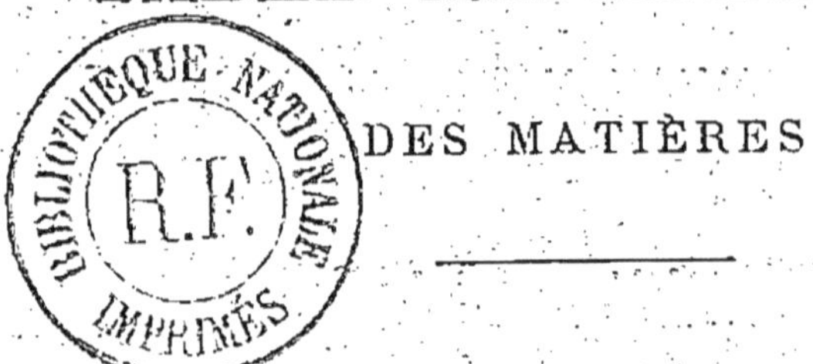

DES MATIÈRES

Nous avons indiqué, sous la rubrique la plus habituellement connue, le dosage usuel.

Lorsqu'il n'y a qu'un chiffre, il indique la dose maximum.

Lorsqu'il y a deux chiffres, le premier s'applique à la dose maximum en une fois, et le second à la dose maximum en vingt-quatre heures.

Ainsi :

Abrastol........................ *1 gr. — 4 gr.*

doit se lire 1 *gr. en une fois* et 4 *gr. en vingt-quatre heures.*

Nous avons indiqué le mode d'emploi le plus usuel et le plus exactement dosé. On trouvera le détail des autres modes d'emploi et des doses dans le corps de l'ouvrage.

RÉPERTOIRE

DES

Spécialités Pharmaceutiques

NOUVELLES ET USUELLES (1)

Airol	Hoffmann, Traub et Cie, à Bâle.
Ampoules Boissy	Delouche, place Vendôme.
Analyses médicales	G. Mercier, 158, rue St-Jacques.
Anti-asthmat. Barral	Fumouze, 78, faubourg St-Denis.
Antidiabét. Duhourcau	Pharm. Centrale, 7, rue de Jouy
Antinosine	Chem. Fabr. Rhenania, Aix-la-Chap.
Antipyrine effervescente	Le Perdriel, 11, rue Milton.
Antipyrine Knorr	Knorr, à Creil.
Apiol Joret et Homolle	Lamouroux, 150, rue de Rivoli.
Argentamine	Chem. Fabrick, Mullerstr., Berlin.
Bain Pennès	Pennès, 2, rue de Latran.
Bandages herniaires	Wickam, 16, r. de la Banque, Paris.
Baume Moris	Moris, à Ain-M'Lila (Constantine).
Biosine	Le Perdriel, 11, rue Milton.
Boldo-Verne	Verne, Grenoble.
Boricine Meissonnier	Meissonnier, 17, place Cadet.
Bougies Chaumel	Fumouze, 78 *bis*, fg St-Denis.

(1) Pour les spécialités non mentionnées dans ce répertoire, consulter le *Formulaire des spécialités pharmaceutiques* de GAUTIER et RENAULT, publiée dans la collection des Formulaires J.-B. Baillière.

Cachets médicamenteux.	Limousin, 4, rue des Haudriettes.
Caps. brom. de camphre.	Clin et Cie, 20, r. d. Fossés-St-Jacq.
Capsules Cognet	Cognet, 43, rue de Saintonge.
Caps. de corps thyroïde.	Vigier, 12, boul. Bonne-Nouvelle.
Capsules Dartois	Freyssinge, 105, rue de Rennes.
Capsules Raquin	Fumouze, 78, fg St-Denis.
Capsules taenifuges	Limousin, 2 bis, rue Blanche.
Carbonate de gaïacol	Vigier, 12, boul. Bonne-Nouvelle.
Cascara Alexandre	Lachartre, 19, r. des Mathurins.
Cérébrine	Fournier, 114, rue de Provence.
Chloral perlé	Limousin, 2 *bis*, rue Blanche.
Chloralamid	Chem. Fabrick, Mullerstr., Berlin.
Chloro-éthyl. Bourdallé.	Soc. pr. ch. et anesth., 28, r. St-Laz.
Cigares Barral	Fumouze, 78, fg St-Denis.
Coaltar saponiné	Le Beuf, r. Lormand, 10, Bayonne.
Crayons Chaumel	Fumouze, 78 *bis*, fg St-Denis.
Crésalol Heyden	Barberon, 15, place des Vosges.
Crême de morue	Péquart, Verdun (Meuse).
Créosotal Heyden	Barberon, 15, pl. des Vosges.
Créosote Alpha	Champigny, 19, rue Jacob.
Crésyl-Jeyes	Soc. fr. pr. san. 55, r. d. Fr.-Bourg.
Digitaline Nativelle	6, boul. Richard-Lenoir.
Distillation (App. de) ...	Egrot et Grangé, 19, rue Mathis.
Diurétine Knoll	Knoll et Cie, Ludwigshafen s./R.
Dragées Gélis et Conté ..	Labélonye, 99, rue d'Aboukir.
Dragées Rabuteau	Clin et Cie, 28, r. d. Fossés St-Jacq.
Duotal Heyden	Barberon, 15, place des Vosges.
Elixir Déret	Clin et Cie, 28, r. d. Fossés St-Jacq.
Elixir de Kola Coca	Vigier, 12, boul. Bonne-Nouvelle.
Emulsion Marchais	Marchais, La Rochelle.
Emulsion Scott	Delouche, place Vendôme.
Eudoxine	Chem. Fabr. Rhenania, Aix-la-Chap.
Europhène	F. Bayer et Cie, 23, r. d'Enghien.
Farine lactée Nestlé	Christen, r. du Parc-Royal, 16.
Fer Quevenne	Genevoix, r. des Beaux-Arts, 14.
Ferropyrine Knoll	Knoll et Cie, Ludwigshafen s./R.
Ferro-Somatose	F. Bayer et Cie, 25, r. d'Enghien.
Fucoglycine Gressy	Le Perdriel, 11, rue Milton.

Gaïacol Sérafon .... Soc. de pr. pharm., 9, r. de la Perle.
Globules Fumouze .... Fumouze, 78, fg St-Denis.
GlycérophosphateRobin. Robin, 13, rue de Poissy.
Glycéro-Lithine .... Le Perdriel, 11, rue Milton.
Glycomorrhuol .... Faudon, 2, rue Ramey.
Glycérophosphat. efferv. Le Perdriel, 11, rue Milton.
Glycérophosph. (Prod.) Fournier, 114, rue de Provence.
Gouttes Livoniennes ..... Trouette, 15, r. d. Immeub. Industr.
Graines de Lin .... Tarin, 9, place des Petits-Pères.
Granules de Fowler ..... Legros, 1, place de la République.

Hamaméline Roya .... Lachartre, 19, r. des Mathurins.
Hamamelis Ludlam ..... Cabanès, 34, boulev. Haussmann.
Hémoglobine Deschiens. Soc. de pr. pharm., 9, r. d. la Perle.
Hunyadi Janos .... Saxlehner, Budapest.
Hydrothérapiq. (App.). Delaroche aîné, 22, rue Bertrand.

Ichthalbine Knoll .... Knoll et Cie, Ludwigshafen s./R.
Icthyol .... S. fr. d. prod. s., 35, r. d. Fr.-Bourg.
Injection Raquin .... Fumouze, 78, fg St-Denis.
Iodothyrine .... F. Bayer et Cie, 23, rue d'Enghien.

Kola (Prép. de) .... Fournier, 114, rue de Provence.
Kola-Champagne .... Arthur Lafont, Dijon.
Kola Roy .... Th. Roy, Asnières (Seine).

Laurénol .... 8, rue Hérold.
Lévulose .... Chem. Fabrick, Mullerstr., Berlin.
Liqueur Laville .... Fumouze, 78, faubourg St-Denis.
Lycétol .... F. Bayer et Cie, 23, rue d'Enghien.
Lysol .... Soc. du Lysol, 22, pl. Vendôme.

Magnésie lactée .... Lebeault-Fiévet, 53, rue Réaumur.
Migrainine .... Pharm. Normale, rue Drouot.

Neurosine Prunier ...... Chassaing, 6, avenue Victoria.
Nosophène .... Chem. Fabr. Rhenania, Aix-la-Chap.
Nougat Moris .... Moris, à Aïn-M'Lila (Constantine).

Organo-thérap. (Prod.). Knoll et Cie, Ludwigshafen s./R.
Orthopédiques (Appar.). L. Nevière, Aix (B.-du-Rhône).
Ovules Chaumel .... Fumouze, 78, fg St-Denis.

Cachets médicamenteux. Limousin, 4, rue des Haudriettes.
Caps. brom. de camphre. Clin et Cie,20, r. d. Fossés-St-Jacq.
Capsules Cognet......... Cognet, 43, rue de Saintonge.
Caps. de corps thyroïde. Vigier, 12, boul. Bonne-Nouvelle.
Capsules Dartois........ Freyssinge, 105, rue de Rennes.
Capsules Raquin......... Fumouze, 78, fg St-Denis.
Capsules taenifuges..... Limousin,2 bis, rue Blanche.
Carbonate de gaïacol.... Vigier, 12, boul. Bonne-Nouvelle.
Cascara Alexandre...... Lachartre, 19, r. des Mathurins.
Cérébrine................. Fournier, 114, rue de Provence.
Chloral perlé............. Limousin, 2 bis, rue Blanche.
Chloralamid............... Chem. Fabrick, Mullerstr., Berlin.
Chloro-éthyl. Bourdallé. Soc. pr. ch. et anesth., 28, r. St-Laz.
Cigares Barral........... Fumouze, 78, fg St-Denis.
Coaltar saponiné........ Le Beuf, r. Lormand, 10, Bayonne.
Crayons Chaumel........ Fumouze, 78 bis, fg St-Denis.
Crésalol Heyden.......... Barberon, 15, place des Vosges.
Crême de morue.......... Péquart, Verdun (Meuse).
Créosotal Heyden........ Barberon, 15, pl. des Vosges.
Créosote Alpha........... Champigny, 19, rue Jacob.
Crésyl-Jeyes.............. Soc. fr. pr. san. 55, r. d. Fr.-Bourg.

Digitaline Nativelle..... 6, boul. Richard-Lenoir.
Distillation (App. de)... Egrot et Grangé, 19, rue Mathis.
Diurétine Knoll.......... Knoll et Cie, Ludwigshafen s./R.
Dragées Gélis et Conté.. Labélonye, 99, rue d'Aboukir.
Dragées Rabuteau....... Clin et Cie, 28, r. d. Fossés St-Jacq.
Duotal Heyden........... Barberon, 15, place des Vosges.

Elixir Déret............... Clin et Cie, 28, r. d. Fossés St-Jacq.
Elixir de Kola Coca..... Vigier, 12, boul. Bonne-Nouvelle.
Emulsion Marchais..... Marchais, La Rochelle.
Emulsion Scott.......... Delouche, place Vendôme.
Eudoxine.................. Chem. Fabr. Rhenania, Aix-la-Chap.
Europhène................ F. Bayer et Cie, 23, r. d'Enghien.

Farine lactée Nestlé..... Christen, r. du Parc-Royal, 16.
Fer Quevenne............ Genevoix, r. des Beaux-Arts, 14.
Ferropyrine Knoll....... Knoll et Cie, Ludwigshafen s./R.
Ferro-Somatose.......... F. Bayer et Cie, 25, r. d'Enghien.
Fucoglycine Gressy..... Le Perdriel, 11, rue Milton.

Gaïacol Sérafon	Soc. de pr. pharm., 9, r. de la Perle.
Globules Fumouze	Fumouze, 78, fg St-Denis.
Glycérophosphate Robin.	Robin, 13, rue de Poissy.
Glycéro-Lithine	Le Perdriel, 11, rue Milton.
Glycomorrhuol	Faudon, 2, rue Ramey.
Glycérophosphat. efferv.	Le Perdriel, 11, rue Milton.
Glycérophosph. (Prod.)	Fournier, 114, rue de Provence.
Gouttes Livoniennes	Trouette, 15, r. d. Immeub. Industr.
Graines de Lin	Tarin, 9, place des Petits-Pères.
Granules de Fowler	Legros, 1, place de la République.
Hamaméline Roya	Lachartre, 19, r. des Mathurins.
Hamamelis Ludlam	Cabanès, 34, boulev. Haussmann.
Hémoglobine Deschiens.	Soc. de pr. pharm., 9, r. d. la Perle.
Hunyadi Janos	Saxlehner, Budapest.
Hydrothérapiq. (App.).	Delaroche aîné, 22, rue Bertrand.
Ichthalbine Knoll	Knoll et Cie, Ludwigshafen s./R.
Icthyol	S. fr. d. prod. s., 35, r. d. Fr.-Bourg.
Injection Raquin	Fumouze, 78, fg St-Denis.
Iodothyrine	F. Bayer et Cie, 23, rue d'Enghien.
Kola (Prép. de)	Fournier, 114, rue de Provence.
Kola-Champagne	Arthur Lafont, Dijon.
Kola Roy	Th. Roy, Asnières (Seine).
Laurénol	8, rue Hérold.
Lévulose	Chem. Fabrick, Müllerstr., Berlin.
Liqueur Laville	Fumouze, 78, faubourg St-Denis.
Lycétol	F. Bayer et Cie, 23, rue d'Enghien.
Lysol	Soc. du Lysol, 22, pl. Vendôme.
Magnésie lactée	Lebeault-Fiévet, 53, rue Réaumur.
Migrainine	Pharm. Normale, rue Drouot.
Neurosine Prunier	Chassaing, 6, avenue Victoria.
Nosophène	Chem. Fabr. Rhenania, Aix-la-Chap.
Nougat Moris	Moris, à Aïn-M'Lila (Constantine).
Organo-thérap. (Prod.).	Knoll et Cie, Ludwigshafen s./R.
Orthopédiques (Appar.).	L. Nevière, Aix (B.-du-Rhône).
Ovules Chaumel	Fumouze, 78, fg St-Denis.

Oxygène Limousin	Limousin, 2 *bis*, rue Blanche.
Pancréatine	Defresne, 4, quai du Marché-Neuf.
Pangaduine	Soc. Nationale, 50, rue des Ecoles.
Papier d'Albespeyres ...	Fumouze, 78, fg St-Denis.
Papier Barral	Fumouze, 78, faubourg St-Denis.
Pastilles Dethan	Dethan, 23, rue Baudin.
Pastilles Paterson	Dethan, 23, rue Baudin.
Pâte Berthé	Fumouze, 78, fg St-Denis.
Peptone Catillon	Catillon, 3, boulev. St-Martin.
Peptone Cornélis	L. Bruneau, rue Nationale, Lille.
Pepto-Santal	Vicario, 17, boulev. Haussmann.
Perles de Clertan	Champigny, 19, rue Jacob.
Pétréoline Lancelot	Fenaille-Despeaux, 11bis, r. du Conserv.
Phénécolle	Chem. Fabrick, Mullerstr., Berlin.
Phénol-Bobœuf	8, rue du Conservatoire.
Phosphate vital	Jacquemaire, à Villefranche.
Phosphatine Fallières ..	Chassaing, 6, avenue Victoria.
Pilules de Blancard	Blancard, 40, rue Bonaparte.
Pilules Blaud	Sciorelli, 2, place des Vosges.
Pilules Boissy	Boissy, 2, place Vendôme.
Pilules Cronier	Gage, rue de Grenelle, 9.
Pilules Lartigue	Fumouze, 78, fg St-Denis.
Pilules rhéotartriques ..	Vigier, 12, boulev. Bonne-Nouvelle.
Pistoia antigoutteux ...	Planche, Bd Madeleine, Marseille.
Pommade Fontaine	Tarin, 9, place des Petits-Pères.
Poudre Lartigue	Fumouze, 78, faubourg St-Denis.
Protargol	F. Bayer et Cie, 23, rue d'Enghien.
Pyrophosp. fer Robiquet.	Dethan, 23, rue Baudin.
Quinium Labarraque ...	Champigny, 19, rue Jacob.
Quassine Frémint	Freyssinge, 105, rue de Rennes.
Saccharolé de quinquina.	Vigier, 12, boulev. Bonne Nouvelle.
Salol-Bétol Heyden	Barberon, 15, place des Vosges.
Salophène	F. Bayer et Cie, 23, rue d'Enghien.
Santal Bretonneau	Cadet-Gassicourt, 6, rue Marengo.
Santal salolé	Lacroix, 70, rue du Château-d'Eau.
Santal Midy	Midy, 113, fg St-Honoré.
Savons antiseptiques ...	Vigier, 12, boulev. Bonne-Nouvelle.
Savons Mollard	Joubert, 8, rue des Lombards.

Sinapisme Rigollot	Darrasse et Cie, 24, avenue Victoria.
Sirop d'Aubergier	Clin et Cie, 28, r. d. Fossés St-Jacq.
Sirop Berthé	Fumouze, 78, fg St-Denis.
Sirop de Blancard	Blancard, 40, rue Bonaparte.
Sirop Delabarre	Fumouze, 78, fg St-Denis.
Sirop de Gibert	Augendre, Maisons-Laffitte.
Sirops Laroze	Laroze, 2, r. des Lions-St-Paul.
Sirop de H. Mure	Gazagne, à Pont-St-Esprit.
Solution d'antipyrine	Clin et Cie, 28, r. d. Fossés St-Jacq.
Solutol Heyden	Barberon. 15, place des Vosges.
Sol. de salicyl. de soude	Clin et Cie, 28, r. d. Fossés St-Jacq.
Solvéol Heyden	Barberon, 15, place des Vosges.
Stérésol	Meunier, Grenoble.
Suppositoires Chaumel	Fumouze, 78, fg St-Denis.
Suppositoires Reynal	Moride, 2, rue de la Tacherie.
Tannalbine Knoll	Knoll, et Cie, Ludwigshafen.
Tannigène	F. Bayer et Cie, 23, rue d'Enghien.
Taenifuge Duhourcau	Pharmacie Centrale, 7, r. de Jouy.
Thymo-naphto-salol	J.-L. Cruzel, Monte-Carlo.
Thyradène	Knoll et Cie, Ludwigshafen s./R.
Topiques Chaumel	Fumouze, 78, faubourg St-Denis.
Trional	F. Bayer et Cie, 25, rue d'Enghien.
Valérianate Pierlot	Lancelot, 26, rue St-Claude.
Vals (Eaux de)	Soc. gén. de Vals, 4, r. de Greffulhe.
Vélo-Cachet Limousin	Limousin et Cie, 4, r. d. Haudriettes
Vésicat. d'Albespeyres	Fumouze, 78, fg St-Denis.
Vichy-Etat	Cie ferm. d. Vichy, 24, Bd d. Capucines.
Vichy St-Yorre	Larbaud-St-Yorre, pl. Lucas, Vichy.
Vin Auguet	Auguet, 8, rue Thomassin, Lyon.
Vin de Bellini	Dethau, 23, rue Baudin.
Vin de Bugeaud	Lebeault, 5, rue Bourg-l'Abbé.
Vin de Chassaing	Chassaing, 6, avenue Victoria.
Vin Désiles	5 *bis*, rue du Louvre.
Vin Gaulois	H. Jouisse, Orléans.
Vin de Labarraque	Champigny, 19, rue Jacob.
Vin de St-Raphael	Clément et Cie, Valence (Drôme).
Vin de Séguin	165, rue Saint-Honoré.
Vin polybromuré	Barthélemy, au Raincy (S.-et-O.).
Vinaigre Pennès	Pennès, 2, rue de Latran.

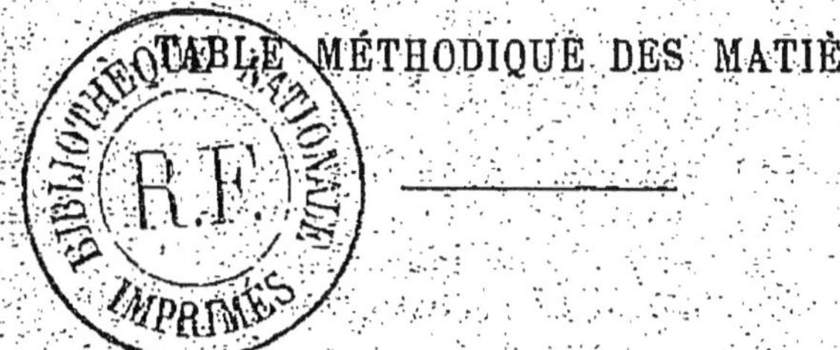

TABLE MÉTHODIQUE DES MATIÈRES

Principaux médicaments nouveaux.

CACHETS MÉDICAMENTEUX

LIMOUSIN

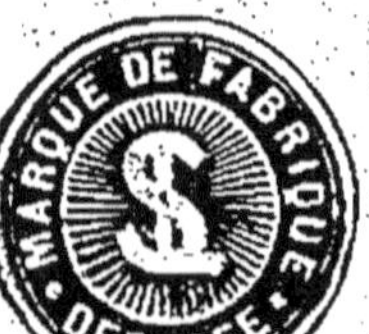

BREVETÉS S. G. D. G.

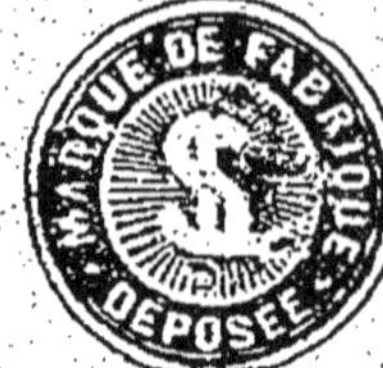

Les *Cachets Limoumsin* remplacent avec grand avantage les **Capsules, Prises et Pilules,** et permettent aux malades de prendre sans dégoût les poudres médicamenteuses *amères* et *nauséeuses*, telles que *Rhubarbe, Sulfate de quinine, Aloès, etc.*

Ces **Cachets** sont constitués par deux petites rondelles concaves de pain azyme, que l'on soude ensemble à l'aide d'un appareil spécial après y avoir introduit les poudres médicamenteuses.

Ce **procédé** supprime l'emploi des pains azymes employés jusqu'ici pour l'enrobement des médicaments.

Mode d'emploi : Mettre le cachet dans une cuillère contenant un peu de liquide pour l'avaler dès qu'il est suffisamment humecté.

(*Voir rapport à l'Académie de médecine, séance du 20 mai 1873.*)

VÉLO-CACHETEUR LIMOUSIN

APPAREIL SIMPLE ET ÉCONOMIQUE

Pour mettre facilement les Poudres en Cachets médicamenteux

PRIX, 12 FR. PRIX, 12 FR.

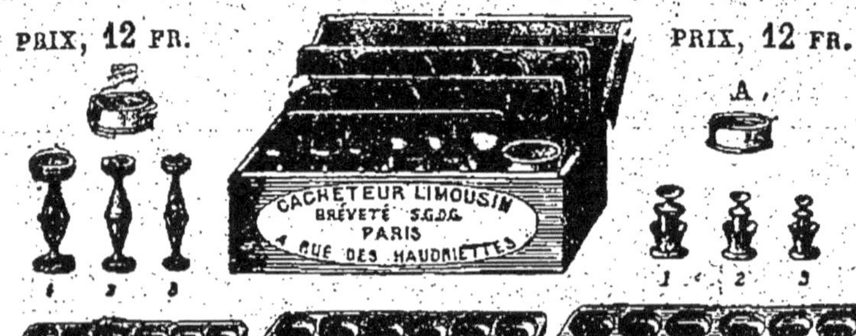

Pour toutes demandes de renseignements ou autres, s'adresser à **LIMOUSIN et Cie, 4, rue des Haudriettes, Paris.**

CACHETS-CUILLÈRE

LIMOUSIN

Pour l'administration des huiles médicinales de **RICIN**, de **FOIE de MORUE**, des **OPIATS, ÉLECTUAIRES**, etc.

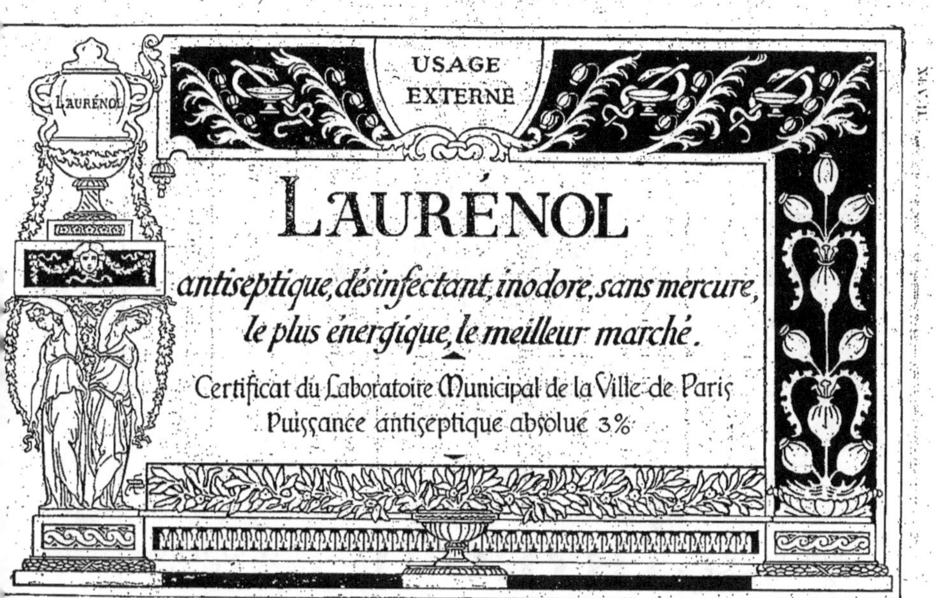

J. VIROTTE DUCHARME, Pharmacien de Première Classe, 8, rue Hérold, PARIS (Flacon et étiquette déposés)

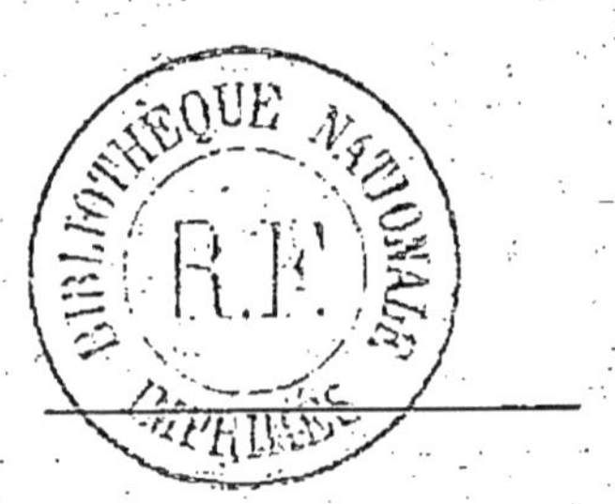

Voir Lexique-Formulaire de Lefert, page 51.

D

Corbeil. — Imp. CRÉTÉ.

BOCQUILLON.

www.ingramcontent.com/pod-product-compliance
Lightning Source LLC
LaVergne TN
LVHW010130230826
846091LV00001BA/206

* 9 7 8 2 0 1 9 6 5 4 0 6 1 *